Christa Olbrich
Pflegekompetenz

Verlag Hans Huber
Programmbereich Pflege

D1731905

HUBER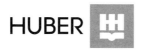

Bücher aus verwandten Sachgebieten

Görres et al. (Hrsg.)
**Auf dem Weg zu einer neuen
Lernkultur: Wissenstransfer
in der Pflege**
2002. ISBN 978-3-456-83672-0

Groothuis
**Soziale und kommunikative
Fertigkeiten**
2000. ISBN 978-3-456-83308-8

Johns
Selbstreflexion in der Pflegepraxis
Gemeinsam aus Erfahrungen lernen
2004. ISBN 978-3-456-83935-6

Kaplan
Öffentlich sprechen
2000. ISBN 978-3-456-83506-8

Nussbaumer/von Reibnitz (Hrsg.)
Innovatives Lehren und Lernen
Konzepte für die Aus- und Weiterbildung
von Pflege- und Gesundheitsberufen
2008. ISBN 978-3-456-84547-0

Oelke/Menke
Gemeinsame Pflegeausbildung
2., korr. u. erw. Auflage
2005. ISBN 978-3-456-84162-5

Oelke/Scheller/Ruwe
**Tabuthemen als Gegenstand
szenischen Lernens in der Pflege**
2000. ISBN 978-3-456-83323-1

Panke-Kochinke
**Fachdidaktik der Berufskunde
Pflege**
2000. ISBN 978-3-456-83511-2

Picado/Unkelbach
**Innerbetriebliche Fortbildung
in der Pflege**
2001. ISBN 978-3-456-83325-5

Poser/Schneider (Hrsg.)
Leiten, Lehren und Beraten
Fallorientiertes Lehr- und Arbeitsbuch
für Pflegemanager und Pflegepädagogen
2005. ISBN 978-3-456-84207-3

Poser
**Netzwerkbildung und Networking
in der Pflege**
2008. ISBN 978-3-456-84456-5

Price
**Problem- und forschungsorientiertes
Lernen**
2005. ISBN 978-3-456-84258-5

Roes
Wissenstransfer in der Pflege
Neues Lernen in der Pflegepraxis
2004. ISBN 978-3-456-84068-0

Sieger (Hrsg.)
Pflegepädagogik
2001. ISBN 978-3-456-83328-6

Stadler (Hrsg.)
Medienkompetenz
Handbuch zur Wissensverarbeitung
für Pflegende und Hebammen
2008. ISBN 978-3-456-84642-2

Wagner/Osterbrink (Hrsg.)
Integrierte Unterrichtseinheiten
2001. ISBN 978-3-456-83249-4

Walther
**Abgefragt?! Pflegerische
Erstgespräche im Krankenhaus**
2001. ISBN 978-3-456-83657-7

Weitere Informationen über unsere Neuerscheinungen finden Sie im Internet unter
www.verlag-hanshuber.com.

Christa Olbrich

Pflegekompetenz

2., vollständig überarbeitete und erweiterte Auflage

Verlag Hans Huber

Christa Olbrich. Prof. Dr. phil., Diplom Pädagogin, Krankenschwester,
Fachbereich: Pflegewissenschaft und Pflegedidaktik,
Katholische Fachhochschule Mainz.
Willibaldstr. 30
DE-92348 Berg
E-Mail: olbrich@kfh-mainz.de

Lektorat: Jürgen Georg, Lisa Binse
Herstellung: Daniel Berger
Titelillustration: pinx. Winterwerb und Partner,
Design-Büro, Wiesbaden
Umschlag: Claude Borer, Basel
Satz: ns prestampa sagl, Castione
Druck und buchbinderische Verarbeitung:
Hubert & Co., Göttingen
Printed in Germany

*Bibliografische Information der Deutschen
Nationalbibliothek*
Die Deutsche Nationalbibliothek verzeichnet
diese Publikation in der Deutschen National-
bibliografie; detaillierte bibliografische Angaben
sind im Internet unter http://dnb.d-nb.de
abrufbar.

Anregungen und Zuschriften bitte an:
Verlag Hans Huber
Lektorat: Pflege
z. Hd.: Jürgen Georg
Länggass-Strasse 76
CH-3000 Bern 9
Tel: 0041 (0)31 300 45 00
Fax: 0041 (0)31 300 45 93
E-Mail: juergen.georg@hanshuber.com
Internet: http://verlag.hanshuber.com

1. Auflage 1999
2. Auflage 2010
© 1999/2010 by Verlag Hans Huber,
Hogrefe AG, Bern
ISBN 978-3-456-84787-0

Inhalt

Vorwort

Ich habe einmal gelesen – wo weiß ich nicht mehr – Vorworte sollen «Appetit» machen auf das folgende Buch. Ein Vorwort ist gleichsam der Aperitif, der das Menü eröffnet.

Das vorliegende Buch ist ein wissenschaftliches Buch – sicher. Hat man aber mit dem «Essen» begonnen, kann man nicht mehr aufhören. Es ist also ein spannendes wissenschaftliches Buch. Und noch dazu eines, das aus der Praxis für die Praxis geschrieben wurde.

Der spannendste Teil für mich sind die Kapitel über die Dimensionen der Pflege. Die Erkenntnisse und Aussagen hierüber sind ohne Übertreibung revolutionär. Vor allem regt es den Leser dazu an, eigenes Handeln zu überdenken und sich selbst Entwicklungsziele zu setzen.

Christa Olbrich weist mit Recht darauf hin, dass die Erkenntnisse dieser Arbeit Konsequenzen für die Ausbildung und auch Weiterbildung im Pflegedienst haben müssen. Ich möchte einen Schritt weitergehen und feststellen, dass die vier Dimensionen pflegerischen Handelns Konsequenzen für die Führung eines Krankenhauses oder sonstiger sozialer Einrichtungen haben müssen. Letztendlich halte ich die «Dimensionen pflegerischen Handelns» übertragbar auf alle heilenden, helfenden oder beratenden Dienstleistungsberufe. Wer würde z. B. von einem Arzt nicht aktiv-ethisches Handeln erwarten? Das gleiche gilt auch für verantwortungsbewusstes Handeln im Management.

Nichtsdestotrotz, Christa Olbrich hat mit ihrer Arbeit und dem vorliegenden Buch das Gesamtbild pflegerischen Handelns neu definiert und strukturiert. Es ist heute noch nicht absehbar, wie und in welchem Umfang die Ergebnisse der Arbeit Christa Olbrichs die Pflege, die Aus- und Weiterbildung und nach meiner Überzeugung auch das Management von Pflege und ganzen Einrichtungen verändern werden. Das Buch ist jedenfalls so verständlich geschrieben, dass es auch «hartgesottene Praktiker» wie mich überzeugt hat.

Gratulation Christa Olbrich – und Ihnen, den Lesern, viel «Appetit» beim Lesen und viel Erfolg beim «Verdauen».

Bernhard Thiel, Nürnberg († 2008)

Einleitung zur 2. Auflage

Fragen, welche Kompetenz Menschen in unserer stetig wachsenden höchst komplexen Lebens- und Arbeitswelt brauchen, werden dringlicher. Das zeigt sich in den umfangreichen Kompetenzforschungen, die seit ca. zehn Jahren vom Bundesministerium für Bildung und Forschung initiiert und gefördert werden.

Das Thema der Pflegekompetenz ist aktuell, denn Pflege ist Teil der Gesellschaft und muss sich den Herausforderungen stellen. So hat das erste Buch, laut Verlag, seinen Leserkreis gefunden und die zweite Auflage sinnvoll gemacht. Sie wurde von mir vollständig überarbeitet und erweitert.

In der ersten Auflage zur Pflegekompetenz war es mein Anliegen, das Handeln von Pflegepersonen so zu veröffentlichen, wie es sich in den empirischen Daten gezeigt hatte. Viele Situationsbeispiele, die ich in originalen Aussagen mit aufgenommen hatte, zeigen in eindrucksvoller Weise, was Pflegepersonen leisten. Sie haben Kompetenz in ihrer Stärke als Personen. Diese Inhalte zu den Untersuchungsergebnissen sind fast unverändert in Kapitel drei geblieben. Im Anschluss darauf erfolgte die Ableitung der Kompetenz und ihre Interpretation in den Pflegeberufen. Auch dieser Teil wurde in die zweite Auflage fast vollständig übernommen.

Das Verständnis der Kompetenz hat sich in den letzten Jahren gewandelt. So sind neue Aspekte durch politische und gesellschaftliche Anforderungen sowie durch die Kompetenzforschung selbst hervorgetreten. Kompetenz wird als Disposition, die sich durch Erkenntnis und Selbstreflexion entwickelt, definiert. Diesem Wandel des Kompetenzbegriffes wird am Anfang des Buches Rechnung getragen.

Ganz neu ist das Kapitel sechs, es enthält die Kernelemente des Europäischen Qualifikationsrahmens für lebenslanges Lernen. Dieser EQR wird von mir in einer Spezifizierung für die Pflegeberufe bearbeitet. Pflege differenziert sich zunehmend; neue Aufgaben etablieren sich in neuen gesellschaftlichen Bereichen. Innerhalb der Pflege entstehen neue Funktionen von Assistenz und akademische Qualifikationen von Bachelor- und Masterabschlüssen. Diese einschneidenden Veränderungen in den Pflegeberufen erfordern, das ist auch Anliegen des EQR, ein verändertes Lernen der beruflichen Qualifikationen. Kompetenz wird in diesem Rahmen als Selbstständigkeit und Übernahme von Verantwortung definiert.

Zum Wesen der Kompetenz gehört Entwicklung zur Reflexions- und Beurteilungsfähigkeit in Lern- und Handlungskontexten. Dieses Thema bleibt mit wenigen Veränderungen im siebten Kapitel, es ist schwerpunktmäßig auf Lernaspekte ausgerichtet. Eine Erweiterung zur individuellen Kompetenzentwicklung wird im achten Kapitel ganz neu vollzogen. Kompetenz kann mit den Komponenten von Wahrnehmen, Bewerten, Entscheiden und Handeln beschrieben werden. Sie sind es, die letztlich Kompetenz ermöglichen und zum Ausdruck im Performanz-Bereich bringen. Die Fragen und Antworten beziehen sich hier auf Erweitern des Bewusstseins von Wahrnehmen und Bewerten und sicherer werden im Entscheiden und Handeln. Gänzlich neu und faszinierend sind neurowissenschaftliche Grundlagen, die referiert und argumentativ vorgetragen werden. Menschliches Handeln ist Erkennen und im Erkennen handeln wir. Das Handeln selbst wird gesteuert von Erfahrungen, die emotional und unbewusst bewertet in unserem Gehirn gespeichert sind. Sie unterliegen der Selbstorganisation. Ausschließlich diese impliziten Prozesse sind es, die unser Wahrnehmen, Bewerten und Entscheiden bedingen. Wissen ist dazu Grundlage, jedoch erst Erkenntnis dieser Prozesse ermöglicht Kompetenz im Verständnis von Disposition.

Entsprechend dem Wandel im Kompetenzverständnis erfolgt neu im letzten Teil des Buches die Ausrichtung auf die institutionelle Kompetenzentwicklung. Eine Einrichtung des Gesundheitswesens wird getragen vom Wissen und Können der einzelnen Mitarbeiterinnen und Mitarbeiter. Darüber hinaus ergibt die individuelle Kompetenz jedes Einzelnen jedoch eine Gesamtheit, die mehr ist, auch mehr als nur Synergieeffekte. Diese kollektive Kompetenz gilt es zu fördern. Hier sind auch insbesondere die Führungspersonen in ihrer Verantwortung gefordert. Diesen obliegt es, ein Verständnis der Kompetenz zu entwickeln, das den neuen Erkenntnissen aus der Kompetenzforschung entspricht.

Das Kapitel der methodischen Grundlagen wurde nicht mehr in die zweite Auflage übernommen. Denn die Pflegeforschung ist inzwischen so gut etabliert, dass wissenschaftliche Untersuchungsmethoden, auch insbesondere die Grounded Theory, mit der ich gearbeitet hatte, in breiter Literatur zu finden sind.

So freue ich mich, den Leserinnen und Lesern aus der Pflegepraxis und der Pflegewissenschaft die Inhalte der Pflegekompetenz in überarbeiteter Fassung vorstellen zu können. Für mich hat die Beschäftigung mit dem Thema nochmals einen «Kompetenzschub» gebracht. Denn Entwicklung ist für mich Lebenssinn, und aus diesem Verständnis wächst die Erkenntnis des sozialen und ethischen Auftrages für jeden Einzelnen von uns sowie der Pflege als Beruf.

1 Verständnis und Konzepte von Kompetenz

Kompetenz ist die Lebensgrundlage,
sie entfaltet sich im Erkennen und
Handeln.

1.1 Begriff und Etymologie

Der Ausdruck «Kompetenz» wird sehr vielseitig sowohl in alltagssprachlichen, berufsfachspezifischen als auch wissenschaftlichen Zusammenhängen verwendet. Im Allgemeinen wird darunter einerseits Wissen oder Können und andererseits Zuständigkeit und Befugnis verstanden. Unter dem Gesichtspunkt der zurzeit aktuellen Leitbilderstellung und Qualitätssicherung, besonders auch im Gesundheitswesen, wird der Begriff der Kompetenz auch als Gütekriterium herangezogen. Kompetenz wird hierbei mit Leistung und Effizienz gleichgesetzt, verbunden mit einer Normierung und Aufrechterhaltung von beruflichen Standards. Im beruflichen Verständnis von Fähigkeiten werden Kompetenzbereiche, denen ein wissensbasiertes Können zugrunde liegt, ausgewiesen. So wird die Fähigkeit, eine Abteilung zu leiten, als Führungskompetenz oder Organisationskompetenz bezeichnet. Im Zusammenhang mit Ausbildung und Entwicklung wird ein Fokus auf Lern-, Lehr- oder Medienkompetenz gerichtet.

In der Alltagssprache wird Kompetenz eher umfassend verwendet. Man sagt z. B.: «Frau ‹Sowieso› ist in ihrer Position sehr kompetent». Dies kann ein sehr fundiertes Fachwissen bedeuten oder auch ein gutes Personalmanagement. Oder man hört: «Dies liegt nicht im Kompetenzbereich von Herrn X.». Damit ist dann die juristische Dimension von Kompetenz gemeint.

In Wissenschaft und Forschung unterliegt logischerweise – denn Forschung analysiert, spaltet auf – der Kompetenzbegriff einer sehr vielschichtigen Ausdifferenzierung. Was mit Sprach-, Kommunikations-, Methoden-, Handlungs-, Selbst-, Sach- oder Sozialkompetenz gemeint ist, erfährt man erst, wenn man sich in dieses Fachgebiet einarbeitet.

Im «Lexikon Management» (Pieper 1991) wird Kompetenz wie folgt definiert:

1. Öffentliches Recht: Zuständigkeit zum Erlassen von Hoheitsakten.

2. Unternehmen und Verwaltung: Befugnis, die zur Erfüllung der zugewiesenen Aufgaben notwendigen Maßnahmen einzuleiten. Unterschieden werden Entscheidungskompetenz, Realisationskompetenz und Kontrollkompetenz.

3. Umgangssprachlich: die fachliche Fähigkeit eines Individuums, bestimmte Aufgaben lösen zu können.

Im Pschyrembel Wörterbuch Pflege (2003) wird Kompetenz wie folgt definiert: «Wissen, Können, Fertigkeiten oder Zuständigkeiten eines Menschen in einem bestimmten Bereich; das Bedingungsgefüge für die Ausführung einer bestimmten Leistung ist für gewöhnlich im Lauf der Lebensgeschichte eines Menschen über Lernerfahrungen angeeignet und verinnerlicht und im gesunden Zustand jederzeit verfügbar. Unterschieden werden z. B. soziale Kompetenz, technische Kompetenz.»

Wird die sprachliche Herkunft des Begriffs «Kompetenz» untersucht, so stößt man auf das lateinische Wort «petere, competere»; es bedeutet: zu erreichen versuchen, hinstreben zu etwas, zusammentreffen mit anderen (Langenscheidts Schulwörterbuch, Latein/Deutsch). In dem Wort steckt Dynamik, es stellt nichts Statisches, sondern einen Prozess dar: zu handeln, zu agieren, mit anderen Mitbewerbern streben, in Konkurrenz sein. Kompetent sein würde demnach heißen, zu etwas fähig sein, handelnd auf ein Ziel hin, etwas erreichen zu können.

Im Volksbrockhaus wird Kompetenz mit «Zuständigkeit oder Befugnis» beschrieben oder auch als «Bereich von sachlicher und fachlicher Verantwortung» definiert. In dieser Definition erkennt man die Einordnung in berufliche Positionen, in administrative oder juristische Zuständigkeitsbereiche, gemeint ist damit die Erlaubnis, etwas zu tun oder nicht zu tun.

In einer anderen Definition findet sich das Adjektiv «befähigt zu etwas, geeignet für etwas» (Lexikon der deutschen Sprache); eine Interpretation dieser Formulierung beinhaltet nicht nur formale Zuständigkeiten, sondern auch Eignungen, anders ausgedrückt, auch Eigenschaften von Personen, die kompetentes Handeln bestimmen.

Diese kurze Übersicht zeigt die vielfachen Dimensionen des Begriffs Kompetenz in seiner ursprünglichen Sprachableitung und in seinem heutigen Gebrauch. Es ist deshalb nicht möglich, in nur einer konkreten Definition zu sagen, was Kompetenz nun tatsächlich ist und bedeutet. Je nach dem Verständnis von Kompetenz wird diese unterschiedlich formuliert. So lässt sich schlechthin die Kompetenz nicht bestimmen, sie wird stets nur in Relationen und in Bezug zu etwas beschreibbar.

In der Literatur wird Kompetenz je nach Verständnis unterschiedlich im Singular oder Plural gebraucht. Im Konzept von Kompetenz als transaktionales und relationales Konstrukt wird von Kompetenz an sich gesprochen, denn sie lässt sich in diesem Verständnis nicht aufsplitten. Auch in meinem Konzept der Pflegekompetenz ist es die Person, die als Ganzes kompetent ist. In der neueren Forschung, insbesondere zu Metakompetenzen, wird Kompetenz oft im Plural als Teilkompetenzen oder auch wiederum im Singular verwendet.

1.2
Kompetenzverständnis im Wandel

Versteht man Kompetenz im Sinne von Wissen und Können einer Person, so ist dies immer auch mit dem individuellen oder gesellschaftlichen Bildungsverständnis verbunden. Jede Gesellschaft ist stets im Wandel und damit ändert sich auch das Verständnis von dem, was Menschen wissen und können sollten. Noch vor 100 Jahren mussten Frauen um ihr Recht auf persönliche und berufliche Bildung kämpfen.

Betrachtet man die geschichtliche Entwicklung von Bildungstheorien, so verläuft diese immer in diametraler Auseinandersetzung von Subjekt und Gesellschaft. Schon in der Reformpädagogik wurde dem einzelnen Menschen Wissen und Bildung aufgrund seiner Person zugesprochen. Dem gegenüber stand und steht auch heute noch der arbeitsmarktbedingte Anspruch, den Menschen unter Produktions- und Arbeitseffektivität zu stellen. In diesem Zuge etablierten sich im 18. und 19. Jahrhundert die klassischen Berufsausbildungen. Das, was Menschen wissen und können sollten, wurde in Aus-, Fort- und Weiterbildungsprogrammen festgelegt und zwar ausschließlich ausgerichtet auf die spezifischen Anforderungen des Berufes in seiner wirtschaftlichen Verwertbarkeit. In den Pflegeberufen wurden noch bis in die 1960er Jahre «Bildungsinhalte» wie Freundlichkeit, Pünktlichkeit und Sauberkeit angefügt. Wissen und Können musste überprüfbar und in Zeugnissen festgelegt sein. In diesem Verständnis ist Kompetenz auf vorher definierte Handlungsergebnisse in überschaubaren Arbeitskontexten ausgerichtet.

Dieses sehr normative und eher eindimensionale Vorgehen kommt mit zunehmender Entwicklung von hochtechnischen und hochkomplexen Spezialisierungen der Arbeitswelt an Grenzen. Das einmal Gelernte reicht nicht mehr aus, so musste berufliche Bildung neu überdacht werden. Ab den 1970er Jahren meint man die Lösung in den Formulierungen von Schlüsselqualifikationen gefunden zu haben. Diese Qualifikationen sollen in gewisser Weise übergeordnete Fähigkeiten beinhalten. Sie sollen Menschen befähigen, sich in sich verändernden Anforderungen am Arbeitsplatz flexibel und schnell auf neue Arbeitsstrukturen anzupassen (Kap. 2.5). Dabei hat man übersehen, dass arbeitende Menschen nicht nur in ihren von der Produktion vorgegebenen Normen Leistung erbringen, sondern in erster Linie durch ihre Personalität. Also Werte wie Motivation, Fleiß, Verantwortung, Kommunikation sind notwendigerweise in die Diskussion der Qualifikationen mit aufgenommen worden, konnten aber nicht überzeugend fundiert werden. Damit beginnt die Ablösung vom Konzept der Schlüsselqualifikation zugunsten einer erweiterten Diskussion um die Kompetenz. Denn im Kompetenzbegriff war explizit immer auch die Person in ihrer Gesamtheit gemeint. In diesem Verständnis kann Kompetenz nicht nur im beruflichen Kontext behandelt werden. Es entwickelt sich, insbesondere in Hinblick auf Kompetenzentwicklung, eine breite Auseinandersetzung zum Thema. Fast alle wissenschaftlichen Disziplinen beschäftigen sich mit Fragen wie: «Was ist Kompetenz, wie kann sie fassbar, beschreibbar, erforschbar und lehrbar gemacht werden?» Dieser wissenschaftliche, hauptsächlich sozialwissenschaftliche Diskurs mündet in Kompetenzkonzepte, die für viele bildungs- und berufsbezogene Einrichtungen heute eine Grundlage bilden. So enthält das Konzept der Sach-, Sozial- und Selbstkompetenz aus der Pädagogik, oder der Ansatz von Kompetenz als gegenseitige Bedingtheit von Person und Umwelt aus der Psychologie, immer noch seine Gültigkeit. Das aus der Soziologie rekonstruierte Verständnis von Kompetenz als universale Anlagen des Menschen, Kompetenz erst zu bilden, findet auch heute noch seine Bedeutung (Kap. 2.3).

Im ausgehenden 20. Jahrhundert ist unsere westliche Gesellschaft von weit reichenden inneren Herausforderungen gekennzeichnet. Die Technik und Computertechnik entwickelt sich so hoch spezialisiert, dass sich weltweite Netzwerke bilden, unter dem Stichwort der Globalisierung. Der

Wirtschaft fehlen überzeugende Arbeitsmarktkonzepte. Arbeitslosigkeit und Verarmung breiter Gruppen von arbeitenden Menschen sind Folgen davon. Information und Wissen steigen enorm an, wir sprechen von der Wissensgesellschaft und meinen, dass der Einzelne, vor allem auch unter der sehr schnell wachsenden Zahl der alten Menschen, neue Fähigkeiten braucht, um in der Alltagswelt zurecht zu kommen. Unter anthropologischen Gesichtspunkten stellen wir eine Individualisierung fest, dahingehend, dass der einzelne Mensch seine individuellen und subjektiven Lebensentwürfe ausdrücken möchte, Stichwort «Freiheit» und «Selbstverwirklichung».

Diese, hier nur in Stichworten skizzierte Gesellschaft, stellt existenziell wichtige Fragen von persönlicher und beruflicher Bildung an das Bildungswesen. In diesem Zuge entsteht die Kompetenzdiskussion neu und zwar mit der sich etablierenden Kompetenzforschung auf sehr hoher Abstraktionsebene. Kompetenz wird nun nicht mehr nur auf der Ebene des Einzelnen gesehen, sondern in Gruppen, Institutionen und Netzwerken verortet. Kompetenz kann nur noch in Kontexten von Lernen, Kultur, Wissen und Entwicklung gedacht werden (Schmidt 2005). Geht man davon aus, dass Menschen in ihrer Personalität höchst individuell und auf allen Ebenen des Menschseins letztlich nicht begriffen werden können und geht man davon aus, dass die Gesellschaft mit ihren höchst komplexen Strukturen dennoch funktioniert, so stellt sich die zentrale Frage: Wie leistet das der Einzelne? Welches bestimmende Moment liegt dieser Kompetenz inhärent? Die Antwort resultiert aus der Selbstorganisationsforschung: Die Selbstorganisation des Menschen. Sie wird als Disposition von verschiedenen Wissenschaftlern als das Grundlegende von Kompetenz definiert.

«Kompetenzen als Selbstorganisationsdisposition, also als Anlagen, Bereitschaft, Fähigkeit, selbst organisiert und kreativ zu handeln und mit unscharfen oder fehlenden Zielvorstellungen und Unbestimmtheiten umzugehen, existieren auf den Ebenen von Einzelnen, Teams, Unternehmen, Organisationen und Regionen. Auf individueller Ebene finden wir die grundlegenden Selbstorganisationsdispositionen: uns selbst gegenüber reflektierend und kritisch zu sein, produktive Einstellungen, Werthaltungen und Ideale zu entwickeln (personale Kompetenz P), unsere Werte und Ideale, unsere Absichten und Ziele aktiv und willensstark umsetzen zu können (Aktivitäts- und Handlungskompetenz A), mit fachlichem und methodischem Wissen ausgerüstet, offene und unscharfe Probleme schöpferisch zu bewältigen (Fach- und Methodenkompetenz F), sowie mit anderen kreativ zu kooperieren und zu kommunizieren (sozial-kommunikative Kompetenz S).» (Schmidt 2005, S. 160).

In weiterer Ausdifferenzierung dieses Selbstorganisationsprinzips wird dieses auf einer noch höheren Abstraktionsebene als Metakompetenzen, also Selbstorganisationsdisposition zweiter Ordnung, bezeichnet. Demnach «kann man von Metakompetenzen sprechen, als von Ausgangsdispositionen, welche die Herausbildung von grundlegenden und abgeleiteten Selbstorganisationsdispositionen, den Kompetenzen, erst fundieren und ermöglichen» (Erpenbeck, In: AGWF 2006, S. 63).

Dass letztlich die Selbstorganisation als konstituierender Faktor von Kompetenz bestimmt wird, basiert auf vielfältigen Erkenntnissen von Systemtheorie, Neurowissenschaft, Komplexitäts-, Chaostheorie und Konstruktivismus. Allem zugrunde muss man das bahnbrechende Werk von Maturana und Varela anführen. Sie leiten aus der biochemischen zellulären Funktionsweise aller Lebewesen ihre autopoetische Organisation ab. «Ein Lebewesen ist durch seine autopoetische Organisation charakterisiert. Verschiedene Lebewesen unterscheiden sich durch verschiedene Strukturen, sie sind aber in Bezug auf ihre Organisation gleich.» (Maturana/Varela 1987, S. 55).

Menschen haben nicht nur die Disposition, ihre Alltags- und Berufswelt zu organisieren, sie sind von ihrem Wesen her autonome Subjekte. So ergibt sich eigentlich sehr logisch, dass Kompetenz in allen Potentialen der Persönlichkeit liegt. Diese Sichtweise entspricht auch der gesellschaftlichen Entwicklung einer zunehmenden Individualisierung.

1.3
Kompetenz als Recht und Befugnis

In berufsspezifischer Einordnung wird dem Begriff und der Bedeutung von Kompetenz ein relativ klar umschriebener Standort zugewiesen. Die Management- und Organisationslehre definiert Kompetenz als formales Recht/Befugnis, innerhalb eines Bereiches frei zu handeln und zu entscheiden; diese Kompetenz beruht auf der Position in der Hierarchie einer Organisation und wird dem Positionsinhaber von der Organisation verliehen. In der Regel liegt diesem Recht eine Ausbildung oder eine anderweitig bestätigte Qualifikation zugrunde. Ein Zeugnis oder ein Zertifikat berechtigt also, bestimmte Aufgaben zu erfüllen, dies im Sinne von Recht aber auch von Pflicht.

Da berufliche Organisationen in komplexer Weise auf ihre Zweck- und Zielerfüllung ausgerichtet sind, unterliegen sie der Notwendigkeit formaler Regelungen. Es müssen Aufgaben differenziert und wiederum koordiniert werden. Diese Formalisierung umfasst – nach der Organisationslehre – Gebilde- und Prozessstrukturen. Kompetenzen werden hierin als «Bausteine», als formale Elemente innerhalb der Gebildestrukturen eingeordnet. Zu den formalen Elementen gehören Aufgaben und Aktivitäten, Kompetenzen und Verantwortlichkeit, Stellen und Stellengruppen sowie Verbindungswege zwischen Stellen.

Mit Hilfe dieser Strukturierung lassen sich in der Praxis Verhaltenserwartungen und Rollenzuschreibungen spezifizieren und generalisieren. Damit Aufgaben, Kompetenzen und Verantwortung in klarer Übereinstimmung der Organisation und dem Positionsinhaber gerecht werden können, erfolgt deren Festschreibung in so genannten Arbeitsplatz- und Stellenbeschreibungen.

1.3.1
Kompetenzbereiche in der Organisations- und Managementlehre

In diesem Zusammenhang werden im Rahmen der beruflichen Positionen verschiedene Kompetenzarten ausdifferenziert.

Ausführungskompetenz: das Recht, im Rahmen einer übertragenen Aufgabe tätig zu werden und dabei Arbeitsrhythmus und Methoden zu wählen.

Verfügungskompetenz: das Recht, über Objekte oder Sachmittel, auch über Informationen zu verfügen.

Antragskompetenz: das Recht, initiativ zu werden und Dinge zu beantragen.

Entscheidungskompetenz: das Recht, zwischen Handlungsalternativen zu entscheiden. Diese Entscheidungskompetenz kann jeweils nach ihrer Bedeutung noch konkreter festgelegt werden. Diese organisatorische Verteilung von Entscheidungskompetenzen ist eine der wichtigsten Probleme der Leitungsorganisation.

Mitsprachekompetenz: Innerhalb dieses Bereiches kann wiederum zwischen Anhörungsrecht, Mitberatungsrecht, Vetorecht oder Mitentscheidungsrecht unterschieden werden.

Anordnungskompetenz: das Recht, anzuordnen; jeder Stelle mit Entscheidungskompetenz muss dieses Recht zukommen, denn eine Entscheidungskompetenz ohne Anordnungsrecht bleibt wirkungslos.

Richtlinienkompetenz: das Recht, Richtlinien oder Grundsätze zu erlassen. Richtlinienkompetenzen sind Entscheidungskompetenzen höherer Ordnung.

Vertretungskompetenz: das Recht, ein soziales System (die Organisation) nach außen zu vertreten. (Leuzinger, Luterbacher 1994)

1.3.2
Kompetenzen und Verantwortung

Mit der Zuweisung von Kompetenzen und Aufgaben wird zugleich die Verpflichtung zur richtigen Erfüllung verbunden; diese Verpflichtung wird als Verantwortung bezeichnet. Nach einem der bekanntesten Organisationsgrundsätze müssen sich Kompetenzen, Aufgaben und Verantwortung immer entsprechen (Ulrich/Fluri 1992). Aus der Verantwortung resultiert eine Verantwortlichkeit, das bedeutet, dass eine Person für vorsätzliche oder fahrlässige Ausführung oder Nichtausführung von Aufgaben haftbar gemacht werden kann. Somit leiten sich aus der Kompetenzzuweisung Pflichten, jedoch auch Rechte ab, die es dem Inhaber einer Stelle ermöglichen, seine Aufgaben zu erfüllen. Hat ein Positionsinhaber die Rechte, handelnd tätig zu sein, um jene Maßnahmen ergreifen zu können, die der zugewiesenen Aufgabenerfüllung dienen, so sind dies Handlungsrechte – sie sind mit Handlungskompetenzen im Sinne der Organisationslehre gleichzusetzen.

Das Kompetenzverständnis im Rahmen der Organisationslehre ist meines Erachtens zu einseitig auf die Aufgabenerfüllung gerichtet. Kompetenz als transaktionales und relationales Konstrukt jedoch kann so verstanden werden, dass sie als Regulierungsprozess die Verbindung von Person und ihren Aufgaben steuert. Kompetenz muss also auch personenbezogen betrachtet werden.

Werden im Prozess des Managements Kompetenzen übertragen, so spricht man von Delegation. Aufgaben und Kompetenzen, die, wie oben ausgeführt wurde, übereinstimmen müssen, können auf nachgeordnete Positionsinhaber übertragen werden. Jedoch gibt es keine Verantwortungsübertragung aus Sicht des Vorgesetzten. «Durch Übertragung des delegierenden Vorgesetzten an einen Untergebenen wird die Verantwortung des delegierenden Vorgesetzten nicht aufgehoben. Delegation von Kompetenzen bringt also keine Teilung, sondern im Gegenteil eine Addition von Verantwortung mit sich» (ebd. S. 174).

Obwohl in den Theorien der Organisationslehre klare Aussagen zu Kompetenzbereichen, Umgang und Verantwortung vorhanden sind, sieht die Praxis innerhalb einer Organisation doch oft anders aus. Zumal dann, wenn eine Organisation nicht technisch klar definierbare Produkte zum Gegenstand hat, sondern Menschen, die in ihren einmaligen Situationen immer wieder wandelbare Anforderungen stellen.

So zeigt sich die formale Kompetenz im Pflegebereich in Formen der Zuordnung:

- dienstrechtliche Kompetenz wird der Pflegedirektion zugeordnet

- fachlich-medizinische Kompetenz wird der Medizin zugeordnet

- fachlich-pflegerische Kompetenz wird wiederum dem Pflegedienst zugeordnet.

Auch wenn diese Zuordnung relativ klar umschrieben ist, was nicht für alle pflegerischen Einrichtungen gilt, so ist doch das Feld offen, in dem sich berufliche Handlungen vollziehen und Entscheidungen getroffen werden. Denn ob eine Pflegeperson eine formale Kompetenz ausfüllen kann, hängt von ihrer Kompetenz im Sinne von Wissen und Können ab. Ebenfalls zeigen Pflegepersonen umgekehrt hohe personale Kompetenzen und stoßen damit an die Grenzen der formalen Kompetenz. Diese Kompetenzproblematik wird mit dem Anspruch an Professionalität in den Pflegeberufen zusehends deutlicher, wie später anhand von Situationsbeispielen aufgezeigt werden kann.

Zusammenfassend lässt sich sagen, dass unter formalen berufsspezifischen Gesichtspunkten die Aussagen zu Kompetenzen auf die Ordnung, Regelung und Abgrenzung der handelnden Personen in einer Organisation abzielen. Damit sind all jene Aspekte, die das Funktionieren in formaler Hinsicht betreffen, erfasst. Jedoch werden all jene Komponenten von Kompetenz nicht berücksichtigt, die eine Person als handlungsorganisierende Potentiale in sich hat. Es ist die Person, die ihre formale Rolle durch ihr Wissen und Können ausfüllt.

1.4
Kompetenz als Wissen und Können

Kompetenz wird, wie oben ausgeführt, im Bereich von formalen Vorschriften sehr klar definiert, also im Verständnis von Recht und Befugnis. Ganz anders stellt sich Kompetenz im Verständnis von Wissen und Können dar. Hier finden wir in der Literatur vielfältige Begriffsdefinitionen, Beschreibungen und Klassifizierungen auch auf unterschiedlichen Ebenen und Abstraktionsniveaus. Im Kern dieser Beschreibungen geht es immer um das, was eine Person weiß und kann. Dieses Können wird oft ganz allgemein als personale Fähigkeit bezeichnet. In beruflicher Einordnung wird hier der Begriff der Handlungskompetenz verwendet. Handlungskompetenz ist von der Kultusministerkonferenz als die berufliche Fähigkeit und Bereitschaft des Menschen, in beruflichen Situationen sach- und fachgerecht, persönlich durchdacht und in gesellschaftlicher Verantwortung eigenverantwortlich zu handeln, definiert. (KMK 2000:9 In: DBR 2007). Hinter dieser Beschreibung, die sich so oder ähnlich immer wieder in der Literatur findet, steht die Person mit ihrem Wissen, ihren Kenntnissen und ihren Fertigkeiten, hinzu kommen ihre willentlichen und motivationalen Anteile. Wird die Kompetenz dann noch weiter differenziert, so wird unterschieden zwischen kognitiver Kompetenz, damit ist das Wissen und der Gebrauch von Theorien und Konzepten gemeint, und das implizite Wissen, das durch Erfahrung gewonnen wird. Fertigkeiten, die zur Ausübung von konkreten Tätigkeiten erforderlich sind, werden als funktionale Kompetenz bezeichnet.

In anderer Einordnung wird Kompetenz als Sachkompetenz, die auf Fachwissen beruht, Methodenkompetenz, die auf Umgang mit Methoden und Instrumenten beruht, und als Sozialkompetenz, die in sozialen Lernprozessen wie Kommunikation gelernt wird, beschrieben. Diese Begriffe von Kompetenz werden dann subsumiert unter dem Begriff der Handlungskompetenz. Da in diesem Kompetenzverständnis ja immer die Person an sich eingeschlossen ist, finden sich auch die Bezeichnungen von Selbstkompetenz oder personaler Kompetenz. Im Europäischen Qualifikationsrahmen wird Kompetenz als Selbstständigkeit und Übernahme von Verantwortung definiert, Kenntnisse (Wissen) und Fertigkeiten (kognitive und praktische Fähigkeiten) werden als Voraussetzung gesehen.

Diese hier angeführten Beschreibungen und Definitionen von Kompetenz könnten in beliebiger Weise weitergeführt werden. Macht man das gedankliche Experiment und setzt statt Kompetenz jeweils Fähigkeiten ein, so kommen wir auf die gleichen Aussagen. Das bedeutet, dass der Kompetenzbegriff sehr inflationär verwendet wird. Er sagt alles und nichts aus. Dennoch ist es sinnvoll, Kompetenz zu ganz pragmatischen Zwecken zu benennen, denn diese damit verbundenen Aufgaben müssen in der Berufspraxis geplant und ausgeführt und unter bildungspolitischen Anforderungen gelehrt und gelernt werden. Deshalb muss bei jeder Kompetenzeinordnung immer eine inhaltliche Beschreibung erfolgen. Denn sonst ist das Kompetenzverständnis ein leerer Begriff.

Kompetenz wird grundsätzlich mit zwei Grundannahmen formuliert: Kompetenz als Disposition einer Person und Performanz als die sichtbare und messbare Ausgestaltung der Disposition.

Deshalb werde ich an dieser Stelle den Versuch unternehmen, diese Begriffsvielfalt von Kompetenz etwas zu ordnen und zwar zunächst unter den Gesichtspunkten von Anforderungen auf unterschiedlichen Abstraktionsniveaus und im Weiteren unter Kompetenzprofilen.

1.5
Abstraktionsniveaus

Erstes Abstraktionsniveau – konkret
Kompetenzen werden sehr konkret beschrieben als Zuständigkeitsbereiche (formale Kompetenz), Wissensgrundlagen, Fertigkeiten oder Aufgabenbereiche.

Beispiele:

Fachwissenschaftliche Kompetenz: Einsatz pflegefachwissenschaftlichen Wissens in der Praxis.

Betriebswirtschaftliche Kompetenz: Grundkenntnisse über ökonomische Zusammenhänge.

Organisatorische Kompetenz: Fähigkeiten zur methodischen Arbeitsweise.

Rechtliche Kompetenz: Kenntnisse von einschlägigen Gesetzen und Vorschriften. (DBR 2002)

Kompetenz für Neue Medien von Kindern und Jugendlichen, – für Lehramtstudium, – für Unterricht, Anwendungskompetenz, Internetkompetenz. (Reitinger 2007)

Methodenkompetenz: wissen, welcher Weg einzuschlagen ist, diesen Weg gehen können und bereit sein, diesen Weg zu gehen. (Steig 2000)

Kompetenz zur Informationsbeschaffung und -verarbeitung: Befähigung zur Nutzung moderner Informationstechnologien, Kompetenz zum planenden und problemlösenden Handeln: diagnostizieren, intervenieren und evaluieren. (DBR 2002)

Kompetenzbereich: Lehrerinnen und Lehrer planen Unterricht fach- und sachgerecht und führen ihn sachlich und fachlich korrekt aus. ...sie kennen Bildungstheorien, allgemeine und fachbezogene Didaktiken, Unterrichtsmethoden... (KMK 2004)

Kompetenzen auf diesem Anforderungsniveau werden auch oft mit dem Überbegriff von Sach-, Fach- oder Methodenkompetenz beschrieben. Auch die Begriffe von Fähigkeiten, Fertigkeiten und Kenntnissen sind üblich. Bei genauerer Betrachtung liegen die Anforderungen auf einer Ebene von Wissensaneignung und Wissensanwendung im Sinne prozeduralen Könnens. Um sich Wissen anzueignen, reicht ein gutes Gedächtnis, denn es kann sich auch nur um deklaratives Wissen handeln. Dieses Wissen anwenden könnte auch standardmäßig sein, es bedeutet noch nicht situativ und kontextabhängig handeln zu können. Die Methoden könnten auch in einem Objektbezug verstanden sein. Deshalb könnte man dieses Anforderungsniveau als Basis bezeichnen, es ist für weitere Entwicklung notwendig und bedeutet die Voraussetzung zur Kompetenz, wenn diese mit höherem Anspruch von ganzheitlichem Handlungspotential, von Subjekt- und Situationsbezug, oder Bewältigung von komplexen Handlungssituationen formuliert wird.

Im Rahmen meiner Studie zur Pflegekompetenz kann ich hier die erste Dimension des regelgeleiteten Handelns erkennen. Pflegende können ihr Wissen anwenden, sie führen Handlungspläne aus, ohne den Patienten als Subjekt mit in die Pflege einzubeziehen und ohne die Situation als solche zu berücksichtigen. Diese Dimension habe ich als «Wissen anwenden und Fähigkeiten haben» bezeichnet, sie ist noch keine Kompetenz. Vergleichbar kann man hier Benner (1994) anführen, sie beschreibt die Ebene der Anfängerin, die nach Regeln und Normen handelt.

Zweites Abstraktionsniveau – situativ-kontextuell

Kompetenzen werden in komplexen Handlungssituationen beschrieben. Sie umfassen auch eine Dimension von ethischem oder empathischem Verhalten. Sie sind auf Kooperation und Kommunikation gerichtet. Reflektierende und beurteilende Prozesse werden angeführt. Das Subjekt und der Kontext werden miteinbezogen.

Beispiele:

Ethische Kompetenz: Arbeiten nach ethischen Prinzipien, Übernahme von Verantwortung.

Kommunikationskompetenz: Durchführen von Verständigungsprozessen.

Forschungskompetenz: Projekte und deren Umsetzung durchführen. (DBR 2002)

Kompetenz zur Personenorientierung: Die Pflegenden sollen in der Lage sein, die Menschen, die von ihnen Hilfe erwarten, in ihrer spezifischen Lebenssituation und ihren personalen Bedingungen wahrzunehmen und zu berücksichtigen.

Kompetenz zum analytischen und kritischen Denken: Professionell Pflegende sollen situationsgebundene Handlungen mit begründeter Entscheidung ausführen können. (DBR 2007)

Lehrerinnen und Lehrer fördern die Fähigkeiten von Schülerinnen und Schülern zum selbstbestimmten Lernen und Arbeiten: Sie wissen, wie sie Grundlagen des lebenslangen Lernens im Unterricht entwickeln. (KMK 2004)

Funktionale Kompetenz als Anwendungs- und Selbstorganisationskompetenz: Menschen erwerben in der Auseinandersetzung mit den Neuen Medien eine jeweils subjektspezifische Medienkompetenz. Es wird dabei von einem Menschenbild ausgegangen, das Offenheit, Lernfähigkeit und Selbstorganisation in sich trägt. (Reitinger 2007)

Soziale Kompetenz: Gestaltung von Beziehungen. (Bonse-Rohmann u. a. 2008)

Kompetenzen (in Anlehnung an die WHO): Befähigung zur Wahrnehmung von Führungsaufgaben. Befähigung zur Durchführung einheitlicher Pflege. Befähigung zur Teamarbeit, gemeinsame Entscheidungsfindung. (Nussbaumer/von Reibnitz 2008)

Kompetenz in Selbstständigkeit und Verantwortung: Leiten und Beaufsichtigen in Arbeits- oder Lernkontexten, in denen nicht vorhersehbare Änderungen auftreten, Überprüfung und Entwicklung der eigenen Leistung und der Leistung anderer Personen. (EQR Stufe 5, 2006)

Kompetenzen auf diesem Anforderungsniveau werden oft als Sozial-, Personal- oder Selbstkompetenz bezeichnet. Sie beinhalten nicht nur das methodische Umsetzen von Wissen und Können, sondern beziehen Subjekt und Kontext mit ein. Sie beschreiben die Art und Weise des Handelns auf kommunikativer, kooperativer und ethischer Basis. Reflexion und Beurteilung, Selbstständigkeit und Verantwortung gehören dazu. Wir haben auf diesem Niveau eine sehr hohe Anforderung, die sehr deutlich zeigt, dass Kompetenz immer durch die Person selbst ausgedrückt wird. Hier gehört auch das Verständnis von Kompetenz im Sinne der Transaktion und der Relation dazu. Personen können nur im Austausch, in der Interaktion und nur in Bezug auf Etwas kompetent sein. Im Rahmen meiner Studie zur Pflegekompetenz finden sich hier die Handlungsdimensionen von situativem, reflektierendem und aktiv-ethischem Handeln. Sie umfassen die Lernebene von konditionalem, reflektierendem und identitätsförderndem Lernen. Im Vergleich zu Benner (1994) wird hier die Expertin beschrieben, sie kann auch intuitiv eine Situation als Ganzes erfassen und somit adäquat handeln.

Drittes Abstraktionsniveau – abstrakt

Auf dieser Ebene werden nun nicht mehr Kompetenzen in subjekt- und kontextbezogenen Bedingungen formuliert, sondern sie werden als Dispositionen definiert. «Kompetenzen sind evolutionär entstandene, generalisierte Selbstorganisationsdispositionen komplexer adaptiver Systeme …» (ABWF 2006, S. 61). Das Prinzip der Selbstorganisation ist erst die Grundlage für jegliche Kompetenzentwicklung von Menschen. Mit Disposition ist eine innerpersonelle Voraussetzung gemeint. Damit ergibt sich eine Metaebene, von der aus Kompetenz definiert wird. Man kann hier den Vergleich zu Metakognitionen, nämlich das Wissen über das Wissen, ziehen. So bedeuten Metakompetenzen die Bewusstheit über die eigenen Kompetenzpotentiale, letztlich über die eigene Person, im Sinne von Selbsterkenntnis, wobei die Selbstreflexion miteingeschlossen ist. Metakompetenzen sind Ausgangsdispositionen, welche die Herausbildung von grundlegenden und abgeleiteten Selbstorganisationsdispositionen erst fundieren und ermöglichen. Sie erschließen sich nicht über einen unmittelbaren Zugang, sie können jedoch forschungsbasiert in ihren Bedingungen expliziert werden. Zum Beispiel werden sie wie folgt beschrieben:

Selbsterkenntnisvermögen: Bewusstheit eigener Leitmotive, Reflexionsfähigkeit.

Selbstdistanz: Einsicht in Selbstbezug und Wertegefüge.

Empathie: Mitgefühl und Einfühlungsvermögen in andere.

Situationsidentifikation: historische Selbsteinordnung, Altersadäquanz.

Interventionsfähigkeit: Lösungsfähigkeit. (ABWF 2006, S. 64)

Mit anderen Worten könnte das auch heißen, eine Person kann sich mit ihrer Arbeit identifizieren, sie kann darüber reflektieren, auch auf einer übergeordneten Ebene von innerer Distanzierung. Sie kann das nicht nur im Kontext ihres Umfeldes, sondern auch in Bezug zu sich selbst und zu anderen Personen. Sie kann sich selbst einschätzen, Vertrauen aufbauen und Ressourcen nutzen.

In einer ersten Betrachtung muten diese Kompetenzbeschreibungen durchaus so, als wären sie auf der Performanzebene beschrieben. Man kann jedoch den höheren Abstraktionsgrad erkennen, denn der Blick ist auf die Person selbst gerichtet, bzw. es wird der Versuch unternommen, ihre inneren Potentiale zu erkennen. Denn die Disposition ist ja gerade die Voraussetzung für die Ausgestaltung des äußeren Ausdrucks. Und nur dieser ist in den Phänomenen zu beschreiben. Allerdings können Erkenntnisse abgeleitet und reflexive Rückschlüsse gezogen werden. Zu erkennen ist auch, dass Kompetenz eben nicht nur in objektbezogenen Handlungsstrategien, also nur auf der Basis von Wissen und Fertigkeiten beschrieben ist. Sondern: Metakompetenz umfasst Werte und Normen in selbstreflexiver Einbindung.

1.6
Kompetenzprofile

Das Thema der Kompetenz ist, wie die Literatur zeigt, selbst höchst komplex, vielgestaltig und kann nur differenziert betrachtet werden. Mit dem Wandel der beruflichen Anforderungen in der Gesellschaft werden Fragen nach Wissen, Lernen und Können immer deutlicher notwendig. Um den Fokus der Kompetenzorientierung pragmatisch und wissenschaftlich besser in den Griff zu bekommen, werden Begriffsklärungen, Theorien und Konzepte entwickelt. Vor allem unter der Fragestellung der Kompetenzentwicklung etabliert sich aktuell eine explizite Kompetenzforschung mit Kompetenzplattformen, Kompetenzzentren und Kompetenznetzwerken. Kompetenzprofile, die eine Bündelung oder Systematisierung von Kompetenzen bedeuten, werden zum Ausgangspunkt von Forschungsfragen, sie werden entwickelt oder dienen der wissenschaftlichen Evaluierung. Im Vordergrund stehen oft bildungspolitische Ziele, insbesondere der schulischen und beruflichen Weiterbildung. So finden wir Kompetenzprofile für professionelle Anforderungen in Bildungskonzepten und auf internationaler Ebene des Europäischen Qualifikationsrahmens. Die Tatsache der Formulierung von Kompetenzen ist nicht neu, in herkömmlicher pädagogischer Praxis finden wir die bekannte Klassifizierung von Fach-, Methoden-, Sozial- und Personalkompetenz. Unter Berücksichtigung von neuen Erkenntnissen aus Neurobiologie, System-, Komplexitätstheorie und Konstruktivismus werden heute höhere Anforderungen in der Diskussion zu Kompetenzen gestellt. Vor allem mit der Definition von Kompetenz als Selbstorganisationsdisposition müssen Beschreibungen, wie Menschen lernen, was sie können und wie dieses zum Ausdruck kommt, neu fundiert werden. Um die Argumentation weiter führen zu können, werde ich an dieser Stelle einige Beispiele von pflegerelevanten Kompetenzprofilen aufzeigen. Eine Interpretation erfolgt dann am Ende.

WHO

Die WHO hat im Jahr 2000 Kompetenzen aufgelistet, die zukünftig durch die pflegerische Erstausbildung erreicht werden sollen:

Befähigung

– zur systematischen, wissenschaftsbasierten, auf den Einzelnen und seine Bedürfnisse hin orientierten Pflege Gesunder und Kranker

– zu einer nicht wertenden, fürsorglichen Einstellung

– zum analytischen und kritischen Denken

– zum planvollen, prioritätensetzenden, problemlösenden Denken und Handeln

– zur Teamarbeit, partnerschaftlichen Zusammenarbeit, gemeinsamen Entscheidungsfindung

– zur Nutzung der Informationstechnologie

– zur Durchsetzung einheitlicher Pflege

– zur Wahrnehmung von Führungsaufgaben

– zur Einschätzung der Situation in der ambulanten Pflege

– zum Umgang mit Notsituationen – Praktisches Wissen, das Leben retten kann. (Nussbaumer/von Reibnitz 2008, S. 36)

DBR (2002)

Im Auftrag des Deutschen Bildungsrates wurde eine umfassende Delphi-Studie mit der Befragung von Pflegekräften zu ihrer Rolle und den dazu erforderlichen Kompetenzen durchgeführt. Die Zusammenfassung ist im Sonderdruck «Berufskompetenzen professionell Pflegender» (DBR 2002) erschienen.

Die übergeordneten Kompetenzen:

- Fachwissenschaft

- Ethik

- Kommunikation

- Betriebswirtschaft

- Berufspolitik

- Pädagogik – Didaktik

- Forschung

- Führung

- Organisation

- Interdisziplinarität

- Recht und

- psychosoziale Kompetenz.

Zu jeder Kategorie sind wiederum einzelne Themen zugeordnet, sodass das Kompetenzprofil auf insgesamt 51 Aussagen kommt.

DBR (2007)

In seinem Bildungskonzept von 2006 «Pflegebildung offensiv» formuliert der DBR für die professionelle Berufsbefähigung Teilkompetenzen, die die Ausrichtung zeigen, die in den Bildungsgängen anzustreben ist:

Kompetenz: Zur Personenorientierung – zum ethischen und fürsorglichen Verhalten – zum analytischen und kritischen Denken – zum planenden und problemlösenden Handeln – zur Informationsbeschaffung und -verarbeitung.

KMK (2004)

Die Kultusministerkonferenz hat Kompetenzbereiche für Lehrerinnen und Lehrer festgelegt.

Diese sind jeweils in ausdifferenzierten Standards beschrieben. Sie werden hier mitaufgenommen, denn sie könnten auch für Lehrende in den Pflegeberufen gelten.

Lehrerinnen und Lehrer:

– planen Unterricht fach- und sachgerecht und führen ihn sachlich und fachlich korrekt durch.

– unterstützen durch die Gestaltung von Lernsituationen das Lernen von Schülerinnen und Schülern.

– motivieren Schülerinnen und Schüler und befähigen sie, Zusammenhänge herzustellen und Gelerntes zu nutzen.

– fördern die Fähigkeit von Schülerinnen und Schülern zum selbstbestimmten Lernen und Arbeiten.

– kennen die sozialen und kulturellen Lebensbedingungen von Schülerinnen und Schülern und nehmen im Rahmen der Schule Einfluss auf deren individuelle Entwicklung.

– vermitteln Werte und Normen und unterstützen selbstbestimmtes Urteilen und Handeln von Schülerinnen und Schülern.

– finden Lösungsansätze für Schwierigkeiten und Konflikte in Schule und Unterricht.

– diagnostizieren Lernvoraussetzungen und Lernprozesse von Schülerinnen und Schülern; sie fördern diese gezielt und beraten Lernende und Eltern.

– erfassen Leistungen von Schülerinnen und Schülern auf der Grundlage transparenter Beurteilungsmaßstäbe.

– sind sich der besonderen Anforderung des Lehrerberufs bewusst. Sie verstehen ihren Beruf als öffentliches Amt mit besonderer Verantwortung und Verpflichtung.

– verstehen ihren Beruf als ständige Lernaufgabe.

– beteiligen sich an der Planung und Umsetzung schulischer Projekte und Vorhaben.

Thema Beratung

Im Rahmen einer Performanz-Prüfung zum Thema Beratung formuliert die Autorin (Petra Mohr) Kompetenzen, die in einem kompetenzorientierten Prüfungsverfahren ausgewiesen werden:

● Soziale Kompetenz mit dem Schwerpunkt «Gestaltung von Beziehungen» und «Gesprächsführung»

- Fachliche Kompetenz mit den Schwerpunkten «Fähigkeiten zur Beratung» und «pflegerisches Fachwissen»

- Personale Kompetenz mit dem Schwerpunkt «Selbstvertrauen»

- Methodische Kompetenz mit dem Schwerpunkt «Anwendung einer Beraterstrategie». (Bonse-Rohmann 2008, S. 58)

Allgemeine berufliche Kompetenzen

Zum Thema Kompetenzentwicklung und -förderung in Gesundheitsberufen formuliert die Autorin (Christine von Reibnitz) allgemeine Kompetenzen; diese werden in einem bestimmten Kontextzusammenhang auch als Schlüsselkompetenzen benannt.

- Menschen als Individuen aus einem bestimmten sozialen und kulturellen Umfeld und mit einem spezifischen Wertesystem mit Interesse erfassen und akzeptieren

- respektvolle berufliche Beziehungen zu den Klientinnen und Klienten und deren Personen ihres sozialen Umfeldes unter Einhaltung der beruflichen Distanz bewusst aufbauen, erhalten und beenden

- das eigene Handeln an den Bedürfnissen der Klientinnen und Klienten ausrichten

- eigenes berufliches Denken, Fühlen und Handeln vor dem Hintergrund ethischer Grundsätze reflektieren und Schlüsse für die zukünftige Arbeit daraus ziehen

- die vorgegebenen Qualitätsstandards bzgl. Wirksamkeit, Sicherheit, Wohlbefinden und Wirtschaftlichkeit sowie die rechtlichen Vorschriften, insbesondere die Schweige- und Informationspflicht betreffend, anwenden

- Situationen beobachten, Veränderungen wahrnehmen und die zuständigen Stellen bzw. Personen darüber informieren

- der jeweiligen Berufssituation entsprechend angemessen kommunizieren

- sich als Mitglied eines berufsgruppenübergreifenden Teams verstehen, konstruktiv mit den Teammitgliedern und den unterstützenden Diensten zusammenarbeiten und den eigenen Kompetenzbereich kennen und einhalten

- sich als Lernende verstehen, Kenntnisse und Fertigkeiten an Teammitglieder und Lernende alltagsnah weitervermitteln; Improvisationsfähigkeit entwickeln

- mit Stresssituationen umgehen lernen

- mit Ressourcen ökonomisch und ökologisch umgehen

- die Arbeit planen, dokumentieren und organisieren

- den eigenen Weiterbildungsbedarf erkennen und aus dem bestehenden Angebot eine geeignete Auswahl treffen. (Nussbaumer/von Reibnitz 2008, S. 38).

PBL

Problembasiertes Lernen entspricht stark den Anforderungen an selbstgesteuertes Lernen, es hat deshalb Eingang in neuere Bildungskonzepte auch der Pflegeberufe gefunden. Wird in diesem Konzept Kompetenzentwicklung gefördert, so nennt die Autorin Gerda Nussbaumer folgendes:

Konzepte:

- lebenslanges Lernen

- Freude am Lernen

- Fähigkeit, selbstständig neues Wissen und Können zu erwerben

- soziale Kompetenz trainieren und erweitern

- Fach- und Methodenkompetenz erreichen.

Ziele:

- strukturieren von Wissen für den Gebrauch im Praxisfeld

- Entwicklung eines effektiven klinischen Begründungsprozesses

- Entwicklung von effektiven Fähigkeiten des selbstgesteuerten Lernens

- gesteigerte Motivation zu lernen.

    (Nussbaumer/von Reibnitz 2008, S. 83)

Interpretation

In Kompetenzprofilen werden Bündelungen von Aussagen zu Wissen, Kenntnissen, Fertigkeiten, Fähigkeiten, Verhalten, Normen und Aufgabenbereichen vorgenommen. Sie unterliegen meistens formulierten Zwecken und sind in ihrer Art oftmals vergleichbar mit Zielformulierungen. So finden wir formale Kompetenzbeschreibungen im Rahmen von Recht und Befugnissen im Management, diese können die Grundlage einer Arbeitsplatz- oder Stellenbeschreibung sein. Die im Gesetz (KrPflG) unter Ausbildungsziele genannten Kompetenzen beinhalten die berufsrechtliche Grundlage als Recht und Verpflichtung für Lernende und Berufsangehörige. Unter berufspolitischen Gesichtspunkten können Kompetenzbeschreibungen einer Professionalisierung der Praxis, der Reputation einer Einrichtung oder einer Veröffentlichung zum Berufsbild einer Profession dienen. Eine Organisation kann sie als Grundlage zur Leitbilderstellung formulieren. Die meisten in der Literatur vorfindbaren Kompetenzprofile beziehen sich auf Bildungsprozesse. So zum Beispiel für die Lehrerbildung (KMK), in Weiterbildungskonzepten oder Ausbildungscurricula. Auf Hochschulebene werden Kompetenzen in den Modulen oder in einzelnen Studienabschnitten festgelegt. Explizit zu Prüfungen und Evaluationszwecken, auch zu ausgewählten Lehrmethoden (PBL) können Kompetenzprofile Qualität ausweisen. Auf der Ebene des Europäischen Qualifikationsrahmens stehen internationale bildungspolitische Interessen im Vordergrund. Einen zunehmend größeren Bereich nimmt die Kompetenzforschung ein, hier werden Kompetenzen analysiert, modelliert, konzeptualisiert und in ihrer Begrifflichkeit rekonstruiert und als Kompetenzdiskurs wissenschaftlich thematisiert. In der anderen Richtung der Forschung entstehen in Projekten und Programmen neue Methoden zur Kompetenzerfassung und zur Kompetenzmessung, an deren Ende eine Neubestimmung von Kompetenzprofilen in zum Beispiel wirtschaftlichen Unternehmen steht. (Schmidt 2005, ABWF 2006). Grundlage eines Kompetenzprofils kann auch eine Forschung (Delphibefragung DBR) oder eine Berufsfeldforschung allgemein sein. In meiner Studie zur Pflegekompetenz konnte pflegerisches Handeln konzeptualisiert und daraus die Kompetenz der Pflegenden abgeleitet werden. Ein explizites Kompetenzprofil wurde nicht erstellt, denn Kompetenz wird von mir im Konstrukt von transaktional und relational verstanden.

Resümierend kann man festhalten: Kompetenzprofile unterliegen je nach Sinn und Zweck ganz spezifischen Ausdifferenzierungen, sie weisen unterschiedliche Anforderungen und Abstraktionsniveaus auf. Sie dienen oftmals zur Beschreibung von Aufgaben und Arbeitsbereichen, damit sind sie unter pragmatischen Aspekten zu sehen. Als Bildungs- und Entwicklungsziele unterliegen sie höheren Anforderungen und müssen somit in Theorien und Konzepten fundiert werden. Der Kompetenzforschung ist es aufgetragen, auf der Grundlage von neuen Wissenserkenntnissen von Synergetik, Komplexitätstheorie oder Konstruktivismus, Entwicklung und Neubestimmung von Kompetenz zu leisten. Kompetenz im Verständnis von Disposition und des Selbstorganisationsprinzips führt zu Kompetenzprofilen auf sehr hohem Abstraktionsniveau.

2 Kompetenzforschung

Forschung ist das Mittel, um Kompetenz
erkennen und benennen zu können.

Um wissenschaftstheoretischen Aussagen über Kompetenz gerecht zu
werden, bedarf es genauerer Recherchen innerhalb einzelner wissenschaftlicher Ansätze. Denn je nach Zeitströmung formulierten Sprachfor-
scher, Entwicklungspsychologen oder Sozialisationstheoretiker Theorien
über Fähigkeiten und Kompetenzen von Menschen. Zu beachten ist das
jeweils hinter einem theoretischen Konzept stehende Menschenbild,
denn dieses Verständnis von Menschsein fokussiert den Forschungsblick
und wirkt letztendlich auf die Ergebnisse.

Sucht man heute zum Begriff Kompetenz im Internet, so findet man
viele, sehr unterschiedliche Hinweise. Noch bis vor ca. zehn Jahren wurde
Kompetenz vorwiegend innerhalb der Sozialwissenschaften als Thema
behandelt. Heute wird Kompetenz als eigene Forschungsdomäne, die
Kompetenzforschung, ausgewiesen. Diese Fülle von für den einzelnen
kaum überschaubaren Forschungsinformationen liegt meines Erachtens
in der Weite des Begriffes begründet. Denn Kompetenz als Ausdruck
menschlichen Seins, Denkens und Handelns berührt alle Wissenschafts-
gebiete, von der Biologie bis zur Philosophie.

In Anbetracht dieser Tatsache wird die folgende Übersicht der Kompetenzforschung nur exemplarisch durch ausgewählte Autoren aus verschiedenen Wissenschaftsdisziplinen vorgestellt. Im Anschluss daran erfolgt
ein kurzer Einblick in die sehr umfangreichen Forschungsprogramme der
«Arbeitsgemeinschaft Betrieblicher Weiterbildungsforschung», die durch
das Bundesministerium für Bildung und Forschung initiiert und gefördert
wird.

2.1

Kompetenzkonzepte in der Pädagogik

Eine erstmalige systematische Erschließung des Begriffs der Kompetenz in der Erziehungswissenschaft legte bereits 1972 Heinrich Roth vor. In seinem Konzept, das er in Anlehnung an die entwicklungspsychologischen Erkenntnisse von Piaget entwickelt hat, beschreibt er die Stufen der jeweils individuellen Entwicklung, wobei er weit über die bloße Beschreibung dieser Entwicklung hinausgehende Erkenntnisse formuliert. Roth differenziert drei Bereiche von Kompetenzen:

- Sachkompetenz

- Sozialkompetenz

- Selbstkompetenz

Diese Beschreibung von Kompetenz wurde ursprünglich aus der pädagogischen Anthropologie entwickelt. Anschließend wurde sie, auch wenn sie nicht empirisch fundiert ist, von vielen Praktikern und Theoretikern aufgegriffen und ist bis heute in unterschiedlichster Interpretation von Bedeutung.

Eine Person, die voll entwickelt als reif, produktiv, kritisch, selbstbestimmt und verantwortlich beurteilt werden kann, wird von ihm als handlungsfähig zur Mündigkeit bezeichnet. Er formuliert somit ein spezifisches Verhältnis von Mündigkeit und Kompetenz. Zur Voraussetzung für Mündigkeit, die sich letztlich als moralische Handlungsfähigkeit erweisen muss, sieht Roth sein Kompetenzmodell als ein hierarchisch gestuftes: Kognitive Lernprozesse haben Sachkompetenz, soziale Lernprozesse haben Sozialkompetenz zum Ergebnis. Sach- und Sozialkompetenz bilden zusammen mit moralischen Lernprozessen die Voraussetzung zur Selbstbestimmung der Person (Wollersheim 1993).

Zusammenfassend lässt sich somit das Rothsche Kompetenzmodell in verschiedenen Bezügen erkennen, es beschreibt den Menschen in seiner intellektuellen und gefühlsmäßigen Realität, in seiner Sozial- und Sachbezogenheit, ebenfalls integriert er die Wertorientierung der Person.

Darin, dass sein Kompetenzverständnis eng mit einem Persönlichkeitsmodell verbunden wird, liegt meines Erachtens eine hohe Bedeutung. Denn damit werden menschliche Fähigkeiten und Handlungen nicht isoliert betrachtet, sondern die ihnen zugrunde liegenden Einstellungen und Haltungen sind integriert.

2.2
Kompetenzkonzepte in der Psychologie

Wenn wir auf eine 30-jährige Forschung zum Thema «Kompetenz in der Psychologie» blicken können, so muss R. W. Whites Verdienst hervorgehoben werden, denn er führte 1959 den Begriff der «competence» in die psychologische Fachsprache ein. In seinem Aufsatz «Motivation reconsidered: The concept of competence» (1959) wandte er sich gegen die damalige Motivationstheorie, die besagte, dass Verhalten und Handlungen als Reaktion auf einen Mangelzustand des Organismus zu erklären seien. Analog dazu ist das biologische Verständnis von Kompetenz zu erwähnen; es beschreibt die Bereitschaft von embryonalen Zellen, auf einen bestimmten Reiz zu reagieren. Kompetenz wird hier also absolut nur auf einen Aspekt des Lebens – nämlich nur den körperlichen – gerichtet.

White definiert Kompetenz als eine Fähigkeit zur erfolgreichen Auseinandersetzung des Individuums mit der Umwelt. Innerhalb dieser kreativen Auseinandersetzung, die transaktional bestimmt ist, wird es dem Individuum möglich, zu wachsen und sich zu entfalten (maintaining, growing, flourishing). Dieser theoretische Erklärungsansatz der Auseinandersetzung mit der Lerngeschichte des einzelnen als Kompetenzbeschreibung liegt auch in den Erklärungskonzepten der Lerntheorien. In dem nach Kompetenz strebenden Individuum jedoch sieht White vor allem die dem Streben zugrunde liegenden Motive.

Die entwicklungspsychologische Diskussion führte zu einer Erweiterung des Blickes und legte die theoretischen Wurzeln für ein verändertes Kompetenzverständnis, das mit den zwei Begriffen der Kontextualität und der Transaktionalität umschrieben werden kann (Olbrich E. 1987, 1990).

Innerhalb der Kompetenzdiskussion sind A. Banduras (In: Sternberg, Kolligian 1990) umfangreiche Forschungen hervorzuheben. War im Rahmen des behavioristischen Wissenschaftsverständnisses nur beobachtetes Verhalten akzeptabel – innerpsychische Prozesse wurden ausgeklammert – so löste sich Bandura davon und entwickelte seine sozial-kognitive Theorie. Er differenziert, ob im Verhalten des Kindes oder beim Kompetenzerwerb des Erwachsenen, kognitive Verarbeitungsprozesse, die stattfinden und die letztlich das ausführende Verhalten bestimmen.

Von Bedeutung ist seine Self-efficacy-Theorie, der die Überzeugung der eigenen Wirksamkeit zugrunde liegt, die die erwartete Verhaltenskompetenz einer Person beinhaltet.

Bandura schreibt, dass große Veränderungen in den Beweisen von Konzeptionen der menschlichen Fähigkeiten erbracht worden seien. Kompe-

tenz sei keine feste Eigenschaft, die jemand in seinem Verhaltensrepertoire hat. Vielmehr seien damit generelle Fähigkeiten verbunden, in denen
kognitive, soziale und verhaltensorientierte Fertigkeiten organisiert und in
vielfältiger Weise in Bezug zu situativen Gegebenheiten gesetzt werden.
Es sei eine bemerkenswerte Differenz zwischen sicherem Wissen und den
Fähigkeiten, dieses gut zu nützen. Eine Fähigkeit sei so gut, wie sie ausgeführt oder angewandt werden könne. Menschen versagten oft dabei,
die optimale Fähigkeit einzusetzen, sie verfielen in alte Verhaltensweisen,
obwohl sie den Fehler gut kennen würden.

Um die Kompetenz zur Selbstreflexion geht es in zahlreichen Studien
der so genannten Selbstkonzept-Forschung. Hier wird der Mensch als
reflexionsfähig postuliert. Die Grundannahme dazu ist, dass Menschen
in der Lage sind, sich selbst zum Gegenstand ihrer Wahrnehmung zu
machen und zwischen ihren Erfahrungen und ihrer Person einen sinn-
deutenden Bezug herstellen zu können.

Filipp (1993), die der Frage nach den Bedeutungen der internen Selbstmodelle für menschliches Erleben und Handeln nachgeht, kommt zu
der Erkenntnis, dass diese die Handlungskompetenzen konstituieren. Als
internes Selbstmodell werden jene verständnismäßigen Vorstellungen
bezeichnet, die eine Person als selbstbezogene Informationen über sich
selbst wahrnimmt und im Gedächtnis speichert. Selbstbezogene Kognitionen – also was Menschen über sich denken – besitzen für das Individuum
Wert, indem sie zur Planung, Erklärung und Kontrolle von Ereignissen
und Handlungen in der jeweiligen Situation erlebnismäßig beitragen.

Zusammenfassend kann man festhalten: In langjährigen psychologischen Untersuchungen konnten wesentliche Aspekte zum Kompetenzverständnis expliziert werden. Diese zeigen sich in einer Weiterentwicklung von stabilen motivationalen Eigenschaften zu Erklärungskonzepten der kognitiven Fähigkeiten einschließlich der Selbstüberzeugung des
Menschen. Zu einer weiteren Veränderung des Blickwinkels führte die
Entwicklungspsychologie, die den Menschen in seinem Wachstum und
in seiner Erfahrung sieht, mit den ihm eigenen Fähigkeiten, das Leben zu
bewältigen. In der Selbstkonzeptforschung wird das Bild des Menschen
um seine Kompetenz der Selbstreflexion erweitert. Danach konstituieren
die internen Selbstmodelle letztendlich die Handlungskompetenzen.

Eben weil die Psychologie den Menschen in seinen individuellen Bezügen sieht, liegt ihr Verdienst in der Herausarbeitung von personalen
Komponenten, die das Wesen von Kompetenz bestimmen. Der Mensch,
der jedoch auch immer durch seine Sozialität definiert wird, entwickelt
gerade durch diese Sozialität seine Denk- und Handlungsgrundlagen und

damit seine Kompetenz. In diesen Zusammenhängen liegen soziologische Konzepte dem Verständnis menschlichen Handelns, insbesondere des kommunikativen Handelns, zugrunde, wie im nächsten Abschnitt referiert wird.

2.3
Kompetenzkonzepte in der Soziologie

Ein Konzept zur kommunikativen Kompetenz, im Rahmen seiner in der Wissenschaft sehr beachteten Sozialisationstheorie, wurde Anfang der 1970er Jahre von Habermas, dem Soziologen der Frankfurter Schule, entwickelt. Darin stellt er die Entwicklung eines aktiven, sprachlich handelnden Subjekts in den Mittelpunkt und beschreibt übergeordnete Ebenen des Sozialisationsprozesses.

Habermas geht es um die Fähigkeit, sich kommunikativ zu verhalten, das bedeutet, dass aufgrund eines situationsunabhängigen Regelsystems Sätze und Äußerungen gebildet werden können, die sinnvoll sind und von anderen verstanden und akzeptiert werden können. Im Zentrum der «kommunikativen Kompetenz» steht die Interaktion der Subjekte, die Fähigkeit, sich innerhalb einer Rollenstruktur zu verständigen und so den Aufbau der Identität zu vollziehen.

Hier greift Habermas sehr konkret auf Inhalte des von G. H. Mead begründeten symbolischen Interaktionismus zurück. Im Zuge dieser Entwicklung wird der Begriff der kommunikativen Kompetenz auch synonym mit dem Begriff der Ich-Identität gebraucht (Tillmann 1994, S. 218 f.).

Für Habermas ist der kommunikativ kompetente Sprecher zugleich ein vernünftiger. Die Vernünftigkeit wird an die Wahrhaftigkeit der Äußerungen geknüpft, zur Erläuterung dieser Begriffe zieht Habermas die Konsensustheorie heran. Diese Theorie besagt, dass die Bedingung für die Wahrheit von Aussagen die potentielle Zustimmung aller anderen ist.

In diesem Zusammenhang wird die Fähigkeit, kommunikativ, kompetent handeln zu können, als die Fähigkeit definiert, einen herrschaftsfreien Diskurs zu führen, damit ist eine ideale Form der Rede gemeint, die zugleich ideale Lebensform bedeutet. Merkmale dieser idealen Sprechsituation sind Zwanglosigkeit, Chancengleichheit, Wahrhaftigkeit und Vernünftigkeit.

Dieses Ideal formaler Verständigung ist nicht nur rational motiviert – hier greift er auf Kant zurück – sondern ist durch die Struktur der Sprache in die Reproduktion des gesellschaftlichen Lebens eingebaut. «Tatsächlich haben aber Motive und Handlungsziele etwas Intersubjektives; sie sind immer schon im Lichte einer kulturellen Überlieferung interpretiert.» (Habermas 1987, S. 146).

Aus der Fähigkeit zu kommunikativem Handeln, ohne dabei die eigene Identität aufzugeben, bestimmt sich die Qualität der Persönlichkeit. Unter Persönlichkeit versteht Habermas die Kompetenzen, die ein Subjekt sprach- und handlungsfähig machen, also dazu instand setzen, an Verständigungsprozessen teilzunehmen und dabei die eigene Identität zu behalten.

Zusammenfassend kann hervorgehoben werden, dass Habermas die Kommunikation des Menschen als das Zentrale seiner Kompetenz bestimmt. Es geht ihm darin nicht nur um einen Sprechakt als solchen, sondern um die Sprach- und Verständigungsfähigkeit der Person in ihrem sozialen Gefüge.

Die Bedeutung, einen herrschaftsfreien Diskurs führen zu können, kann meines Erachtens in einem sozialen Beruf nicht hoch genug eingeschätzt werden. Denn angesichts der Ressourcendiskussion im Gesundheitswesen werden Entscheidungen zukünftig immer stärkere ethische Gewichtung bekommen, das heißt, auch die Pflegeberufe werden hier ihre Verantwortung miteinbringen und das bedeutet, kommunikativ kompetent sein zu können.

Ein weiterer Kompetenzansatz aus der Soziologie wurde von Oevermann entwickelt. Seine Aussagen wurden in einer umfassenden Darstellung von Liebau (1987) als eine vergleichende Rekonstruktion der Sozialisationstheorien von Bourdieu und Oevermann vorgelegt. Darin werden Unterschiede und Gemeinsamkeiten zur pädagogischen Diskussion aufgearbeitet. Insbesondere kommt der Explikation des Subjekt-Modells große Bedeutung zu, denn bevor Aussagen zur Entwicklung im Sozialisationsprozess gemacht werden können, muss – als Grundannahme Oevermanns – die Struktur des sozialisierten Subjekts rekonstruiert werden. Innerhalb dieses Rahmens erfolgt hier die Herausarbeitung des kompetenz-theoretischen Ansatzes Oevermanns, wie er von Liebau expliziert wurde.

Im Zusammenhang mit der Entwicklung der objektiven Hermeneutik sowie auf dem Hintergrund anderer Theorien (Chomsky, Piaget, Freud, Mead) formuliert Oevermann sein Subjekt-Modell: das Modell des «autonom handlungsfähigen, mit sich selbst identischen Subjekts» (Liebau 1987, S. 102), um die Sozialisationstheorien mit einem Menschenbild zu versehen. Es geht ihm damit um einen anthropologischen Bezugspunkt, in dem der Mensch nicht nur als ein empirisch historischer in Erscheinung tritt, sondern als universales Gattungssubjekt erkannt werden kann. Das Subjekt-Modell ist somit in umfassender Weise auf drei Ebenen, auf einer normativen Gattungsebene, auf einer historisch-spezifischen Ebene und auf der Ebene der individuellen Person konstituiert.

Da es im folgenden um einen Kompetenzansatz in der Konstruktion auf der universellen Gattungsebene geht, wird das epistemische Subjekt, wie von Liebau formuliert, in den Mittelpunkt der Aufmerksamkeit gerückt.

2.3.1
Das epistemische Subjekt

Das epistemische Subjekt verfügt über universale Kompetenzen, die es als anthropologisch fundierte Ausstattung dem Menschen ermöglichen, Fähigkeiten zu bilden, z. B. Sprache zu erlernen. Diese universalen Kompetenzen grenzen sich von den tatsächlich im praktischen Alltag gezeigten Fähigkeiten ab, also der individuellen Form des Gebrauchs der Kompetenzen.

Hier führt Oevermann seine Argumentation auf die kompetenztheoretische Sprachforschung Chomskys zurück. Dieser formulierte die Kompetenz als ein System von konstitutiven Regeln – als einer generativen Grammatik – in einerseits universaler Form und andererseits in der Performanz praktisch wirksamen Sprechvermögens. Die Performanz ist es, die die Konkretisierung der Kompetenzen in konkrete Äußerungen und Handlungen zulässt. Da Kompetenzen keine unmittelbare, empirische Erscheinungsform haben, können sie nur rekonstruktiv erschlossen werden. «Dieses impliziert, dass der Sprecher/der Handelnde ein ‹intuitives Urteil der Angemessenheit› darüber hat, ob ein Satz/eine Handlung akzeptabel oder nicht akzeptabel, angemessen oder nicht angemessen, vernünftig oder nicht vernünftig ist. Dieses Urteils können wir uns nur in einem hermeneutischen Verfahren der Kommunikation und diskursiven Kritik vergewissern.» (Liebau 1987, S. 104).

Mit der Einführung von universalen Kompetenzen, die für das Individuum unbewusst sind, und der Unterscheidung in Performanzregeln, die individuell realisiert werden, stellt Oevermann einen theoretischen Bezugsrahmen dar. In diesem Rahmen kann der Mensch in analytischer Vorgehensweise unterschieden werden als ein epistemisches, ein historisches und ein konkret handelndes Subjekt. «Die Eigenschaften des epistemischen Subjekts sind universell, unveränderbar, zeitlos gültig; sie stellen Basiskompetenzen dar, über die alle sozialisierten, erwachsenen Menschen verfügen. Die Eigenschaften des historischen Subjekts sind, auf dieser Grundlage, regional veränderbar und nur zeitbezogen gültig; die Eigenschaften des individuellen Subjekts aber stellen sich als konkrete Performanz dar, als differente individuelle Realisierung der universellen und historischen Kompetenzen.» (Liebau 1987, S. 105).

Die Frage, über welche Kompetenzen nun das epistemische Subjekt verfügt, beantwortet Liebau in seiner Interpretation, indem er Chomskys Kompetenzdefinition als Sprachbeherrschung, Piagets Definition als moralische Urteilsfähigkeit, Searles als Unterstellung der Kompetenz zur Kreativität und die kommunikative Kompetenz nach Habermas heranzieht. Es sind mithin die allgemeinen Eigenschaften des menschlichen Geistes, die auf der Ebene der universellen Kompetenzen formuliert werden.

Für Oevermann ist das epistemische Subjekt von vornherein ein soziales. Denn Eigenschaften wie Sprache, Urteilsfähigkeit, Kreativität oder kommunikative Fähigkeit sind für sich genommen nicht als Kompetenz von einem vereinzelten Subjekt denkbar, diese Kompetenzen sind von vornherein auf Sozialität angelegt.

Nach der Darstellung der universalen Kompetenzen, wie sie im epistemischen Subjekt analysiert wurden, erfolgt die Diskussion des Subjekt-Modells, wie es von Oevermann auf der historischen Ebene und damit bereits in dem Performanzbereich verortet wird.

2.3.2
Das autonom handlungsfähige, mit sich identische Subjekt

Wie von den Kompetenzen Gebrauch gemacht wird, hängt von – wie Oevermann sie bezeichnet – den performanzbestimmenden Faktoren ab. Es sind die Deutungsmuster und die psychodynamisch gesteuerten Verhaltenstendenzen. Soziale Deutungsmuster unterliegen den historischen, epochalen Zeitbedingungen, sie sind wandelbar, regional unterschiedlich und können mit sozialen Normen verglichen werden. Sie zeigen sich konkret, z. B. als Einstellungen, Erwartungen oder Glaubensvorstellungen, die von den Menschen oft nicht explizit benannt werden können, jedoch sehr ausgeprägt das alltägliche Handeln leiten. Damit stellen sie fundamentale Bedingungen für die Autonomie, Handlungsfähigkeit und Identität eines Subjekts dar.

Der andere Bereich, der für die Äußerung von Kompetenzen bestimmend ist, könnte als innere Natur, als die einem Subjekt innewohnende Triebdynamik bezeichnet werden; es sind die «Antriebe, Motive und die Körperlichkeit, die sich in Weisen des Umgangs und der Einstellung zu den Objekten der Umwelt äußert, die aus der energetisch regulierten Psychodynamik resultieren und denen schwerlich ein Regelcharakter zugeschrieben werden kann» (Liebau 1987, S. 109).

Es sind Verhaltensweisen, denen z. B. durch Neugierde, Vertrauen, Ängstlichkeit oder Rigidität eine bestimmte Form der Ausprägung verliehen wird; gelingt es dem Subjekt, hinter die eigene Antriebsbasis zu blicken, einen angemessenen Umgang mit ihr zu finden, so können Kommunikations- und Handlungsfähigkeiten kompetenter werden.

Damit bekommt eine «Haltung der Selbstreflexion» eine fundamentale Bedeutung, denn diese Kompetenzen sind «kritisierbar und entwicklungsoffen; die Autonomie des Subjekts wird in dem Maße wachsen, in dem es sich zu den Deutungsmustern, in die es einsozialisiert worden ist, in reflexiver Einstellung verhält. Andererseits muss das Subjekt, wiederum in reflexiver Einstellung, seine innere Natur erkennen und einen angemessenen praktischen Umgang mit ihr finden.» (Liebau 1987, S. 110 ff).

Im Blickpunkt der bisherigen Darstellung lag das Oevermannsche Subjekt-Modell, wie es von Liebau aus dessen Schriften rekonstruiert wurde. Unter dem von mir gewählten Bezugspunkt des kompetenztheoretischen Ansatzes wurde das Subjekt als ein über abstrakte und universelle Basiskompetenzen verfügendes Subjekt dargestellt. Diese Basiskompetenzen gelten immer und überall, sie haben jedoch keine direkte empirische Erscheinungsform, sie können wissenschaftlich nur rekonstruktiv erschlossen werden. Menschen verfügen über diese Basiskompetenzen empirisch, also in der täglichen Praxis, nicht in gleicher Weise. Denn insbesondere die Deutungsmuster, die kulturell und regional einsozialisiert wurden, sowie die individuelle innere Natur des Menschen, die Psychodynamik nämlich, bestimmen die konkrete Form des Alltagshandelns. Damit kommt eine Unterscheidung von Kompetenz und Performanz in die Argumentation; es sind nicht die Kompetenztheorien, sondern die «Performanztheorien, die sich auf die Ebene der Bedingungen der handlungspraktischen Realisierung von Kompetenzen in der konkreten Lebensgeschichte und damit auf die Ebene der individuellen Differenzen beziehen» (ebd.).

Auch die Performanzen (Ausprägungen) unterscheiden sich natürlich voneinander und finden in der konkreten Person ihren ganz individuellen Ausdruck; damit sind wir – nach Oevermann – auf der dritten Ebene, der Ebene des empirischen Subjekts.

2.3.3
Das empirische Subjekt

Hier wird vorerst der Blick auf die Lebenspraxis der Subjekte gelenkt; diese lösen im Normalfall ihre Handlungsprobleme selbstständig. Erst wenn ein Klient dazu nicht in der Lage ist, sucht er einen Fachmann auf. Lebenspraxis konkretisiert sich grundsätzlich unter handlungstheoretischen Gesichtspunkten als problemlösend, zukunftsoffen und sich an der individuellen Interpretation der Lebenslage orientierend. «Die Lebenspraxis unterliegt dabei der Dialektik von Begründungs- und Entscheidungszwang; sie muss permanent Entscheidungsprobleme lösen und muss dafür prinzipiell immer Gründe angeben können, wenn der Begründungszwang auch faktisch häufig aufgeschoben werden wird.» Wird die Handlung des «empirischen Subjekts» aus der Perspektive eines relationalen Handlungsbezuges betrachtet, so werden hier die konkreten Transaktionen erkennbar. Die Person interagiert mit ihrer Umwelt, indem die Lebenspraxis aufgrund von kognitiven und emotionalen Komponenten in der Relation zu den Anforderungen gemeistert wird.

In der Lebenspraxis ist durch eine «Sinn-Konstitution» die Autonomie des Subjektes begründet, von dem praktische Erfahrungen verarbeitet werden. Sinn ergibt sich nur mit Bezug auf ein konkretes, individuelles Handlungsgeschehen; Sinn kann also nur von den Subjekten selbst hergestellt werden.

Wenn Subjekte ihre lebenspraktischen Handlungsprobleme kreativ lösen können, so unterstellt dies Bedingungen für die spezifische Kreativität: «Sie geht hervor aus der Verbindung von Wissen und Erfahrungen, also aus einer reflexiven Verarbeitung von Ereignissen und Erlebnissen, einer reflexiven Verarbeitung jedoch, die nicht auf die Generierung von Wissen, sondern auf die Generierung von Einsicht gerichtet ist.» (Liebau 1987, S. 115).

Einsicht wiederum geht hervor aus der Verbindung von Erkenntnis und Anerkennung, mit der gewonnenen Erfahrung und der erfolgreichen Bewältigung wird die Einsicht tradiert; sie wird zur Haltung, zum intuitiven Wissen. Das Subjekt gewinnt diese Haltung durch Rekonstruktion und durch Abstraktion von mehreren erlebten Fällen; diese in den einzelnen Fällen gewonnenen Erfahrungen werden generalisiert.

Es kann sich Handlungssicherheit entwickeln, denn das Subjekt weiß, was sich bewährt hat, es kann seine Kompetenzen sicher einsetzen, diese Sicherheit wiederum bedingt in zukünftigen Handlungssituationen das Einsetzen angemessener Strategien, die zum Erfolg führen.

In der Zusammenschau kann nochmals die Argumentationskette verdeutlicht werden: Subjekte können normalerweise ihre Handlungsprobleme autonom lösen. «Die Autonomie resultiert aus der dreifachen Kompetenz zur praktischen Problemlösung auf der Grundlage erworbenen Wissens und gemachter Erfahrungen, aus der Kompetenz zur zukunftsoffenen Planung und schließlich aus der Kompetenz zur Selbstreflexion: d. h. Autonomie (= selbstständige Problemlösung), Handlungsfähigkeit (= zukunftsoffene Planung) und Identität (= Selbstreflexion) bleiben im alltagspraktischen Handeln normalerweise gewahrt.» (Liebau 1987, S. 115).

Zusammenfassend kann hervorgehoben werden, dass dieses Kompetenzverständnis, das in eine Sozialisationstheorie eingebettet ist, in einer Vielschichtigkeit, die nicht nur Fähigkeiten einer empirischen Person berücksichtigt, sondern auch auf einer universalen und historischen Ebene zu sehen ist, durch die Kompetenz definiert wird. In der konkreten Lebenspraxis, die durch einen permanenten, wenn auch nicht immer vollzogenen Begründungs- und Entscheidungszwang gekennzeichnet ist, zeigt sich die Autonomie des Subjekts.

Wird diese Lebenspraxis in eine Berufspraxis überführt, so können damit Kriterien formuliert werden, die Professionalität konstituieren. Hier möchte ich die Bedeutung dieser Aussage für die zurzeit aktuelle Diskussion zur Pflegeprofessionalisierung unterstreichen. Ließe sich kompetentes, autonomes Handeln der Pflegepersonen durch einen Begründungs- und Entscheidungszwang legitimieren, so wäre damit ein Bezugsrahmen für die Profession Pflege gegeben.

2.4
Aktuelle Kompetenzforschung

Bis ins ausgehende Ende des letzten Jahrhunderts wurde das Thema der Kompetenz innerhalb der einzelnen Sozialwissenschaften und hier eigentlich nur aus Sicht des Individuums betrachtet. Seit etwa zehn Jahren haben wir eine zunehmend explizite Entwicklung von Kompetenzforschung, bedingt durch politische, nationale und internationale Zielbekundungen. Unsere technisch und wirtschaftlich hochkomplexe Gesellschaft ist auf Innovation angewiesen. Damit beginnt eine Suchbewegung, grundgelegt im Bildungssystem, nach notwendigen Antworten von Kompetenz über einzelne Arbeitnehmer bis hin zu kompetenzstarken Organisationen und Netzwerken.

Das Bundesministerium für Bildung und Forschung gab den Auftrag zu einem Forschungs- und Entwicklungsprogramm «Lernkultur Kompetenzentwicklung» an die Arbeitsgemeinschaft Betriebliche Weiterbildungsforschung (ABWF) mit der Vorgabe, das Programm in den Jahren von 2001 bis 2006 zu realisieren. Zur Führung des Gesamtprogramms wurde das «Qualifikations-Entwicklungs-Management» (QUEM) eingesetzt. Dieses sehr umfangreiche Forschungsprojekt wurde von der Bundesregierung und mit Mitteln aus dem Europäischen Sozialfonds finanziert. In Haupt- und Teilprojekten wurde interdisziplinär mit Wissenschaftlern aus den Disziplinen von Technik- und Ingenieurwissenschaften, Wirtschaftswissenschaften, verschiedenen Sozialwissenschaften bis hin zu Geisteswissenschaften geforscht. Die Ergebnisse werden vielfältig über das BMBF, die ABWF und das QUEM publiziert, hervorzuheben ist der jährliche Band «Kompetenzentwicklung» (AGBF 2006).

Forschungsfragen der Kompetenz erstrecken sich auf breitem Gebiet innerhalb von Lern-, Weiterbildungs-, und Arbeitsstrukturen von Individuen, Gruppen und betrieblichen Unternehmen. Kooperation, Vernetzung und Transparenz sind obligatorische Forschungs- und Arbeitsanforderungen. Im Hauptprogramm der «Grundlagenforschung» zur Kompetenz wird diese auch in Abgrenzung zu Schlüsselqualifikationen gänzlich neu definiert. Der neue Ansatz, als Ergebnis moderner Kompetenzforschung liegt in dem Versuch «die Kompetenzarchitektur zu differenzieren, zu dynamisieren und die Relation der ‹Bestandteile›, wie sie sich im Prozess der Kompetenzentwicklung offenbaren, messend zu verstehen sowie dem konstruktivistisch begründeten Ansatz, Kompetenzentwicklungsprozesse im Kontext von sich selbst organisierenden sozialen Systemen zu betrachten. Eben dies führt auf die unumgängliche, gleichsam systemimmanente Notwendigkeit, eine *Kompetenzentwicklungskompetenz* im Sinne eines generalisierten Levels der Selbstorganisation einzuführen.» (Erpenbeck In: ABWF 2006, S. 63).

Weiter werden im Programm der Grundlagenforschung Themenkreise von u. a.:

- historischer Entwicklung von Lernkultur und Kompetenz
- Kompetenzen als Selbstorganisationsfähigkeiten
- quantitativer Messung
- qualitativer Charakterisierung
- Vernetzung von Formen und Wegen der Kompetenzentwicklung
- Metakompetenzen
- Kompetenz-Portfolios
- internationalen Aspekten von Lernkultur und
- Kompetenzentwicklung in Netzwerken
  ausgewiesen.

In vier weiteren Programmbereichen werden Schwerpunktthemen beforscht:

- Lernen im Prozess der Arbeit

- Lernen im sozialen Umfeld

- Lernen in Weiterbildungseinrichtungen

- Lernen im Netz mit Multimedia

- Kompetenzentwicklung in vernetzten Lernstrukturen.

Alle Projekte innerhalb des Programms «Lernkultur und Kompetenzentwicklung» basierten auf dem politischen Bestreben, selbstorganisative Möglichkeiten für die Lösung gesellschaftlicher Probleme in der Praxis zu entwickeln und wissenschaftlich zu analysieren. «Der primäre Leitgedanke von Selbstorganisation beinhaltet strukturelle Koppelung, Selbstreferenzialität, Zirkularität sowie Kontext- und Beobachtungsabhängigkeit, ist verbunden mit Pluralität und Differenziertheit, prägt die Orientierung auf kompetenzförderliche Lernkultur und ist Grundlage des Erkenntnisgewinns.» (Aulerich, In: ABWF 2006, S. 216).

Der Begriff der Selbstorganisation wird in verschiedenen Disziplinen mit jeweils struktureigenem Hintergrund verwendet. Die Systemtheorie sieht darin die Selbststeuerung von Gruppen und Organisationen in sozialen Systemen, es bestehen aufeinander bezogene Wechselwirkungen, die eine eigene Dynamik der Beeinflussung und Steuerung aufweisen. Die Kognitionswissenschaften erklären zunehmend die Funktion von Gehirn- und Neuronennetzwerken. Neuronengruppen sind zahllos vernetzt, bewirken aufgrund von Erfahrungen ständig Veränderungen und zeigen somit die Fähigkeiten zur Selbstorganisation. Unter struktureller Koppelung kann die Einheit eines Systems, einer Organisation oder eines Lebewesens gesehen werden, innerhalb dieser Einheit besteht sowohl ein gegenseitiges aufeinander Bezogensein als auch eine ständige Rückkoppelung im Milieu. Diese Interaktionen werden als reziprok bezeichnet. Es sind selbstreferenzielle, also auf sich selbst bezogene Prozesse, die die Strukturveränderungen bewirken. Hinzu kommt der Begriff der Zirkularität. Diese Veränderungen der Struktur oder des Systems sind nicht linear oder kausal, mit Ursache und Wirkung zu erklären, sondern zirkulär. Das heißt, die Wechselwirkungen sind von vielen verschiedenen Bedingungen abhängig. Diese können nicht vorhersagbare Ergebnisse aufweisen.

Diese höchst komplexen Theorien zeigen Erkenntnisse zum Verhalten von Menschen in ihren jeweiligen Situationen und in größeren Zusammenhängen von Organisationen und Gesellschaft. Da Kompetenz nur in diesen Zusammenhängen analysiert und erkannt werden kann, bilden sie die theoretischen Grundpositionen von Kompetenzforschung.

Eines der Hauptprogramme des Gesamtprogramms «Lernkultur Kompetenzentwicklung» lautet: «Lernen in Weiterbildungseinrichtungen». Dieses Programm umfasste sieben Projektverbünde mit über 40 wissenschaftlich begleiteten Teilprojekten und ebenso viele Studien. Einige Ergebnisse, Interpretationen und eine Ableitung weiterer Forschungsfragen werden von Gudrun Aulerich (ABWF 2006, S. 213 ff.) vorgestellt. Lernen in Weiterbildungseinrichtungen konzentriert sich zum einen auf das Arbeiten in Weiterbildungseinrichtungen und zum anderen auf Gestaltung von kompetenzförderlichen Lerndienstleistungen. Dabei wird von dem Kerngeschäft einer Weiterbildungseinrichtung mit den Prämissen von Selbstorganisation, Kompetenzentwicklung, Reflexivität und Innovationsfähigkeit ausgegangen. In diesem sehr vielschichtigen Verständnis waren die einzelnen Gestaltungsprojekte als Verbund organisiert. Ein Projekt umfasste mehrere Teilprojekte, mit wissenschaftlicher Begleitung. Beteiligt waren: Mitarbeiter, Führungskräfte und Lernende aus Bildungseinrichtungen bzw. Bildungsanbieter der Teilprojekte, Innovationsberater, Personalentwickler und Lernberater, die Teams der wissenschaftlichen Begleiter und das Management des Programmbereichs.

In einer «Verbundsarchitektur von Gestaltungsprojekten» sind verschiedene Arbeitsschwerpunkte zu erkennen. Die Organisations- und Personalentwicklung, die einhergeht mit der Entwicklung von Lernkonzepten für Selbstorganisation und Kompetenzentwicklung. Die Weiterbildner selbst lernen selbstorganisiertes Lernen. Lerndienstleistungen mit verschiedenen Ansätzen werden entwickelt und erprobt.

Zum Thema «neue» Lerndienstleister hat die wissenschaftliche Begleitung Aspekte zur Kompetenzentwicklung einer Organisation herausgearbeitet:

- Produktentwicklung und Angebotsgestaltung flexibilisieren

- selbstorganisiertes Lernen fördern und in der eigenen Organisation umsetzen

- iterativen Prozess von Theorieentwicklung und Praxiserprobung gestalten

- Reflexionsräume initiieren und kontinuierlich für die eigene Praxis nutzen

- Lernen durch Irritation – Lernwiderstände auch als Lernanlässe begreifen

- individuelle Kompetenzentwicklung fördern

- formale Qualifizierung und individuelle Kompetenzentwicklung integrieren

- Synergien nutzen und Nachhaltigkeit anstreben

- regionale Lernnetzwerke initiieren

- heterogene Kompetenzprofile und Organisationsformen herausbilden. (ebd. S. 252)

Aus diesem sehr umfangreichen Programm werden folgend noch einige Erkenntnisse in zusammengefasster Form referiert:

Zentrale Inhalte aus dem Programm «Lernen in Weiterbildungseinrichtungen»:

Das Innovationspotential von Weiterbildungseinrichtungen liegt im Entfalten ihrer Funktion und Strukturen, die mit der Orientierung auf lebensbegleitendes Weiterlernen in einer Integration der Vermittlung von explizitem und dem Benennen von implizitem Wissen besteht.

Die Forschungs- und Gestaltungsarbeit weist aus, dass mit der konsequenten Umsetzung des Konzepts der Kompetenzentwicklung und der Förderung von selbstorganisiertem Lernen strukturell und kulturell nachhaltige Veränderungen in den beteiligten Weiterbildungseinrichtungen realisiert wurden.

Die Anwendung von selbstorganisiertem Lernen als Konzept und Methode prägt Trends der Veränderung institutioneller Weiterbildung.

Erstmals wurde Organisationsentwicklung als konstitutive Bedingung für kompetenzförderliches, erwachsenenpädagogisches Handeln gestaltet. Für die Professionalisierung zu Kompetenzentwicklung unterstützende Weiterbildner besitzen Weiterbildungseinrichtungen selbst wesentliche, noch kaum erschlossene Potentiale.

Die Projektergebnisse im Bereich «Lernen in Weiterbildungseinrichtungen» belegen, dass in fremdorganisierten Lernumgebungen selbstorganisiertes Lernen möglich ist, indem sich die Art und Weise und damit die Qualität der Lerndienstleistungen durch Selbstorganisation ändert.

Für eine plurale Lerninfrastruktur mit sich komplementären, ergänzenden, formalen und informellen Lerngelegenheiten sind Weiterbildungseinrichtungen ein unverzichtbarer Bestandteil (ebd. S. 257 f).

2.5
Schlüsselqualifikationen

Der Begriff der Schlüsselqualifikationen findet sich in aktueller Literatur, insbesondere der Kompetenzforschung kaum noch. Man kann sagen, dass er heute durch das veränderte Verständnis von Kompetenz abgelöst wurde. Trotzdem erscheint es sinnvoll, ihn unter den Aspekten des gesellschaftlich-beruflichen Wandels kurz zu betrachten.

Mit Veränderung der betrieblichen Organisations- und Arbeitsstrukturen, weg von stark arbeitsteiligen und hin zu mehr funktionsorientierten und ganzheitlichen Formen, beginnt eine arbeitsmarkt-orientierte Diskussion. In deren Verlauf formuliert Mitte der 1970er Jahre Mertens das Konzept der Schlüsselqualifikationen (Reetz, Reitmann 1990, Laur-Ernst 1990, Richter 1995). Als Begründung führt er an, dass Qualifikationen umso schneller veralten, je mehr sie sich am konkreten Arbeitsplatzgeschehen orientieren.

Gemäß diesem Konzept sollen Kenntnisse und Fähigkeiten nicht unter dem begrenzten Bezug zu bestimmten spezialisierten praktischen Tätigkeiten ausgebildet werden, sondern sich für eine große Zahl von Positionen und Funktionen eignen. Unter dieser Maxime bekommen so genannte übergeordnete Fähigkeiten, wie Flexibilität, Arbeitsmotivation, Leistungs- und Kooperationsfähigkeit, lebenslanges Lernen eine besondere Bedeutung. Im Verlaufe der jahrelangen Diskussion wurden immer wieder Listen mit so genannten Schlüsselqualifikationen aufgestellt. Diese sollten auch persönlichkeitsorientierte Bildungselemente enthalten. Anzuführen ist hier die damalige bildungspolitische Neuorientierung durch die Postulate im Strukturplan des Deutschen Bildungsrates von 1970. In dieser Berufsbildungsdiskussion wurde die Persönlichkeitsbildung nicht nur in allgemeiner, sondern auch in der beruflichen Bildung gefordert.

Nach dem Konzept der Schlüsselqualifikation sollte die berufliche Bildung, die sich durch spezifische Fachqualifikationen auszeichnet, durch übergeordnete, zeitliche und arbeitsplatzunabhängige Qualifikationsinhalte erweitert werden. Die Begründung lag nach Arbeitsmarkt- und Qualifikationsforschung in den veränderten Leistungsanforderungen der Industrie und Wirtschaft. Personen könnten dann vermehrt allgemeingebildet, mit universellen Fähigkeiten flexibler eingesetzt und den sich rasch wandelnden Arbeitsanforderungen besser gerecht werden.

Reetz bezeichnete damals Schlüsselqualifikationen als eine «höhere Form von beruflichen Handlungsfähigkeiten», die eher allgemein und situationsunabhängig sein sollen (Reetz 1990, S. 17 f.). Dieses Konzept, ursprünglich nur arbeitstechnisch, in späteren Bemühungen auch am Individuum mit seinen Potentialen orientiert, konnte trotz vielfacher Aufarbeitung und heftiger Diskussionen seinem Anspruch nicht gerecht werden. Es ist an dieser Stelle nicht die Absicht, diese Diskussion zu vertiefen, sondern auf einige Kritikpunkte hinzuweisen, die in der Auseinandersetzung mit dem Thema der Kompetenz relevant sind.

2.5.1
Zur Problematik der Schlüsselqualifikation

Die ursprüngliche Intention der Integration von allgemeiner und beruflicher Bildung hat zunehmend an Bedeutung verloren und spielte bereits in den 1990er Jahren nur noch eine untergeordnete Rolle. Persönlichkeitsbildende Ansätze bedürfen einer anthropologischen Grundlage. Vielleicht liegt darin das Unternehmen von Reetz und Reitmann (1990, S. 31), dem Konzept der Schlüsselqualifikationen das Persönlichkeitsmodell von Roth hinzuzufügen. In später erscheinender Literatur wird, so auch bei Richter (1995), oftmals eine Verbindung von Sach-, Sozial- und Selbstkompetenz, die ursprünglich auf Roth zurückgeht und den mündigen Menschen in den Mittelpunkt stellt, zu den Schlüsselqualifikationen hergestellt. Diese Bemühungen dienen meines Erachtens nur einer theoretischen Diskussion, es liegen auch bei Roth keine empirischen Untersuchungen vor, die praktische Relevanz vollzieht sich allenfalls im Aufstellen betriebsinterner Lernzielkataloge.

Wird im Konzept der Schlüsselqualifikation auf kognitive, intellektuelle, soziale und kommunikative Fähigkeiten großen Wert gelegt, so geschieht dies oft, indem der Mensch aus der Perspektive einer mobilen, möglichst vielseitig einsetzbaren Arbeitskraft gesehen wird. Somit besteht die Gefahr, dass der Mensch als Person dem Primat von wirtschaftlich-technischen Anforderungen unterstellt wird.

Eine weitere Problematik liegt in dem Verständnis von Schlüsselqualifikationen selbst. Sind diese abstrakt, also abgehoben vom konkreten Lern- und Arbeitsfeld, so sind sie als reine personalogische Qualifikationen zu verstehen. Damit werden sie aber schwer vermittelbar. Denn kann man kommunikative und kooperative Fähigkeiten außerhalb eines kommunikativen Bezuges lernen?

Man kann allenfalls in übergeordneten Trainings Gesprächstechniken vermitteln, damit wird ein technokratischer Ansatz erreicht, aber kein personaler, wie ihn Kompetenz erfordert. Betrachtet man dies unter weiteren didaktischen Gesichtspunkten, so werden Lernprozesse funktionalisiert. Autonomes Lernen als sinnverstehendes und reflektierendes Lernen wird damit nicht gefördert. Auch soziale Qualifikationen, wie sie gefordert werden, unterliegen so zweckrationalem und instrumentellem Lernen. Unter diesen Aspekten ist auch zu verstehen, dass emotionale Fähigkeiten kaum auf der Liste von Schlüsselqualifikationen stehen. Sie sind selten als «Gefühlsbeherrschung» und «Geduld» mitaufgenommen (Brater, Büchele 1991, S. 288).

Abschließend sei zu bemerken, dass die Diskussion um Schlüsselqualifikationen als vorwiegend arbeitsmarktorientierte Anpassung geführt wurde. Im Mittelpunkt stand das Interesse der Technik und Wirtschaft an flexiblen Arbeitskräften. Qualifikationen unterlagen so einem Verwertungszweck, das heißt, sie waren stark auf eine konkrete Anforderung ausgerichtet. Mit einem erweiterten Verständnis von Kompetenz werden arbeitende Menschen nicht nur als Produktionskraft, sondern immer auch als Menschen in ihren werte- und sinnorientierten Strukturen gesehen. So kann man feststellen, dass heute die Auseinandersetzung mit dem so verstandenen Thema der Schlüsselqualifikationen ausgelaufen ist, zugunsten eines umfassenden Verständnisses von Kompetenz.

2.6
Zentrale Definitionscharakteristika

Im Rahmen eines vom BMBF und ESF geförderten Projekts «ANKOM Gesundheitsberufe nach BBiG» (Bonse-Rohmann, Buchert, Evers, Hüntelmann) wurden aus einer Gegenüberstellung der national und international gebräuchlichen Verständnisse zum Kompetenzbegriff mittels einer Synthese die zentralen Punkte nach dem Kriterium einer subjektiven Übereinstimmung zusammengestellt:

«Fähigkeit/Disposition zur Selbstorganisation (Subjektbezug), zur Bewältigung möglichst komplexer, offener Situationen in beruflichen, privaten oder sozialen Kontexten (Situationsbezug), wird erst im Handlungsvollzug (Performanz) sichtbar und somit messbar, sollte zur Differenzierung in verschiedene Bereiche/Dimensionen unterteilt werden.» (Bonse-Rohmann et. al., 2006. S. 77, In: Bonse-Rohmann 2008, S. 7).

Vor dem Hintergrund der verschiedenen Ansätze und der dargestellten Synthese des Kompetenzbegriffes wurden von den Autoren zusammenfassend zentrale Definitionscharakteristika dargestellt:

«Kompetenz wird verstanden:

● als ein ganzheitliches Handlungspotential

- mit einem deutlichen Subjekt-Situationsbezug

- als Disposition einer Person, selbstorganisiert zu handeln

- als Disposition zur Bewältigung komplexer Handlungssituationen in verschiedenen Kontexten

- unter Rückgriff auf bereits vorhandene Fähigkeiten und Fertigkeiten

- wird in verschiedene Bereiche/Dimensionen unterteilt

- wird nur in der Performanz sichtbar» (ebda, S. 7).

Diese zentralen Charakteristika von Kompetenz werden im Kapitel 5 als Analyse und Interpretation zur Pflegekompetenz verwendet.

Interpretation

Anhand dieser kurzen Darstellung wesentlicher Elemente von Kompetenzforschung lässt sich der Wandel in der Diskussion zur Kompetenz erkennen. Kompetenz als Ausdruck von Wissen und Können, also von Bildung von Personen, war schon immer Thema der Geisteswissenschaften, insbesondere der Anthropologie und der Sozialwissenschaften. So formulierten Wissenschaftler aus Pädagogik, Psychologie und Soziologie Aussagen zur Bildung und Lernfähigkeit des Menschen in seiner Subjektivität und Sozialität. Ab den 1960er Jahren, mit zunehmender Spezialisierung von Technik und Wirtschaft, kam der Fokus auf die berufliche Bildung, diese wurde eher unter zweckrationalen und arbeitsmarktorientierten Bedingungen gesehen. Es entwickelte sich das über Jahre hinweg diskutierte Konzept der Schlüsselqualifikation, die hierin sehr einseitige Sicht des Menschen nur in seiner Rolle als Produktionskraft hatte keinen Bestand und gehört heute der Vergangenheit an. Jedoch blieb die Notwendigkeit, die gesellschaftliche Wirtschaftskraft und ihre technische Entwicklung mit den Fragen nach dem Wissen und Können von beruflich arbeitenden Menschen zu berücksichtigen. In den neuen Forschungen zur Kompetenz ist genau dieses als einerseits motivationaler Hintergrund und andererseits als politisch artikulierte Forderung zu erkennen. Damit verbunden erfährt das Thema der Kompetenzentwicklung eine Erweiterung auf internationaler Ebene. Als Begründung sind die weltweite gesellschaftliche und wirtschaftliche Vernetzung und die Notwendigkeit zur Innovation angegeben. In diesen Zusammenhängen ist auch die Etablierung des Europäischen Qualifikationsrahmens zu sehen.

Betrachtet man unter einer inhaltlichen Perspektive die neue Kompetenzforschung, so ist interessant, dass der Mensch als Subjekt mit seinen höchst individuellen Potentialen wieder in die Aufmerksamkeit von Entwicklung tritt. Kompetenz wird als Disposition einer Person definiert, diese findet ihren Ausdruck durch das Prinzip von Selbstorganisation, die Selbsterkenntnis ermöglicht, Kompetenz auf einer Metaebene auszubilden. Sehen wir die Erkenntnisse aus den früheren Konzepten der Sozialwissenschaft, so begegnen uns substanziell ähnliche Aussagen vom autonomen, mit sich selbst identischen Subjekt. Der Mensch richtet sein Handeln nach seinem Selbstkonzept, er ist fähig zur Selbstreflexion, die Selbstbestimmung des Menschen ist getragen von kognitiven und sozialen Lernprozessen. Jedoch ist eine neue, sehr westliche Komponente hinzugekommen, nämlich die Notwendigkeit der gesellschaftlichen Entwicklung, die in den älteren Kompetenzdiskussionen nicht gegeben war. Unsere Welt, auch die Arbeitswelt, kann nur als gemeinsame Welt sich entwickeln und bestehen. Werte und Normen sind grundlegend. «So hat alles menschliche Tun eine ethische Bedeutung, denn es ist ein Tun, das dazu beiträgt, die menschliche Welt zu erzeugen.» (Maturana, Varela 1987, S. 265). Die Individuen sind zwar Träger der Gesellschaft, sie ergeben allerdings mehr als die Summe der Teile. Hier kommen die Wissenschaftstheorien von u. a. Systemtheorie, Konstruktivismus, Komplexitätstheorie und Autopoiesis und Strukturkoppelung zum Tragen.

In einer praktischen Konsequenz heißt das, dass die Kompetenzforschung sowohl ihren Fokus auf den einzelnen Menschen, als auch auf die Gruppe, die Organisation oder in der Arbeitswelt konkret auf das Unternehmen richtet. Das Individuum in seinen Dispositionen und die Gruppe mit ihren kollektiven Potentialen, einschließlich von Synergien, bedingen Kompetenz und ihre Entwicklung.

3 Kompetenzforschung in der Pflege

Pflegekompetenz drückt sich auf der
Performanzebene in den Dimensionen
von situativ-beurteilendem, reflektierendem
und aktiv-ethischem Handeln aus.

In pflegewissenschaftlichen Forschungen stellen sich Fragen, wie «Was ist Pflege?» und «Wie und warum wird sie ausgeführt?» Diesen Fragen näherte man sich bisher auf unterschiedlichen Wegen. Viele Pflegetheoretikerinnen formulierten ihre Konzepte und Theorien aufgrund logisch-deduktiver Ableitung. Das heißt, sie stellten Hypothesen auf und leiteten systematisch begründend ihre Erkenntnisse davon ab. Ein anderer Weg zur Systematisierung von Pflegewissen besteht in der wissenschaftlichen Beobachtung und Beschreibung der Praxis.

In der vorliegenden Untersuchung waren Pflegepersonen bereit, Situationen aus ihrem Pflegealltag zu beschreiben. In diesen Beschreibungen stellten sie fast alle ihr pflegerisches Handeln in das Zentrum von Pflege. Dabei ist Handeln nicht nur auf manuelles Tun beschränkt, sondern es vollzieht sich auch im Bereich der verbalen und nonverbalen Kommunikation mit dem Patienten.

Pflegepersonen beschreiben in diesen Beispielen ihre Erfahrungen von Situationen mit Patienten in sehr unterschiedlicher Weise und mit vielschichtigen und komplexen Inhalten. So genannte einfache Pflegehandlungen, wie Körperpflege, Essen-Eingeben oder Abführmaßnahmen, bekommen eine hohe Bedeutung in dem Sinne, dass von einem Patienten Schaden abgewendet werden kann, eine Patientin einer Operation entgeht oder ein Patient mehr Körperwahrnehmung erfährt.

Die Pflegehandlungen erfolgen auf der Basis von pflegerischem und medizinischem Wissen und Können, wie es in einer dreijährigen Ausbildung und oft noch einer zweijährigen Weiterbildung erlernt wurde. Dieses Wissen und Können ist die Voraussetzung für die Entwicklung von Kompetenzen, die eine fach- und sachgerechte Ausübung von Pflege begründen.

Die Pflegehandlungen sind in der Bedeutung zu erkennen, dass überwiegend dem Patienten Hilfe zuteil wird. Diese Hilfe wird in sehr unterschiedlicher Weise geleistet; sie reicht von konkreten Handlungsmaßnahmen, um dem Patienten größeres Wohlbefinden zu verschaffen, über emotionale Anteilnahme bei der Überwindung von Angst bis zu aktivem, kämpferischen Einsatz für ein friedliches Sterben.

Die Pflegesituationen, in denen die Pflegepersonen ihren eigenen Vorstellungen nach nicht genügend helfen konnten, sind in einem Kontext zu sehen, in dem die Pflegepersonen keine formale Kompetenz zur Mitentscheidung hatten. Sie reagierten in solchen Fällen mit vermehrter Reflexion, indem sie ihre Gefühle von Ohnmacht und Wut ausdrückten. In einigen Beispielen werden sie in dem Sinne aktiv, dass sie Gespräche führen und Handlungen ausführen, die über ihre Pflichten und Routine hinausgehen. Sie kämpfen z. B. für die Rechte der Patienten.

Wenn Patienten aufgrund ihres körperlichen, seelischen oder geistigen Unvermögens nicht mehr in der Lage sind, sich selbst zu artikulieren, übernehmen dies stellvertretend für sie die Pflegepersonen. Dies geschieht mit großer Sensibilität, mit hohem Einfühlungsvermögen und Engagement; dabei geht dieses Engagement oftmals über das im beruflichen Rollenverständnis festgelegte hinaus.

In fast allen beschriebenen Pflegesituationen erscheinen Werte und Normvorstellungen, auch wenn diese nicht immer explizit formuliert wurden. Damit ist ein hoher Anteil der ethischen Dimension sichtbar. Diese Dimension ist den Pflegepersonen offenbar nicht immer bewusst. In einigen Fällen wird sie in Fragen angesprochen wie: «Wo bleibt die Menschenwürde?»

Ethische Dilemmata werden da als solche benannt, wo pflegerisches Handeln an die Grenzen des medizinischen Handelns stößt. In diesen Situationen zeigen sich auch die Grenzen der Kompetenzen von Pflegepersonen, und zwar in beiden Bedeutungen des Wortes, nämlich sowohl im Sinne von Recht und Befugnis als auch von Wissen und Können.

In den Beispielen, in denen ethische Dilemmata beschrieben sind, werden unterschiedliche Weisen ersichtlich, wie die Pflegepersonen damit umgehen. Wenn eine Wahrnehmung für diese Problematik besteht, setzt dies oftmals eine ausgedehnte Reflexion in Gang. Diese Reflexion umfasst das eigene Handeln sowie das ärztliche Handeln und führt bis zur Reflexion berufspolitischer Bedingungen. Bei einigen Pflegepersonen bleibt es nicht bei der Formulierung von Gedanken und Gefühlen, sondern sie entwickeln daraus Konsequenzen, die aktiven Charakter haben. Das können aktive Maßnahmen, die den Patienten betreffen, oder verbale Auseinandersetzungen mit den Ärzten sein.

Zentrale Kompetenzen der Pflegepersonen liegen in der Wahrnehmung, der Einschätzung und der Beurteilung des situativen Geschehens. Pflegehandlungen werden nicht nur aufgrund von ausbildungs- und regelgerichtetem Wissen ausgeführt, sondern die individuelle Situation des Patienten wird eingeschätzt und danach die pflegerische Handlung ausgerichtet.

Pflegepersonen messen den Situationen Bedeutung zu, in denen sie den Patienten helfen konnten und diese darüber ihre Dankbarkeit ausdrückten. Der dankbare und zufriedene Patient löst wiederum bei den Pflegepersonen ein Gefühl der Freude und der Erkenntnis des Sinns ihres Berufes aus. Die Pflegepersonen finden über das berufliche «Helfen-Können» zur Identifikation mit ihrem Beruf.

Die Kommunikation zwischen Pflegepersonen und Patienten nimmt einen hohen Stellenwert ein. Dabei tritt die nonverbale Verständigung in ihrer Bedeutung hervor. Pflegepersonen entwickeln eine hohe Sensibilität und Kreativität in diesem Bereich. Ist der Patient physisch und psychisch kommunikationsfähig, so decken die Gespräche alle Bereiche ab, die von alltäglichen Inhalten bis hin zu Anleitungs-, Informations-, Aufklärungs-, Überzeugungs-, Unterstützungs-, Entlastungs- und Beratungsgesprächen führen. Inhaltlich können sie hoffnungsgebend, angstnehmend, beruhigend, klärend, explorativ oder sinngebend in der Sterbebegleitung sein.

Pflegepersonen helfen den Patienten durch ihr «Einfach-Dasein». Diese Situationen sind meist dadurch gekennzeichnet, dass der Patient sich in existenzieller Not befindet, z. B. nach dem Erwachen nach einer Reanimation, in großer Angst, im Sterbeprozess, vor einer Operation oder nach einer Mitteilung einer infausten Diagnose.

3.1
Dimensionen des pflegerischen Handelns

Nach eingehender Analyse dieser vielfältigen Beschreibungen von pflegerischen Handlungen kristallisierten sich vier Bereiche heraus, die jeweils unterschiedliche Handlungsmerkmale aufweisen. Diese werden Dimensionen des pflegerischen Handelns genannt.

- regelgeleitetes Handeln

- situativ-beurteilendes Handeln
- reflektierendes Handeln
- aktiv-ethisches Handeln.

3.1.1
Regelgeleitetes pflegerisches Handeln

Fast alle befragten Pflegepersonen stellen in ihren Situationsbeschreibungen eine pflegerische Handlung in den Mittelpunkt. Es lässt sich leicht erkennen, dass zur Bewältigung dieser Situationen Wissen und Können erforderlich ist, das in diesem Umfang dem in einer dreijährigen Ausbildung vermittelten Wissen entspricht. Vielfach geben die Pflegepersonen in den von ihnen zur Verfügung gestellten Daten auch noch die Absolvierung einer zweijährigen Weiterbildung an.

Dieses derart erworbene Sachwissen wird fundiert, systematisch und nach den Grundregeln der Pflege ausgeführt. Es umfasst medizinische und pflegerische Kenntnisse, die oft sehr komplex und spezifisch sind. Zu diesem Wissen gehören aber auch auf einer anderen Ebene die Fähigkeiten und Fertigkeiten, die zur Anwendung des Wissens notwendig sind. Die Pflegepersonen wenden ihr Wissen und Können regelgeleitet an, das heißt sie verfügen über Prinzipien und wissen, was sie z. B. bei bestimmten Erkrankungen, angeordneten Maßnahmen oder Pflegeproblemen der Reihe nach alles zu tun haben. Dieses pflegerische Tun orientiert sich an allgemeinen und speziellen Grundsätzen, die gelernt wurden und in den Lehrbüchern nachzulesen sind. Vielfach kann auf dieser Ebene auch auf Standards zurückgegriffen werden.

In dieser Dimension sind auch Normen einbezogen, die in dieser Abteilung üblicherweise gültig sind. Das pflegerische Handeln wird an dem ausgerichtet, was die Kolleginnen auch tun würden. Es ist routinemäßiges Handeln, das durch die Regeln der Anwendung gerechtfertigt ist und deshalb nicht gesondert reflektiert werden muss. Dieses Handeln, das sich am Regelwissen orientiert, beinhaltet selbstverständlich auch moralisch richtiges Tun; es wird allerdings nicht zu der individuellen Person in Beziehung gesetzt und in dieser Beziehung reflektiert.

Am leichtesten kann diese Dimension des pflegerischen Handelns anhand der Organisationsform der Funktionspflege charakterisiert werden. Die Funktionspflege wurde in den 1960er Jahren, als die medizinische Spezialisierung zunahm und die Forderung nach rationellen Arbeitsweisen gestellt wurde, in den Krankenhäusern eingeführt. Innerhalb dieser Organisationsform der Pflege gelten bestimmte Grundsätze, dass z. B. morgens zwischen sechs Uhr und sieben Uhr alle Patienten gewaschen und bis zur Visite alle Verordnungen durchzuführen sind. Dabei wird so vorgegangen, dass eine Pflegeperson alle Blutdruckwerte misst, eine andere Pflegeperson die Medikamente für alle Patienten herrichtet, da sie am sichersten damit umgehen kann, usw. Diese Pflege wird nach von außen festgelegten Regeln und Grundsätzen ausgeführt; es erfolgt keine Orientierung an der individuellen Person des Patienten. Auch wenn heute vielfach in den Abteilungen die Forderung nach Orientierung am Patienten erhoben wird und von der Pflegeorganisation die Bereichspflege schon eingeführt wurde, ist dies aber oft nur normativ, denn bei genauer Analyse der angewendeten Pflege wird innerhalb der Bereichspflege wiederum oft funktionell gepflegt.

Zusammengefasst bedeutet regelgeleitetes, pflegerisches Handeln eine Orientierung an Regelwissen, und die Ausführung erfolgt nach allgemeingültigen Vorgaben. Diese Dimension der Pflege kann als Antwort auf die Fragen dargestellt werden: «Was sind die Inhalte der Pflege?» und «Wie werden sie ausgeführt?»

3.1.2
Situativ-beurteilendes Handeln

Unter den Beschreibungen der Pflegesituationen gibt es einen hohen Anteil von Aussagen, die sich auf die Situation selbst beziehen. Das ist verständlich, denn die Fragestellung lautete ja: «Bitte beschreiben Sie eine Situation, die für Sie oder den Patienten von Bedeutung war. » Trotzdem geht es hier nicht nur um eine Sachverhalte darstellende Beschreibung dessen, was alles getan wurde, sondern es lässt sich auch aus diesen Beschreibungen eine Kategorie herausarbeiten, die eine Dimension von Einschätzung und Beurteilung der Situation aufweist. Das pflegerische Handeln wird also auf dieser Ebene, im Sinne einer Metaebene, selbst aufgegriffen und reflektiert. Es werden über die ganz konkrete Situation hinausführende Fragen gestellt, wie «Was bedeutet diese ärztliche oder pflegerische Behandlung für den Patienten?» oder «Wie wirksam ist diese Methode?»

Aufgrund dieser situativen Beurteilung kann auch mit zukünftigen Ereignissen antizipatorisch umgegangen werden. Es werden Ziele und Pläne im Voraus formuliert. Diese Zielvorstellungen geben dann wiederum die Orientierung für das Handeln. Auf dieser Ebene haben jedoch die Zielvorgaben nicht wie auf der regelgeleiteten Ebene allgemeinen Charakter. Es wird nicht nur allgemein die Vorgehensweise in einer bestimmten Situation, z. B. was bei Asthma zu tun ist, geplant, sondern die Vorgehensweise wird konkret innerhalb dieser Handlungsmaßnahme bestimmt und vor allem individuell auf diesen Patienten ausgerichtet.

Diese Fähigkeit zur Beurteilung kann sich auf die Situation selbst, auf das Verhalten des Patienten und auf das Verhalten der Ärzte beziehen. Eine solche Einschätzung oder Beurteilung wiederum kann als Gedanke oder Frage stehen bleiben oder auch zu Konsequenzen im Handeln führen. Diese Kategorie des situativ-beurteilenden pflegerischen Handelns findet ihren Ausdruck im Konzept des Pflegeprozesses und der Pflegeplanung. Die Pflegeplanung als Instrument der Pflege wird seit vielen Jahren in der Aus- und Weiterbildung gelehrt, bleibt aber im pflegerischen Alltag weit hinter den theoretischen Anforderungen zurück. Eine mögliche Begründung dafür kann darin aufgezeigt werden, dass die Entwicklung der Kompetenz, Fähigkeiten zur situativen individuellen Beurteilung herauszubilden, ganz anders gefördert werden müsste.

Zusammenfassend kann situativ-beurteilendes Handeln als die Berücksichtigung der individuellen und einzigartigen Situation eines ganz bestimmten Patienten innerhalb seines Kontextes gesehen werden. Pflegerisches Handeln beinhaltet deshalb auch die Beschäftigung mit den Fragen: «Wo wird Pflege wirksam?» und «Wann wird Pflege wirksam?»

3.1.3
Reflektierendes Handeln

Das Reflektieren einer Situation kann noch eine andere Qualität erreichen, nämlich die der in die Situation eingebundenen Selbstreflexion. Die Pflegepersonen formulieren hier ihren Eigenbezug zu der Situation, z. B. was diese Pflege oder diese Aussage des Patienten ihnen bedeutet, wo sie selbst einen Sinn sehen oder auch wo sie keinen Sinn in einer Vorgehensweise sehen. Sie können die Gründe und Zusammenhänge ihrer Gefühle erkennen und artikulieren.

Das pflegerische Handeln wird nicht nur auf seine methodische Wirksamkeit hin eingeschätzt, sondern wird als solches bewusst wahrgenommen und auf dem Hintergrund des beruflichen und/oder persönlichen Menschenbildes reflektiert. In einigen Beispielen erfolgt das sehr explizit, in anderen nur in angedeuteter Weise. Oftmals ist die geäußerte Dankbarkeit des Patienten Anlass zum Nachdenken über die eigene berufliche Zufriedenheit. Darin wiederum kann eine hohe Identifikation der Pflegeperson mit dem «Helfen-Können» gesehen werden. Sinnvolles Handeln oder auch nicht «Handeln-Können» wird eng in Verbindung mit dem eigenen beruflichen Wohlbefinden gebracht und reflektiert.

In dieser Dimension des pflegerischen Handelns wird nicht von einer Subjekt-Objekt-Ebene ausgegangen, sondern die Intersubjektivität wird erlebbar. Die Pflegeperson bringt persönliche Anteilnahme in das Pflegegeschehen mit ein, sie fühlt, denkt und identifiziert sich mit dem Patienten als Menschen. In diesem Zusammenhang ist oft eine sehr hohe Fähigkeit zur Empathie zu beobachten.

Im Rahmen dieses pflegerisch reflektierenden Handelns bekommt die Kommunikation als Ausdruck der zwischenmenschlichen Beziehung einen hohen Stellenwert. In vielen Situationsbeschreibungen wird das Gespräch als bedeutend hervorgehoben. Diese Betrachtungsweise der Pflege als Beziehungsprozess ist bereits aus amerikanischen Pflegetheorien, auch als Übersetzung, in die deutsche Literatur der Pflegewissenschaft eingegangen. Abgesehen von einigen theoretischen Diskussionen ist diese Definition der Pflege im stationären Alltag aber noch nicht in dem Sinne institutionalisiert, dass der zwischenmenschliche Beziehungsprozess einen bewusst anerkannten, offiziellen Charakter aufweisen würde. Allerdings nimmt er trotzdem, wie in den Situationsbeschreibungen aufgezeigt wird, einen bedeutungsvollen Raum ein.

Zusammenfassend kann das reflektierende Handeln von Pflegepersonen als bewusster Umgang mit dem Subjektiven der zu pflegenden und am Pflegegeschehen beteiligten Menschen auch in selbstreflexiver Weise gesehen werden.

Innerhalb dieser Dimension kann man sich dem Wesen der Pflege mit den Fragen «Wodurch und womit geschieht die Pflege?» nähern.

3.1.4
Aktiv-ethisches Handeln

Pflege ist ein zutiefst ethisches Geschehen. Werden die Wurzeln menschlichen Handelns im evolutionären Entwicklungsprozess zurückverfolgt, so meinen Anthropologen und Paläoanthropologen[1], dass sich der Mensch mit dem Beginn seines Bewusstwerdens als Mensch definiert. Wird der Mensch allerdings nur über sein Bewusstsein definiert, so wird damit wiederum seine ethische Problematik aufgeworfen. Ist z. B. der Mensch tot, wenn sein Gehirn die Funktion aufgibt? Altruistisches Handeln ist auch an Bewusstseinsstrukturen gebunden und zeichnet so das Indivi-

---

1 Paläoanthropologie ist eine Forschungsrichtung, die auf der Grundlage von Knochenfunden aus vorgeschichtlicher Zeit die Entwicklung und das Verhalten von Menschen untersucht.

duum als «menschlich» in Sinne von «moralisch/ethisch» sein können aus (Arndt 1996; Eccles 1989). Wir wissen jedoch aus zahlreichen anderen Forschungen, dass altruistisches Handeln auch im Tierreich auftritt.

Pflegerisches Handeln basiert immer auf Wert- und Normvorstellungen, die natürlich nicht immer reflektiert werden. In einigen der vorliegenden Situationsbeschreibungen werden menschliche Grundwerte explizit formuliert, ethische Dilemmata benannt, und es erfolgt auch eine aktive Auseinandersetzung damit. Ethisches Handeln wird dann notwendig, wenn Werte der Patienten oder der Pflegepersonen nicht beachtet oder verletzt werden, wenn z. B. der Wille eines Patienten nicht respektiert wird, wenn Patienten nicht ihr Recht bekommen, wenn die Würde des Menschen verletzt wird, wenn Gewalt angewendet wird, wenn das Sterben nicht akzeptiert wird, wenn Pflege nicht nach dem jetzigen Wissensstand ausgeführt werden kann oder die Gefühle der Pflegepersonen nicht geachtet werden.

Unter der Bedingung, dass Pflegepersonen diesbezüglich eine Wahrnehmungs- und Reflexionsfähigkeit besitzen, geschieht eine Auseinandersetzung mit ethischen Inhalten. Diese Auseinandersetzungen zeigen sich in einigen Beispielen als aktives Handeln, sei es in Form von Gesprächen oder von konkreten Maßnahmen. Diese bewusst reflektierten Aktivitäten führen bis zur kämpferischen Auseinandersetzung mit großer emotionaler Beteiligung. In den meisten Fällen handeln Pflegepersonen stellvertretend für Patienten, wenn diese aufgrund von körperlichem, seelischen oder geistigen Unvermögen nicht mehr in der Lage sind, für sich selbst zu sorgen.

Pflegepersonen werden zu Anwälten der Patienten. Innerhalb dieses aktiv-ethischen Handelns entwickeln Pflegepersonen Kompetenzen zur Formulierung von Zielen, Vorstellungen oder Visionen für den Patienten; zur Umsetzung dieser Zielvorstellungen entwickeln sie Strategien und Maßnahmen, setzen sich mit ihrer ganzen Person dafür ein und erleben Solidarität im Kollegenkreis oder kämpfen alleine, oft auch gegen das Unverständnis in der eigenen Berufsgruppe. Der Unterschied zu den Ebenen des situativ-beurteilenden Handelns und des reflektierenden Handelns ist der, dass es hier nicht bei der Äußerung der Gedanken und Gefühle bleibt, sondern dass hier bewusste Aktivitäten ausgeführt werden. Diese führen manchmal auch nicht zum gewünschten Erfolg, sie werden dann aber im Zusammenhang mit Sinnfragen reflektiert. Auch in der Dimension des regelgeleiteten Handelns finden wir moralisch richtiges Handeln; im Unterschied zu dieser wird auf der Ebene des aktiv-ethischen Handelns dieses moralisch richtige Handeln jedoch bewusst wahrgenommen, und dadurch kann es ethisch definiert werden.

Aktiv-ethisches Handeln überschreitet die routinemäßig ausgeführte Pflege und befindet sich oft außerhalb der in den jeweiligen Abteilungen üblichen Normen. Deshalb kann man auch festhalten, dass diese Pflegehandlungen, die durch aktiv-ethisches Handeln zustande kommen, nicht als Defizit auffallen würden oder als Unterlassung eingeklagt werden könnten, wenn sie nicht wahrgenommen würden. Unterlassungen von Handlungen auf dieser Ebene, in denen der Patient nicht zu seinem Recht kommt oder seine Würde verletzt wird, wären unsichtbar, fänden sich nicht einige Pflegepersonen, die sich in aktiv-ethischer Weise stellvertretend einsetzen würden.

Zusammenfassend kann aktiv-ethisches Handeln in der Pflege als ein bewusstes, reflektiertes, aktives Umgehen mit ethischen Werten, wo sie für den Patienten von Bedeutung sind, bezeichnet werden. Dies überschreitet die übliche Routine und zeigt sich als stellvertretendes Handeln für den Patienten. Die Frage nach dem Selbstverständnis der Pflege lautet hier: «Warum wird Pflege ausgeführt?»

3.1.5
Zusammenfassung

Pflegerisches Handeln, wie es von Pflegepersonen aus der Praxis heraus beschrieben wurde, konnte in vier Dimensionsbereichen ausdifferenziert werden.

1. Regelgeleitetes Handeln: Es beruht auf Fachwissen, Können und einer sachgerechten Anwendung dieses Wissens. Handeln vollzieht sich innerhalb der Routine und der vorgefundenen Normen.

2. Situativ-beurteilendes Handeln: Hier tritt die Wahrnehmung und Sensibilität, die auf eine spezifische Situation gerichtet ist, in den Vordergrund. Die Orientierung des Handelns erfolgt aufgrund der situativen Einschätzung und Beurteilung.

3. Reflektiertes Handeln: Innerhalb des reflektierten Handelns ist nicht nur der Patient Gegenstand der Reflexion, sondern die eigene Person wird als Subjekt in das Geschehen miteinbezogen. Gefühle und Gedanken werden vom eigenen Erleben aus artikuliert.

4. Aktiv-ethisches Handeln: In dieser Dimension werden Pflegepersonen aktiv durch ihr Handeln, Kommunizieren oder Streiten auf der Basis von Werten. Damit erfolgt Hilfe für den Patienten in einer ethischen Dimension. Wird nach eigenen Vorstellungen kein Erfolg wirksam, so führt die Reflexion zum Formulieren von Grenzen.

Diese vier Dimensionen des pflegerischen Handelns stehen in einer inneren Beziehung dergestalt, dass sie in einer hierarchischen Stufung aufeinander aufbauen (Abb. 3-1). Das heißt, die Ausprägung des aktiv-ethischen Handelns setzt eine Reflexionsfähigkeit und eine bewusste Wahrnehmung der zugrunde liegenden Werte voraus. Bevor das aktiv-ethische Handeln einsetzt, wird die konkrete Situation eingeschätzt und bewertet. Innerhalb dieser Situation wird dem Geschehen eine bestimmte Bedeutung zugemessen. Das wiederum setzt Wissen und Können innerhalb der beruflichen Disziplin als Basis voraus. Diese Basis gibt die Sicherheit für darauf gründende Einschätzung, Reflexion und Handlung.

Anders formuliert: Haben Pflegepersonen aufgrund von Wissen und Können eine grundlegende Sicherheit erworben, so entwickeln sie Fähigkeiten zum situativ-beurteilenden Handeln, sie messen dem Geschehen Bedeutung bei. Dieses führt zur gründlichen Reflexion, in die sie sich selbst einbeziehen. Daraus erst kann bewusstes, empathisches, aktives und ethisches Handeln wirksam werden.

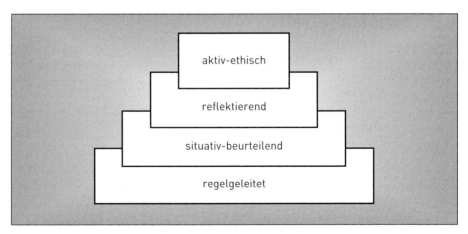

Abbildung 3-1: Die vier Dimensionen des pflegerischen Handelns: Handlungshierarchie

3.2
Fähigkeiten und Kompetenzen, abgeleitet aus den vier Dimensionen pflegerischen Handelns

Im vorangegangenen Teil der Analyse konnte pflegerisches Handeln in vier Dimensionen aufgezeigt werden. Die erste Dimension, die als regelgeleitetes Handeln bezeichnet wird, beruht auf Fachwissen, Können und einer sachgerechten Anwendung dieses Wissens. In der nächsten Dimension, der des situativ-beurteilenden Handelns, tritt die Wahrnehmung und Orientierung einer spezifischen Situation in den Vordergrund. Handeln erfolgt aufgrund der situativen Einschätzung und Beurteilung. Innerhalb des reflektierenden Handelns als dritter Ebene ist nicht nur der Patient oder die Pflegehandlung Gegenstand der Reflexion, sondern die eigene Person wird als Subjekt in das Geschehen miteinbezogen. Aktivethisches Handeln schließlich basiert auf aktivem Handeln auf der Basis von Werten. Pflegepersonen erreichen damit oft sichtbar die Hilfe für Patienten im Rahmen einer ethischen Dimension, die als die höchste Anforderung an pflegerisches Handeln bewertet werden kann. Diese Handlungsdimensionen wurden im Sinne einer Handlungshierarchie in Abbildung 3-1 dargestellt. Alle dimensionalen Ebenen des pflegerischen Handelns sind Ausdruck von jeweils unterscheidbaren Fähigkeiten und Komponenten von Kompetenz. Kompetenz wird hier nicht verstanden als Summe von einzelnen Fähigkeiten, sondern in einer Zusammenwirkung eines pflegerischen Gesamtgeschehens.

Um nun die Kompetenz in ihrer beruflichen Ausdifferenzierung genauer zu erfassen, bedarf es einer analytischen, hermeneutischen Betrachtung des pflegerischen Handelns. Denn Kompetenz kann nicht in direkter Weise erfasst werden. So bedarf es der analytischen Vorgehensweise, in der einzelne Komponenten expliziert werden, und der hermeneutischen Vorgehensweise, in der diese in Bezug zu Fähigkeiten oder Kompetenz gedeutet werden. In den Dimensionen der Handlungen geht es darum, was getan wird. In den Dimensionen der Kompetenz geht es darum, was dazu notwendig ist. Unter dieser Fragestellung erfolgt die Interpretation.

Im Anschluss daran wird die Zusammenführung und Diskussion der beruflichen Kompetenz unter Berücksichtigung all ihrer Aspekte erfolgen.

3.2.1
Fähigkeiten in Ableitung aus dem regelgeleiteten Handeln

Regelgeleitetes Handeln, wie es bisher beschrieben wurde, bildet die Basis der beruflichen Pflege. Deshalb kann hier auch von regelgeleiteter Pflege gesprochen werden. In fast allen Situationsbeschreibungen der Pflegepersonen werden Pflegeereignisse entweder als manuelle oder kommunikative Aktivitäten beschrieben.

Zur Ausführung dieser pflegerischen Tätigkeiten bedarf es fachlichen Wissens und Könnens. Dieses Wissen und Können allein genügt aber nicht, um eine Pflegehandlung vollständig auszuführen, es müssen Fähigkeiten hinzukommen, damit dieses Wissen in eine konkrete Maßnahme umgesetzt werden kann.

Diese Fähigkeiten erfordern systematisches, logisches und konsequentes Anwenden innerhalb dieser einen Maßnahme. Sie erfordern nicht eine Einordnung dieser Maßnahme in einen Gesamtzusammenhang. Es handelt sich hierbei um Fähigkeiten, deren Ausführungen durch vorgegebene Regeln, Vorschriften, Anordnungen festgelegt oder von allgemeinen pflegerischen Grundsätzen geleitet werden. Eine Pflegeperson ist fähig, innerhalb dieser Vorgaben und innerhalb einer formalen Kompetenz, im Sinne der Befugnis, selbstständig zu handeln. Sie besitzt also Ausführungskompetenz und ist verantwortlich dafür, dass sie entsprechend ihrem Wissen die Handlung richtig und fachgerecht durchführt.

Im Rahmen dieser regelgeleiteten Pflege wendet sie ihr Wissen und ihre Fähigkeiten allgemeingültig und in gewissem Sinne statisch, also eher reaktiv als aktiv, an. Auch dazu sind Erfahrungen erforderlich; diese müssen nicht notwendigerweise reflexiv verarbeitet worden sein, es genügt, wenn schon früher durchgeführte Handlungsabläufe wiedererkannt und deshalb sicherer und geübter wieder ausgeführt werden.

So entsteht Routine, die ihren Sinn in größerer Sicherheit, technisch genaueren Ausführungen oder schnellerem, effektiveren Arbeiten hat. Fähigkeiten zur routinemäßigen Ausführung von Aufgaben sind entlastend, weil die Pflegepersonen nicht ständig überlegen müssen, was sie wie und in welcher Reihenfolge tun müssen. So kann die Fähigkeit zur Routine ein Potential zur Weiterentwicklung von anderen spezifischeren Fähigkeiten bedeuten. Allerdings geschieht dies nicht automatisch dadurch, dass etwas oft und lange genug gemacht wird.

Zur Veranschaulichung der Fähigkeiten innerhalb einer regelgeleiteten Pflege soll das Beispiel der Situationsbeschreibung Nr. 36 herangezogen werden.

«... Dann wende ich mich H. B. zu. ‹Darf ich bei Ihnen noch kurz die Routine machen, ehe Sie weggehen?› ‹Na klar, das ist gleich geschehen.› ‹Sind die Verbände auch erneuert worden?› ‹Nein heute noch nicht.› ‹... Ich schau mal nach, wie die Verbände vorgegeben sind. Also re. trocken, li. spülen mit NaCl, dann Leukasekegel in Öffnung und steriler Verband.› ‹Den braucht es nicht, hat der Hautarzt gesagt.› ‹Hier steht es aber anders, und ich richte mich nach den Vorgaben des Arztes.› ‹Das stimmt aber nicht mehr, aber wenn Sie es besser wissen, dann bitte. Ich mache es jetzt so, und wenn ein Konzilschein da wäre, wäre es hier geändert worden. Ich werde auf jeden Fall nachfragen, denn ich habe keinen Konz.-Schein mit anderen Angaben gesehen.› Ich gehe nun zum Arzt und höre, dass der Patient recht hat, aber der Schein nicht mehr auffindbar ist. Nun gehe ich wieder zu H. B. und erzähle ihm vom fehlenden Konz.-Schein. ‹Ich verstehe auch nicht, warum der Arzt die Angaben nicht geändert hat, nun machen wir den Verband eben wieder ab.› ‹Der ist schon heruntergefallen!› Das ist dann auch in Ordnung. Herr B. war zufrieden.»

Die Pflegeperson führt ihre Verbandskontrollen und Verbandswechsel routinemäßig durch, während sie durch die Zimmer geht. Sie hat ihre Anordnungsvorschrift, an die sie sich hält. Obwohl der Patient sagt, dass diese Verbandsmaßnahme laut Arzt nicht mehr notwendig sei, besteht sie jedoch darauf und legt einen neuen Verband an. Sie nimmt ihre eigene Beurteilungsfähigkeit angesichts dieser nicht mehr vorhandenen Wunde nicht in Anspruch. (Ob sie diese Fähigkeit gehabt hätte, wissen wir nicht.) Sie prüft auch nicht die Aussage des Patienten, denn diesen hält sie nicht für autorisiert, obwohl der Patient sich auf den Arzt beruft und man annehmen kann, da er kurz vor seiner Entlassung steht, dass er in seiner eigenen Sache ja auch urteilsfähig ist.

Die Handlungsfähigkeit der Pflegeperson bezieht sich auf das angeordnete, korrekt ausgeführte Anlegen eines neuen Verbandes. Sie trifft jedoch eine Entscheidung, nämlich den Arzt hinterher zu befragen. Nachdem dieser die Richtigkeit der Patientenaussage bestätigt, hat sie den Mut, ihre Handlung bei dem Patienten zu korrigieren. Sie formuliert die Zufriedenheit des Patienten. Ob sie mit ihrer Handlung selbst zufrieden ist, wissen wir nicht.

Wissen auf dieser Ebene kann verstandesmäßig ohne vertieften Bezug zu den Erfahrungen einer Person vorhanden sein. Es wurde erlernt, wie man eben Mathematik-Formeln lernen kann.

Eine Pflegeperson schildert in einem Interview, wie sie das Wissen der Kolleginnen an der Oberfläche erlebt: Es ist einfacher zu sagen, das Wissensgebiet hier auf der Station ist erschöpft, und sein Versetzungsgesuch einzureichen, als in die Tiefe zu gehen, es zu verankern, auszuarbeiten und es mit der Pflege zu vereinbaren.

«Ich merk' das auch bei mir, die Bereitschaft, auch aus unserem Beratungskurs was anzunehmen, ist, solange ich das nicht vertiefe, groß, solange ich nur oberflächlich davon erzähle, solange ich Fallbeispiele bring. Fall ich aber tiefer in ein Gespräch, wird es ihnen zu anstrengend. Da wollen se raus und sie hüten sich auch das nächste Mal, mich drauf anzusprechen... und ich muss was ändern an mir, also ich denk, das ist so das größte Manko, sicher was man eigentlich so wenn man sich so'nen ganz guten Weg gesucht hat und eigentlich mal andere Ziele hat, sich dann plötzlich klar zu werden, ich muss ja was ändern, damit ich vielleicht auch so das Tiefergehen bzw. halt selbst reife in Erfahrungen.»

Zusammenfassend lassen sich verschiedene Fähigkeiten zu regelgeleiteter Pflege aufzeigen; diese finden sich allerdings innerhalb eines vorgegebenen Rahmens, der nicht vertieft und nicht hinterfragt wird. Diese Fähigkeiten können für sich genommen komplex sein und viel Wissen und Fertigkeiten erfordern. Sie sind aber nicht interaktiv, indem sie kommunikative Rückmeldungen einbeziehen. Sie können, auch wenn sie aufsummiert werden, nicht die Qualität von Kompetenz, definiert als Berücksichtigung eines transaktionalen und kontextuellen Geschehens, erreichen. Sie bieten allerdings die Basis und Voraussetzung zur Entwicklung von Kompetenzen im umfassenden Sinn.

Fähigkeiten in der Dimension des regelgeleiteten Handelns zu besitzen bedeutet, Wissen auf einer methodisch handelnden Ebene anwenden zu können; durch Erfahrungen wird dieses Handeln sicherer und korrekter.

3.2.2
Kompetenz innerhalb von situativ-beurteilendem Handeln

Ist das Wissen und Können in regelgeleiteter Pflege auf einzelne Handlungsmaßnahmen gerichtet, so zeigt sich in einer Dimension von situativ-beurteilender Pflege die Kompetenz in der Erfassung einer Gesamtsituation. Die Wahrnehmung wird erweitert, über Einzelaspekte hinaus, die in ihrem Zusammenwirken erkannt werden. Damit verbunden wird eine Beurteilung und Bewertung des Geschehens.

Erst wenn Fähigkeiten in diesem Vollzug ausgeübt werden, kann von Kompetenz einer Person gesprochen werden. Die Erfassung des Geschehens erfolgt auf mehreren kognitiven und emotionalen Ebenen, so wird z. B. der Patient in seinem Leiden wahrgenommen, seine Krankheitsverarbeitungsfähigkeit wird eingeschätzt, seine Umweltressourcen werden berücksichtigt, Aspekte der Institution kommen hinzu, Möglichkeiten und Grenzen der Pflegeinterventionen werden überdacht, medizinisches und pflegerisches Wissen kommt zur Anwendung.

Insgesamt wird die Individualität des Patienten sowie die Einzigartigkeit einer Situation erfasst. Das Wissen und das Können, das dazu notwendig ist, beruht nicht auf einmal statisch gelernten Fakten, sondern es wird in seiner Anwendung jeweils neu geprüft und überdacht: «Ist diese Maßnahme, für diesen Menschen, zu diesem Zeitpunkt, in dieser Lage geeignet?» «Und wozu geeignet?» «Welches Ziel ist hier anzustreben, mit welcher Priorität?» Dazu ist einerseits abstraktes und analytisches Denken erforderlich, andererseits muss dieses Denken dann wiederum zum Zusammenfügen und Integrieren befähigen.

Um die Bedeutung eines umfassenden Wissens hervorzuheben, sollen einige Sätze aus einem Interview mit einer Krankenschwester angeführt werden. Es geht darin nicht nur darum, das Wissen zur Verfügung zu haben, sondern dieses auch situativ, flexibel und nach Bedarf einzusetzen.

«Was da sein muss, ist ein umfassendes Wissen im Fachgebiet, und zwar ein Wissen, was jetzt superpflegerisch ist, als auch ein gewisses Grundwissen an medizinischen Sachen, das muss einfach da sein, um dann auch in Stresssituationen schon einiges vorwegnehmen zu können. Also ich seh's so, wenn ein Patient auf einer kardiologischen Station zu mir kommt, und ich les' die Diagnose Durchblutungsstörungen, dann kann ich ganz anders damit umgehen, wenn ich weiß, was dahinter stecken kann, und wenn ich gewisse Gefahren, die von der Diagnose ausgehen, ja wenn die mir einfach bewusst sind, dann fehlt auch so der Schreckmoment, wenn es zur Ernstsituation kommt. Ich kann dem Patienten von der medizinischen Seite her auch pflegerisch selbstständig vermitteln, er kann jetzt auch was von mir haben. Also nicht bloß, er kriegt was von mir, wenn der Arzt das angeschafft hat, sondern ich kann ihm eine ganze Latte anbieten. Ich weiß, was er in seiner Situation machen darf, was er kann, ich kann ihm das auch begründen, weshalb er das jetzt machen darf oder nicht kann, und ich kann ihm Angebote geben. Ich kann ihm auch sagen; also das können Sie jetzt ein bisschen ausweiten, da sollten Sie aufpassen und wenn's jetzt so ist, dann gibt's auch wieder irgendwelche Reaktionen, die sie selber dann wieder bedenken müssen.»

Neben dem fachlichen Einsatz von Wissen ist ebenso die Fähigkeit einer guten Beobachtung von Bedeutung. Jedoch nicht, wie in der Ausbildung gelernt, eine Krankenbeobachtung, die auf vorgegebene Strukturen der Veränderungen des Körpers ausgerichtet ist, zu dem Zweck, diese dann dem Arzt mitteilen zu können; es ist eine Beobachtung, die erst einmal offen sein muss, so offen, dass sie nicht einkalkulierte Phänomene aufnehmen kann und sie nicht von der Wahrnehmung ausblendet – in diesem Sinne also eine kreative Beobachtungsweise.

Hinzukommen müssen dann jedoch wieder die Muster der Wissensstrukturen aus dem medizinischen und pflegerischen Wissen. Unter diesen Bedingungen können dann die beobachteten Phänomene bewertet und sinnvoll eingeordnet werden. Zwischen Wahrnehmung und Beobachtung ist dann nicht streng analytisch zu trennen, denn beides sind personale Fähigkeiten, die durch Wissen und Erfahrung geschult werden können.

Eine fundierte Wahrnehmung und Beobachtung ist also die Voraussetzung für eine situativ-beurteilende Pflege. Sie wird dann ergänzt durch einschätzende, beurteilende und bewertende Komponenten. Erst aufgrund der Beurteilung entweder einer Situation, eines Verhaltens von daran beteiligten Personen, einer pflegerischen Methode oder der Befindlichkeit eines Patienten erfolgen Strategien oder Konsequenzen.

Um dieses genauer zu erklären, wird nun ein Beispiel einer Situationsbeschreibung (SB Nr. 11) angeführt. Darin schätzt ein Krankenpfleger eine immer wiederkehrende unbefriedigende Situation unter Berücksichtigung der Biografie der Patientin ein. Er kommt zu einer Erkenntnis, aufgrund derer er mit der Patientin anders und auch für sich selbst hilfreicher umgehen kann.

«… Sie war zu Beginn ihres Schlaganfalls schwer betroffen und konnte nicht sitzen oder stehen und war auf vollständige Unterstützung angewiesen. Zum Zeitpunkt des Gespräches konnte sie bereits wieder selbstständig laufen, sich waschen, anziehen und essen…. Die Patientin bedauerte häufig ihre, wie sie es nannte, Unzulänglichkeiten und bewegte sich mit ihren Gedanken und Gefühlen in einem defizitären Selbstbetrachtungsfeld. Wenn ich sie beim pflegerischen ADL-Training auf ihre Fortschritte aufmerksam machte und ihr ihre Ressourcen aufzeigte, war sie darüber erfreut, fiel aber immer wieder in ihr negatives Selbstbild zurück.

Auffällig wurde mir somit ihr insgesamt defizitär geprägtes Selbstwertgefühl. Ich fragte sie deshalb eines Tages, wie es denn vor dem Schlaganfall gewesen war. Sie sagte daraufhin, dass dies schon immer so gewesen sei und sie halt so erzogen ist, sich immer im Hintergrund zu halten und ihre Pflichten zu erfüllen.

Mir wurde dabei bewusst, dass sie sich aus der von der Kindheit an geprägten Rolle nicht mehr wird lösen können. Die durch Bestätigung von mir ausgelöste Freude, etwas geleistet zu haben, war ein schnell vergänglicher Augenblick. Diese freudvollen Momente konnte ich ihr aber schenken, ohne mich dabei anstrengen oder frustrieren lassen zu müssen. Ich konnte sie als einen von ihrer persönlichen Geschichte geprägten Menschen akzeptieren.»

Bei diesem angeführten Beispiel ist zu sehen, wie eine Situation im Rahmen einer rehabilitativen Pflege vertieft betrachtet werden kann. Es sind nicht nur die anleitenden Maßnahmen, die zum Erfolg führen, sondern das Erkennen, warum es frustrierend ist und was sinnvoll weiterhelfen kann. Die Frage, warum das so ist, ermöglicht das tiefere Erkennen des Geschehens. Nachdem diese Frage gestellt ist, muss die Pflegeperson die Fähigkeit zur Empathie und zum Akzeptieren der Patientin mitbringen. Erst so können ursächliche Bedingungen erkannt und angenommen werden. Es ist bei oberflächlicher Betrachtung zunächst nicht zu sehen, warum eine Patientin, die objektiv auf dem Weg der Besserung ist, dies für sich selber nicht annehmen will.

Auch die damit im Zusammenhang stehenden eigenen Gefühle des Krankenpflegers werden in die Situationsbetrachtung mitaufgenommen, denn die Reflexion seiner eigenen Gefühle ermöglicht erst, dass er souverän mit ihnen umgehen kann; souveränes Umgehen mit den eigenen negativen Gefühlen bedeutet in diesem Fall zu erkennen, wodurch sie bedingt sind, und sich nicht von ihnen leiten oder frustrieren zu lassen.

Um aufgrund einer eingeschätzten, durchdachten Beobachtung auch tatsächlich eine Umsetzung durch eine vollzogene Tat zu erreichen, bedarf es jedoch noch weiterer Komponenten. Von Bedeutung ist die Sicherheit des Wissens, die auf der Basis der geübten Routine erreicht werden kann. Weiter kann auch die Sicherheit, dass man von erfahrenen Kolleginnen

Hilfe holen kann, unterstützend sein, ebenso die Sicherheit, die durch institutionelle Einrichtungen (Teambesprechungen, Supervision, Fallbesprechungen) vermittelt wird, wenn diese vorhanden sind. Eine weitere Komponente ist, Prioritäten setzen zu können, also aufgrund eigener Beurteilung zu entscheiden, welche Maßnahme jetzt als wichtigste Vorrang vor anderen hat. Die Prioritäten können auch in kooperativer Absprache gesetzt werden.

Um eine Situation umfassend zu beurteilen und dann Wissen situativ einsetzen zu können, sind auch Erfahrung und Intuition notwendig. Eine Erfahrung allerdings, die nicht nur durch die Zeit gegeben ist, sondern die durch eine reflexive Verarbeitung fundiert wird.

Zusammenfassung

Kompetenz in dieser Dimension bedeutet, geplant, zielgerichtet, empathisch und antizipatorisch handeln zu können, und zwar nicht nur innerhalb einer Maßnahme, sondern indem der Patient selbst sowie sein Umfeld in das Gesamtgeschehen miteinbezogen werden. Die Basis dazu bilden ein in die Tiefe gehendes Einfühlungsvermögen, umfassende Wahrnehmung und Beurteilungsfähigkeit. Dieses Können bewegt sich auf ausgeprägter kognitiver und emotionaler Ebene.

Kompetenz im situativ-beurteilenden Handeln heißt vor allem, sich in den Patienten und sein Umfeld vertieft einfühlen und das Wesentliche wahrnehmen zu können.

3.2.3
Kompetenz in der Dimension des reflektierenden Handelns

Wenn im Rahmen eines reflektierenden Handelns Wissen und Können innerhalb einer sinnvoll gedeuteten Situation umgesetzt wird, dann kann durch die Dimension der fundierten Reflexion durch die Pflegeperson noch eine zusätzliche Qualität der Kompetenz hinzukommen.

Es ist das bewusste Wahrnehmen und Einbeziehen der eigenen Person. Pflegepersonen formulieren ihre Gefühle; dies kann sich wieder in verschiedenen Bereichen ausdrücken. Es wird ein starkes Mitempfinden oder Mitleiden für den Patienten wahrgenommen, es können Gefühle der Wut und Ohnmacht, bedingt durch Entscheidungen anderer, oder eigene Trauer in der Erfahrung von Grenzen artikuliert werden. Diese Art der Reflexion ist also nicht nach außen auf eine Situation gerichtet, sondern sie zeigt die Kompetenz der Pflegeperson, nach innen, quasi auf sich selbst zu schauen.

Um in dieser Art reflektieren zu können, müssen Lernprozesse vorausgegangen sein, die nicht schnell in einem 3-Tage-Kurs zu vermitteln sind. Dazu bedarf es einer Auseinandersetzung mit den inneren psychischen und unbewussten Anteilen einer Person. Erst wenn eigene Gefühle reflektiert werden, kann auch mit starken emotionalen Äußerungen von Patienten kompetent umgegangen werden. Diese Kompetenz soll an dem Beispiel (SB Nr. 33) einer Krankenschwester dargestellt werden.

«Eine 34-jährige Patientin mit einer Blasenplastik lag postoperativ im RWR, sie hatte eine starke Nachblutung (Hb 3, 7), die Blutkonserven waren bestellt, bei meinem Dienstbeginn um 18 Uhr jedoch noch nicht da. Die Patientin wurde mir von den Kolleginnen als ‹schwierig› übergeben. Bei der Vitalzeichenkontrolle fragte ich die Patientin, wie es ihr gehe. Sie öffnete die Augen und sah mich sehr direkt an: ‹Ich habe Angst.› Das konnte ich mir bei dem Allgemeinzustand sehr gut vorstellen. Ich hatte Mitleid und erklärte ihr, dass die Konserven gleich da sein würden.

Ich muss ihr ein Gefühl der Sicherheit vermittelt haben, sie war irgendwie beruhigt. Die Konserven wurden kurz vor meinem Dienstende 23 Uhr angehängt. Am nächsten Abend erfuhr ich, dass die Patientin nach meinem Weggehen äußerst unruhig war und die ganze Nacht geläutet habe, und Terror gemacht hätte sie, erklärte meine Kollegin. Auch die Tag-Schwestern waren am Ende mit ihrer Geduld. Sie wurde wieder zu mir in den RWR verlegt. Das Erbrechen legte sich, und es ging ihr wieder gut. Ich musste auch nicht die ganze Zeit im Zimmer sein. Ich versuchte, meinen Kolleginnen zu erklären, dass die Patientin Todesängste hätte und einfach Verständnis suchte für ihre Ängste. Ich hatte nicht das Gefühl, dass die Kolleginnen verstanden, was ich meinte…. Ich denke, dass es wichtig ist, mit eigenen Ängsten umgehen zu lernen, sie auch zuzulassen. Dann kann man auf die Ängste der Patienten eingehen, ohne Angst haben zu müssen, von den Ängsten überwältigt zu werden. Dies erfordert ein Stück Auseinandersetzung mit mir selber und ist nicht einfach. Noch vor einigen Jahren hätte ich wie meine Kolleginnen reagiert.»

Dieser Pflegeperson gelingt es, einer in Todesangst befindlichen Patientin zu helfen, sie vermittelt Verständnis und Sicherheit, die Patientin wird ruhiger.

Das Unvermögen der Kolleginnen, zu verstehen und auf die Patientin adäquat einzugehen, veranlasst die Pflegeperson, darüber zu reflektieren.

Darin wird deutlich, dass der Umgang mit der Angst anderer Menschen die vorhergehende Auseinandersetzung mit den eigenen Ängsten voraussetzt. Mit einer Verdrängung der eigenen Angst kann sich wenig Wahrnehmung und Einfühlung für den anderen entwickeln. Es kommt eher zur Ablehnung und zur Aggression, die dann evtl. als Projektion beim anderen gesehen wird: «Die Patientin machte Terror.»

Abwehrmechanismen werden nicht so schnell erkannt, vor allem nicht, wenn von einer anderen Person darauf hingewiesen wird. Deshalb können die anderen Kolleginnen auch nicht verstehen, was die Pflegeperson (ihre Kollegin) meint.

Es wird deutlich, dass die Hilfe für eine Patientin, die sich in großer Angst befindet, den kompetenten Umgang mit sich selbst und das Bewusstsein der eigenen Ängste voraussetzt. Die Kompetenz, die dem zugrunde liegt, ist sicher nicht nur eine Fähigkeit zur Selbstreflexion, es muss auch eine Integrationsleistung hinzukommen, durch die zum Beispiel das Negative oder die Ängste nicht abgespalten, sondern als integraler Bestand der eigenen Person akzeptiert werden. Dadurch kann eine große Sicherheit in der Identität entstehen, die es zulässt, sich auf Todesängste von anderen Menschen einzulassen. Eine Kompetenz in dieser hohen Ausprägung beruht also auf Integrationsfähigkeit und einer sicheren Identität mit sich selbst.

Kompetenz innerhalb einer reflektierenden Pflege bedeutet, die eigene Person mit in das Pflegegeschehen hinein zu nehmen. Damit wird Pflege nicht zu einer Einbahnbeziehung, in der am Objekt Patient etwas getan wird, sondern die Intersubjektivität kann sich über diese Kompetenz ausdrücken. Pflegeperson und Patient begegnen sich nicht auf der Ebene von Subjekt zu Objekt, sondern als zwei Menschen, die in einem zwischenmenschlichen Beziehungsprozess stehen.

Innerhalb dieses Prozesses werden Gedanken und Gefühle auf dem Hintergrund des eigenen Erlebens artikuliert, damit geben die Menschen ihrem Erleben eine Deutung. Wird dies von der Pflegeperson in der Kompetenz als bewusster Deutungsprozess professionell angewandt, auch als stellvertretende Deutung, wenn der Patient selbst nicht mehr in der Lage ist, dies für sich zu tun, so erlebt der Patient Hilfe innerhalb einer Situation, die einmalig ist, und innerhalb einer pflegerischen Beziehung, die in ihrer Art einzigartig ist.

Kompetenz zeigt sich auch dadurch, dass Pflegepersonen in selbstreflexiver Weise bestimmten Ereignissen in der Pflege die Bedeutung einer eigenen Sinnfindung oder beruflichen Zufriedenheit beimessen. Diesem Resultat geht voraus, dass die Pflegeperson sich in hohem Maße in den Patienten einfühlt und sich mit ihm identifizieren kann. Unabhängig davon, wie die Sinnproblematik gedeutet wird, ist es ein Akt des Nachdenkens über sich selbst. Die Geschehnisse aus dem Umfeld werden mit dem eigenen Erleben gedeutet. In der Situationsbeschreibung Nr. 23 drückt das eine Krankenschwester so aus:

«Aber der Beruf der Krankenschwester ist nun mal ein helfender. Und da dies elementare Prinzip nicht erfüllt werden konnte, wurde alles andere sinnlos.»

Warum ist diese Kompetenz der Selbstreflexion so wichtig? Jedes Handeln unterliegt immer einer vorherigen Bedeutungszumessung, auch wenn dies nicht bewusst geschieht. Das Bewusstsein der eigenen Motivation bedingt die Qualität, vor allem in einem helfenden Beruf, der, wie die Pflege, starken Emotionen und Belastungen ausgesetzt ist. Die tiefe Sinnfindung, die sich immer wieder über die Zufriedenheit der Patienten erkennen lässt, ist als Motor für berufliches Engagement, Ausdauer oder die Belastungsfähigkeit zu sehen. Dies gilt auch aus umgekehrter Sicht, wenn Pflegepersonen sich nicht mit den Ausführungen ihrer Pflege identifizieren können. Bei hoher Fremdbestimmung erliegen sie bald einem Burnout-Syndrom oder steigen aus dem Beruf aus.

Zusammenfassung

Wenn Pflegepersonen Kompetenz aufweisen, in der Form, dass sie ein Pflegegeschehen in seiner Gesamtheit wahrnehmen und beurteilen, dazu in selbstreflexiver Weise den Bezug zur eigenen Person bewusst aufgreifen, so kann dies als intersubjektive und reflektierte Pflege bezeichnet werden.

Pflegepersonen können sich in andere sowie in sich selbst einfühlen, darüber nachdenken und dies auch artikulieren.

Kompetenz in dieser Dimension heißt, sich mit Aspekten seiner eigenen Person auseinandergesetzt zu haben und sich in selbstreflexiver Weise in das Pflegegeschehen miteinzubringen.

3.2.4
Kompetenz in der Dimension von aktiv-ethischem Handeln

Wenn in nachfolgenden Ausführungen von «ethischen» Handlungen die Rede sein wird, so unterscheide ich erst einmal nicht die Begriffe «ethisch» und «moralisch». Die Ethik als Zweig der Philosophie beschäftigt sich mit den moralischen Phänomenen und Werten. So könnte aktiv-ethisches Handeln, wie hier beschrieben, auch mit dem Begriff des moralischen Handelns gleichgesetzt werden, da die Deutungen aus der Empirie gezogen werden. Ich bevorzuge jedoch den Begriff des «ethischen», denn Ethik als Reflexion über die Moral kommt diesem Sachverhalt näher. Denn aktiv-ethisches Handeln beinhaltet immer ein Reflektieren/Nachdenken in Handlungssituationen.

Kompetenz, die sich in aktiv-ethischem Handeln ausdrückt, bedeutet, Werte und Normen bewusst wahrzunehmen, die der Situation zugrunde liegen, in der sich der Patient befindet. Hinzukommen müssen dann Aktivitäten, die in diesem Sinnzusammenhang zu erkennen sind. Erst dann kann von einer aktiv-ethischen Kompetenz gesprochen werden. Dabei ist diese Kompetenz nicht immer als konkretes Handeln zu verstehen. Oftmals zeigt sich ihre Wirkung durch intensiv geführte Gespräche, oder sie führt zu erneuten Reflexionen.

Diese aktiv-ethische Kompetenz tritt dann hervor, wenn Pflegepersonen sensibel auf Ereignisse reagieren, in denen Patienten Unrecht erfahren, nicht ausreichend in ihrer Würde behandelt werden, unnötig leiden oder nicht nach dem heutigen Stand der Pflege versorgt werden können. In diesem Zusammenhang befindet sich der Patient oft in einer Lage, in der er sich nicht mehr selbst ausreichend artikulieren kann. Pflegepersonen übernehmen damit eine Funktion als Anwälte für die Patienten.

Zur Verdeutlichung wird nun als Beispiel die Beschreibung (SB Nr. 2) eines Krankenpflegers angeführt. Daraus wird ersichtlich, welche zusätzliche Anstrengung durch ein Handeln in aktiv-ethischer Kompetenz oftmals aufgebracht wird.

«… Meine zu betreuende Patientin war 95 J. alt., lebte schon jahrelang in einem Pflegeheim und hatte keine Angehörigen mehr. Sie kam ins KH wegen eines Ileus, der ‹kurativ› behandelt wurde mit einer Hemicolektiomie. Die Patientin musste postoperativ beatmet werden und war anschließend nicht mehr vom Beatmungsgerät zu entwöhnen, bzw. war sie so schwach, dass ihre Spontanatmung nicht ausreichte. Es wurden mehrfach Extubationsversuche gestartet mit späterer Reintubation. Wegen dieser Versuche durfte die Patientin keine Schmerzmittel laut Chefarzt bekommen, und auch die Spontanatmungsversuche waren sichtlich eine Quälerei. Die Pat. war zwar wach, reagierte aber nur verlangsamt und war zu schwach, um zu sprechen oder sonstiger Kommunikation außer der mimischen, Zeichen der Abwehr und des ‹Nichtwollens›. In dieser Zeit betreute ich sie im Nachtdienst und konnte dieses Leiden einfach nicht ertragen. Ich hatte das Gefühl, ihr diese nach meiner Meinung sinnlose Tortur ersparen zu müssen. Die Reaktion meiner Kollegen war genau so, nur der Chefarzt hatte andere Pläne. Der Nachtdienstdoktor wurde von mir stark unter Druck gesetzt, ihr zumindest ein suffizientes Schmerzmittel zu geben, sonst hätte ich selbst den Chefarzt angerufen, war meine Drohung, und die Problematik bei der Visite anzusprechen. Aber er erntete nur Missmut und Beschimpfung. Es wurde ernsthaft überlegt, da die Patientin schon einige Wochen da war, sie einer Tracheotomie zu unterziehen unter der Vorstellung, dass sie dann leichter schnaufen könnte und abgesaugt werden kann, auf eine Normalstation zu verlegen, wo sie dann ja sterben kann. Dagegen gab es reichlich Widerstand von Pflegeseite. Am Status quo hatte es aber noch nichts geändert. Mich persönlich machte diese Ohnmacht langsam wütend. Wenn der Chef nachts gekommen wäre, hätte ich leicht ausfallend werden können. Mir schwebte als Lösung eine vernünftige Schmerztherapie vor und das ‹Sterben dürfen› der Patientin. Glücklicherweise nahm ich zu diesem Zeitpunkt an einer Supervision teil, wo wir zusammen einen Plan aufgestellt haben, wie ich meine Wünsche in einem gut konstruierten Gespräch mit dem Chefarzt erfolgversprechend einbringen könnte. Dieses Gespräch hatte ich per Telefon für die folgende Nacht fest geplant. Als ich aber zum Dienst kam, waren schon meine Vorstellungen in Erfüllung gegangen. Die Patientin ist dann relativ friedlich verstorben. Mir hat es gezeigt, wieder mal, was Intensivmedizin auch bedeutet (nämlich fehlende Fragen nach dem Sinn und fehlende Menschlichkeit) bzw. bedeuten kann. Aber wie wichtig auch Supervision ist, die hilft, alles auf einer anderen Ebene und aus verschiedenen Perspektiven zu betrachten.»

Da die Pflegeperson sehr viel Kompetenz in der Wahrnehmung besitzt und viel Einfühlungsvermögen in die Situation dieser total hilflosen, im Sterbeprozess befindlichen Patientin hat, bringt sie überdies auch noch viel Stärke und Mut auf, sich mit den Ärzten auseinanderzusetzen. Sie setzt all ihre auf ihrer Persönlichkeit beruhende Kompetenz ein, um stellvertretend für diese Frau zu kämpfen. Sie widersetzt sich damit den routinemäßigen Abläufen einer Intensivstation.

Der dahinter liegende Grund mag wohl der sein, dass dieser Krankenpfleger sich trotz der gewöhnlichen Objektivierung im medizinischen Handeln ein Menschenbild bewahrt hat, das das subjektive Leiden erkennt und das Sterben von Menschen akzeptiert. Obwohl er Unterstützung im pflegerischen Kreis findet, bedarf es großer Anstrengung, sich für mehr Menschlichkeit für eine Patientin einzusetzen.

Hier wird noch ein zusätzliches Dilemma ersichtlich: diese Pflegeperson ist in ihrer Verantwortung gegenüber der Patientin kompetent, jedoch gerade dadurch stößt sie an die von der Medizin nicht wahrgenommenen und akzeptierten Grenzen. Das bedeutet, dass die Pflegeperson ihre Kompetenz nicht im Rahmen einer interdisziplinären Teamentscheidung einsetzen kann, wie das viele Berufskolleginnen in anderen Ländern können, sondern eine andere Art von Strategie einsetzen muss, um der Patientin doch noch zusätzliches Leiden zu ersparen.

Über welche Komponenten muss eine Pflegeperson verfügen, um in dieser Art kompetent handeln zu können? Sicher über die in der Persönlichkeit verankerten Komponenten, wie die Sicherheit, das Richtige zu wollen, die Überzeugung, dass das eigene Bemühen erfolgreich ist, den Mut, sich auf anderer hierarchischer Ebene auseinanderzusetzen, die Stärke und Ausdauer, nicht nach dem ersten oder zweiten Versuch aufzugeben, auch die verbalen Fähigkeiten, argumentieren zu können, Diskrepanzen aushalten zu können, Entschlossenheit und Entscheidungsfähigkeit.

Da diese Komponenten mit der Ausprägung einer sicheren Identität und auch mit der selbstständigen Ausfüllung einer beruflichen Rolle zu tun haben, möchte ich dieses Können als personale Kompetenzen bezeichnen.

Aktiv-ethische Kompetenz beruht also nicht nur auf dem Erkennen eines ethischen Dilemmas, sondern damit verbunden auf der personalen Stärke, daraus sichtbare Konsequenzen zu ziehen. Diese müssen dann in helfender Weise dem Patienten zugute kommen.

Wie aus einigen Beschreibungen von Pflegepersonen zu erkennen ist, erfolgt allerdings auch oft keine Hilfe, wenn der Zeitpunkt des richtigen Handelns einfach vorbei ist. Trotzdem kann hier auch aktiv-ethische Kompetenz erkannt werden. Diese äußert sich dann durch verstärkte Reflexion:

«Da fragt man sich, wo bleibt die Würde des Menschen – was bringt es dem Arzt, seinen Willen durchzusetzen» (SB Nr. 14).

«Oder was geht vor, die Menschenwürde oder die ärztliche Pflicht, den Tod zu bekämpfen… doch dieses Dilemma, meine Überzeugung auf Patientenbetreuung gegenüber der mechanistischen Medizin hat keine ausreichende Klärung in diesem Fall erfahren» (SB Nr. 22).

Weitere ähnliche Fallbeispiele lassen oft erkennen, dass Pflegepersonen auf dieser Reflexionsebene stehen bleiben, z. B. mit der Formulierung, angesichts eines ethischen Dilemmas, in dem das einer Patientin angetane Unrecht erkannt wird:

«Habe ich das Recht, so zu denken.»

Auch wenn eine Wahrnehmung und beginnende Reflexion noch keine aktiv-ethische Auswirkung zeigt, so weist doch dies schon auf eine Kompetenz hin, die ihre Bedeutung im Bewusstwerden hat. Denn jedem Handeln liegen Denkprozesse und Vorstellungen zugrunde. In Anbetracht so komplexer Situationen ist der Weg vom Erkennen über die Willensbildung bis zur ausführenden aktiven Handlung steinig, weil er viel Lernerfahrung und Emanzipation im Pflegeberuf erfordert.

Unter diesen Gesichtspunkten ist auch die Artikulation der eigenen Befindlichkeit und Gefühle sehr wichtig. Pflegepersonen beschreiben die Hilflosigkeit von Patienten und ebenso ihre eigene Ohnmacht und Wut. Wenn dies konstruktiv genutzt wird, z. B. in Balintgruppen oder durch strukturierten Austausch im Team, kann Solidarität stützend wirken und eine Weiterentwicklung der Kompetenz fördern.

Zusammenfassung

Kompetenz, ausgedrückt im aktiv-ethischen Handeln, bedeutet ein bewusstes Aufgreifen der Werte und der Wertverletzungen, die dem Gesamtgeschehen zugrunde liegen. Oftmals wird dies als ethisches Dilemma formuliert. Auch wenn die ethische Dimension nicht als solche formuliert ist, so muss sie jedoch in ihrem Wirkzusammenhang erkannt sein. Erst wenn die Aktivitäten durch ihre Wertbegründung fundiert sind, kann von pflegerischer ethischer Kompetenz ausgegangen werden. Zugrunde liegt eine Stärke in der Person an sich: sich seiner sicher sein, entscheiden können, mitfühlend und einfühlend sein, mutig und engagiert sein, konstruktiv streiten können, etwas vertreten, auch wenn es außerhalb der Routine oder gegen die Meinung anderer ist. Dies sind personale Komponenten, die in ihrer Gesamtheit wirken und eigentlich nicht analytisch aufgeschlüsselt werden können. Ich bezeichne sie als personale Kompetenz, durch die eine Pflegeperson ihre berufliche Autonomie ausdrückt und dabei mit sich persönlich und beruflich identisch bleibt.

Kompetenz in aktiv-ethischer Dimension heißt, als Person so stark zu sein, dass die erkannten Werte innerhalb der Pflege auch aktiv handelnd oder kommunikativ ausgedrückt werden können und der Patient sichtbare Hilfe erreicht.

3.2.5
Zusammenfassung

In Ableitung aus den Dimensionen pflegerischen Handelns, wie dies von Pflegepersonen selbst in Situationsbeschreibungen dargestellt wurde, konnten Fähigkeiten und Kompetenzen herausgearbeitet werden. Dabei erfolgte eine Differenzierung dieser bisher synonym verwendeten Begriffe.

«Fähigkeiten haben» bedeutet, Wissen fachgerecht anwenden zu können innerhalb vorgegebener Rahmen, Regeln und Normen. Fähigkeiten beziehen sich auf Ausführungen von pflegerischen Maßnahmen, die für sich gesehen auch komplex oder kompliziert sein können, sie müssen nicht vertieft oder in Bezug zu einem übergeordneten Kontext reflektiert werden. Selbstverständlich enthalten sie auch Denk- und Entscheidungsprozesse, diese befinden sich allerdings innerhalb einer Aufgabe oder Methode und beziehen sich überwiegend auf Routine.

In der Einordnung des Begriffes Kompetenz als Recht und Befugnis belaufen sich Fähigkeiten im Rahmen von Ausführungskompetenz. Fähigkeiten sind nicht transaktional oder interaktiv, denn durch sie werden keine Prozesse, Austausch und Rückkoppelungen gestaltet. Sie sind eher eindimensional auf ein Objekt der Handlung ausgerichtet. Fähigkeiten sind Komponenten von Kompetenz. Das ihnen zugrunde liegende Wissen und Können bildet die Basis für Kompetenz.

Kompetenz wird im umfassenden Sinn, als ein Einbeziehen eines Gesamtgeschehens definiert, sie ist charakterisiert durch Dynamik, Prozess und Vernetzung, intersubjektive und kontextuelle Faktoren werden berücksichtigt.

Diese Faktoren konnten in den drei Dimensionen des pflegerischen Handelns – situativ-beurteilend, reflektierend, aktiv-ethisch – nachgewiesen werden. Demnach ist Kompetenz begründet in vertiefter Wahrnehmung, in Beurteilung einer Situation mit ihren dazugehörigen Bezügen, in Reflexion und Empathie auf kognitiver und emotionaler Ebene. Pflegerische Kompetenz drückt sich in der Beachtung von Werten aus, einschließlich engagierter und aktiver Gestaltung einer Veränderung. Die zentralen Komponenten von Kompetenz liegen in der Person selbst, in dem Sinne, dass diese mit sich selbst identisch, verantwortungsvoll, kreativ, entscheidungsfähig ist und mutig und sicher sowohl mit ihren eigenen als auch den Anforderungen des Patienten, einschließlich seines Umfeldes, umgehen kann. Diese so genannte personale Kompetenz ist als Ganzes zu betrachten, in dem kognitive und emotionale Prozesse zusammenwirken. Hinzu kommen noch aktive Elemente, die Konsequenzen nach außen zeigen.

Kompetenz in diesem Verständnis fordert einen Anspruch, der durch das Management formale Kompetenz im Sinne von Entscheidungs-, Verantwortungs- und Anordnungskompetenz voraussetzt.

Die sach- und fachgerechte Anwendung des Wissens, Könnens und der methodischen Fertigkeiten bildet die Basis für die weitere Ausprägung beruflicher Kompetenz. Erfahrungen, vertieftes Einfühlen und Wahrnehmen ermöglichen gewissermaßen, den Horizont auf einer neuen Stufe zu erweitern. In diesem Zusammenhang gewinnt die Reflexion Bedeutung, insbesondere aber die Selbstreflexion, die eine neue Qualität in das pflegerische Handeln bringt. In höchster Ausprägung wird Kompetenz als personale Stärke verstanden, sie kann sich mit zunehmender Ich-Stärke und beruflicher Identität entwickeln. Erst die Sicherheit in diesen Komponenten ermöglicht neben allen anderen Aspekten eine pflegerische Ausrichtung, die als wertegeleitet und somit ethisch bezeichnet werden kann. Damit ist eine umfassende Kompetenz beschrieben, die über die Anforderungen von Transaktionalität und Kontextualität hinausweist, wie sie in den Ausführungen von E. Olbrich (1987, 1990) definiert wird, da sie eine Eigenreflexion und eine ethische Dimension miteinbezieht.

Analog zu den Dimensionen des pflegerischen Handelns, die in einer hierarchischen Stufung zu verstehen sind, können nun Fähigkeiten und Komponenten von Kompetenz ebenfalls aufeinander aufbauend dargestellt werden (Abb. 3-2).

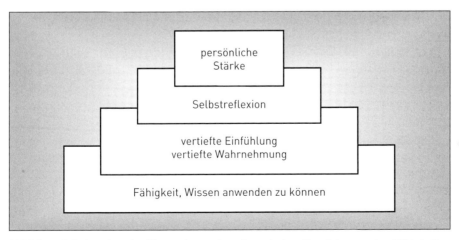

Abbildung 3-2: Aus den vier Dimensionen des pflegerischen Handelns werden Fähigkeiten und Kompetenz abgeleitet

3.3
Herausragende Komponenten pflegerischer Kompetenz

Im vorhergehenden Kapitel wurden aus den Dimensionen des pflegerischen Handelns Fähigkeiten und Kompetenz abgeleitet. Durch weitergehende analytische Betrachtung zeigten sich im Bereich der Kompetenz zusätzliche Kategorien, die in ihrer Bedeutung so hervortreten, dass sie nun vertieft herausgestellt werden. Es sind Komponenten des reflektierenden, empathischen und auf persönlicher Stärke beruhenden Handelns.

3.3.1
Reflektierende Komponenten

Reflektieren, also Nachdenken auf einer Metaebene, kann eindeutig den kognitiven Leistungen zugeordnet werden. Denkprozesse haben grundsätzlich einen hohen Stellenwert im menschlichen Handeln. Allerdings können sie nicht losgelöst von anderen Faktoren, wie der Motivation, den Gefühlen, den Erfahrungen oder einer Intuition, betrachtet werden.

In den Situationsbeschreibungen von Pflegepersonen wird Pflege in ganz verschiedenen Ausprägungen und Zusammenhängen reflektiert. Es können auch entsprechend der pflegerischen Dimensionen qualitative Unterschiede aufgezeigt werden. So basiert die Kompetenz im Rahmen von situativ-beurteilender Pflege auf Komponenten einer ausgeprägten Wahrnehmung, die dann reflexiv verarbeitet wird. Das heißt, es wird ihr eine Bedeutung zugeordnet, sie wird eingeschätzt, beurteilt, es wird über Zusammenhänge nachgedacht. Dieses Reflektieren kann sich auf eine pflegerische Methode beziehen, auf das Verhalten eines Patienten, auf die Einstellung im Kollegenkreis, die Ärzte oder auf die Situation als solche.

Reflektierende Prozesse können auch auf Gefühle der Patienten bezogen sein; Gefühle werden auf ihre Bedeutung hin erkannt und begründen dann nach kognitiver Verarbeitung oft weiteres Handeln, in dem Sinne, dass Patienten dadurch eine Verbesserung ihrer Lage ermöglicht wird.

Eine ganz andere Qualität kommt dem Nachdenken über die eigene Person zu in der Dimension des selbstreflexiven Handelns.

Es ist eine Selbstreflexion, die, nach innen gewendet, die Fragen nach dem eigenen beruflichen Selbstverständnis aufgreift, einschließlich der persönlichen Identität. In diesem Zusammenhang werden eigene Gefühle artikuliert, es sind oft Gefühle von Unverständnis und Trauer angesichts von Grenzen im Handlungsspielraum oder Gefühle von Zufriedenheit und Sinnfindung im Beruf. Gerade hier sind die kognitiven Prozesse sehr wichtig, denn wenn starke Gefühle nicht verarbeitet, vielleicht sogar verdrängt werden, kann sich das zum Schaden für die Pflegeperson und den Patienten auswirken: Wenn z. B. Mitleiden so stark wird, dass es nicht mehr kontrolliert werden kann, so kann es sich zur Euthanasieproblematik entwickeln.

Auch wenn diese reflexiven Komponenten hier analytisch getrennt betrachtet werden, so zeigen sie doch in der Praxis fließende Übergänge. So kann das Reflektieren über Werte und Normen nicht losgelöst von der eigenen Person betrachtet werden. Es ist die personale Kompetenz, auf der die ethische Pflege beruht, da sie nicht blindem Aktionismus unterworfen ist, sondern sich über durchdachtes Handeln ausdrückt.

Phänomene aus der Praxis

Im nachfolgenden werden aus einigen Situationsbeschreibungen Beispiele angeführt, in denen die Bedeutung des Reflektierens auf ganz unterschiedlichen Ebenen hervortritt und dadurch noch verdeutlicht werden kann.

Pflegepersonen schätzen die Situation, in der der Patient sich befindet, ein und werden aufgrund ihrer Beurteilung zum Wohle des Patienten aktiv. Zum Beispiel erkennt eine Anästhesieschwester die Angst der Patientin vor der Operation, sie geht beruhigend auf sie ein und erreicht durch ein Gespräch mit der Ärztin, dass mit der Narkose, die verschoben werden sollte, sofort begonnen wird (SB Nr. 24).

Im Rahmen eines Beratungsgespräches werden die Aussagen des Patienten und seiner Angehörigen von der beratenden Schwester des Öfteren auf ihre Bedeutung hin reflektiert und für den weiteren Gesprächsverlauf beurteilt. In diesem Gespräch zeigt sich auch die hohe Kompetenz einer Eigenreflexion. Die Pflegeperson erkennt, dass die Ablehnung, die der Patient deutlich gegen sie ausspricht, indem er sie als Schreckschraube bezeichnet, nicht tatsächlich ihrer Person gilt. Sie reflektiert dies und hilft so dem Patienten bei der Überwindung seiner Blockierungen; erst danach wird ein gutes Beratungsgespräch möglich (SB Nr. 35).

Mit viel Einfühlungsvermögen wird die emotionale Befindlichkeit des Patienten wahrgenommen. Durch Abwägen, was jetzt in diesen Minuten vor der Operation wichtig ist, findet die Pflegeperson die richtigen Hoffnung gebenden Worte, wie das später von dem Patienten bestätigt wird (SB Nr. 18).

Pflegepersonen schätzen ihr Handeln und ihre Hilfe insgesamt ein und definieren dabei auch ihre Grenzen. So schreibt eine Krankenschwester: «Ich konnte ihr nicht helfen, und das war für uns beide unbefriedigend.» Erst die reflektierte Erfahrung bietet die Chance einer Verarbeitung und damit die Möglichkeit zu einer eventuellen Veränderung in einer späteren ähnlichen Situation (SB Nr. 17).

Emotionale Belastungen werden von Pflegepersonen in selbstreflexiver Weise oft wahrgenommen: «Ich stand wieder einmal nach zwei Jahren am Anfang eines Burn-out-Syndroms.» Eine andere Pflegeperson lässt sich ihren Ärger über diesen Patienten in seinem Beisein nicht anmerken und reflektiert hinterher ihr schlechtes Gewissen (SB Nr. 21 und Nr. 6).

Pflegepersonen erkennen, wenn Patienten in ihren Rechten verletzt werden oder unnötig leiden. Dieser bewussten Erkenntnis folgt oft das Bemühen, dem Patienten zu seinen Rechten zu verhelfen. In manchen Fällen, in denen die Situation unwiederbringlich vorbei ist, wenn der Patient ohne akzeptierende Unterstützung verstorben ist, bleiben Pflegepersonen mit dem Gedanken oft alleine, dass sie nicht das tun konnten, was sie als richtig erkannt hatten. «Man hätte einiges anders machen können, aber da der Beruf der Krankenschwester nun mal ein helfender ist und dieses elementare Prinzip nicht erfüllt werden konnte, wurde alles andere sinnlos» (SB Nr. 23).

In einem Fall wird die Entscheidung, auf der Intensivstation für einen Patienten in existenzieller Angst ganz da zu sein und dadurch andere Patienten nur notfallmäßig zu versorgen, im Nachhinein auch in der Reflexion durch das Team als richtig beurteilt (SB Nr. 40).

In einem Beispiel (SB Nr. 55) sollen nun etwas ausführlicher die vielfältigen Bezugsmöglichkeiten des Reflektierens durch eine Pflegeperson gezeigt werden.

Zur Situation:

Frau W., 84 Jahre, lebte noch in ihrer eigenen Wohnung, wurde täglich vom örtlichen Sozialdienst sowie netten Nachbarn betreut. Da sie wahrscheinlich eine beginnende Alzheimer-Erkrankung hatte, erzählte die Nichte der Pflegeperson ihre Sorgen. Dabei gewann diese den Eindruck, die Entscheidung, die Tante ins Pflegeheim zu geben, sei schon getroffen. Eines Tages erfuhr sie, dass Frau W. im Pflegeheim angemeldet ist und dass die Nichte möchte, dass Frau W. nichts davon erfährt, um die Aufregung zu vermeiden.

Bei ihrem letzten Besuch (auch die Nachbarn wiesen darauf hin, nichts zu sagen) erlebte die Pflegeperson Frau W. sehr einsilbig; «sie muss es geahnt haben». Sie selbst fühlte sich «hundsmiserabel». Frau W. wurde kühl und unbeteiligt vom Ehemann der Nichte ins Pflegeheim gebracht. Sie habe bitterlich geweint.

Die Pflegeperson fährt in ihrer Schilderung weiter:

«Das ethische Problem bestand für mich weniger in der getroffenen Entscheidung, Frau W. ins Pflegeheim zu geben. Das hätte früher oder später vielleicht sowieso geschehen müssen. Das Dilemma bestand für die Pflegerin und mich darin, dass wir Frau W. nicht vorbereiten konnten. Sie wäre kooperativ genug gewesen, das einzusehen. Eventuell hätte sie den Umzug sogar selbst begrüßen und mit vorbereiten können. Wir haben in diesem Fall unsere Pflegekompetenz nicht genügend eingesetzt, um die Nichte von der Notwendigkeit einer rechtzeitigen Information zu überzeugen (vielleicht hätte sie sich ja doch überreden lassen). Wir haben uns zugunsten einer Kooperation mit den Angehörigen gegen einen fairen und offenen Umgang mit der Patientin entschieden. So hat Frau W. mit dem Umzug ins Heim nicht nur ihre vertraute Umgebung verloren, sondern es war quasi ein Vertrauensbruch mit den Menschen, die sie betreut hatten und denen sie vertraut hatte.»

Die verschiedenen Ebenen des Nachdenkens konnten in diesem Beispiel deutlich werden. Die Pflegeperson beurteilt die Patientin nicht nur in ihren körperlichen, sondern auch psychischen und sozialen Ressourcen. Sie formuliert ihr eigenes Empfinden. Sie bespricht das Geschehen mit einer Kollegin (sie nehmen auch Bezug zu einer anderen ähnlichen Situation). Sie schätzt das eventuelle Verhalten der Nichte ein. Sie reflektiert die Bedeutung für die Patientin und benennt die ethische Dimension auch hinsichtlich ihrer eigenen beruflichen Kompetenz.

Bedeutung für die Pflege

Die Bedeutung einer reflektierenden Pflege liegt darin, dass Pflegepersonen nicht statisch die Krankheit, Regeln oder Vorgaben einer Berufsausübung in den Mittelpunkt ihrer Handlungen stellen, sondern sich an wahrnehmenden, denkenden, beurteilenden und auf Werte beruhenden Prozessen orientieren. Dieses wird einem Pflegegeschehen gerecht, das als komplex und dynamisch definiert werden kann.

Wenn pflegerisches Handeln hinterfragt wird, so lässt es sich auch begründen. Diese Begründungen liegen dann nicht im Allgemeinen – bei diesem Pflegeproblem verfährt man eben so – sondern es muss eine individuelle, in einem einmaligen Kontext befindliche Beurteilung erfolgen. Eine so begründete Pflege wird bewusst ausgeführt und erfährt dadurch ihre Qualität.

Eine durch Beurteilung begründete Pflege führt zum Bewusstsein dessen, was getan wird, wie und warum es so und nicht anders ausgeführt wird. Damit wird Pflege einem Professionsmerkmal, nämlich der Anforderung nach Begründung, gerecht.

Nach Oevermann unterliegt die Lebenspraxis einer «Dialektik von Begründungs- und Entscheidungszwang» (Liebau 1987, S. 114). In einer Übertragung auf die berufliche Anwendung könnte das heißen, dass berufliches Handeln immer Entscheidungen beinhaltet und dass diese Entscheidungen immer – oft auch erst im Nachhinein – begründet werden müssen.

Reflektierende Pflege kann den Anspruch erheben, auf Verantwortung zu beruhen, denn Entscheidungen und Begründungen werden auf ethischer Basis getroffen. Ein Merkmal dieser ethischen Dimension ist eben eine umfassende Auseinandersetzung unter Berücksichtigung verschiedener Standpunkte. Dies erfordert allseitige Diskursfähigkeit.

Wenn Pflege nicht nur automatisch allgemeingültigen Regeln folgt, sondern dieses Regelwissen situativ beurteilt und individuell angewendet wird, so führt das zwangsweise zur Berücksichtigung von Werten. Diese Werte werden explizit durch die Personen, die im Gesamtgeschehen beteiligt sind. In der kleinsten kommunikativen Einheit sind das die Pflegeperson und der Patient. Damit wird deutlich, dass eine reflektierende Pflege werteorientiert und wertegeleitet sein kann. Dabei geht es nicht nur um die großen ethischen Fragen, wie die der Organtransplantation oder der Euthanasieproblematik, es geht um die alltägliche Bedeutung, z. B. der Würde des Menschen, die den Dingen immer unterlegt wird. Denn jeder Aspekt einer Erfahrung in der Krankheit kann nur in der Einmaligkeit dieser einen Person gedeutet werden und im Kontext der sie umgebenden Personen, z. B. der Pflegeperson.

In einer reflektierenden Pflege bezieht sich auch die Pflegeperson selbst in einer selbstreflexiven Weise mit ein. Sie kann durch diesen Eigenbezug berufliche Zufriedenheit oder eigene Sinnfindung erleben. In vielen Situationsbeschreibungen wurde eine starke Identifikation der Pflegepersonen mit der Zufriedenheit ihrer Patienten deutlich. In einer Untersuchung konnten Knipfer und Müller (1994) die Bedeutung der eigenen Sinnfindung und Identifizierung mit dem Beruf nachweisen.

Reflektierende Pflege stellt Anforderungen an Eigenverantwortlichkeit und Selbstständigkeit der Pflegepersonen. Wir erleben zurzeit in Deutschland eine Veränderung des pflegerischen Selbstverständnisses durch Akademisierung und Professionalisierung des Berufes. Das Paradigma des unterordnenden Gehorsams eines Heil-/Hilfsberufes ist vorbei. Autonomes, verantwortungsvolles Handeln, auch in Assistenzfunktion oder als

Mitglied eines therapeutischen Teams, fordert formale und personale Kompetenzen. Diese können entwickelt werden und ihren Ausdruck finden, indem reflexives Denken auf der Basis von kognitiven und emotionalen Fähigkeiten in den Mittelpunkt der Pflege gestellt wird.

Zusammenfassend lässt sich sagen: Wenn Pflege reflektiert, bewusst und begründet ausgeführt wird, so bedeutet dies kompetentes, autonomes, wertegeleitetes und sinnstiftendes berufliches Handeln. Damit kann die Qualität des Berufes zum Ausdruck kommen im Sinne eines Beitrages zu mehr Gesundheit und zu mehr Wohlbefinden in der Krankheit von Menschen in unserer Gesellschaft. Gleichzeitig dient dies einer beruflichen Weiterentwicklung von Personen, die im Pflegegeschehen stehen.

3.3.2
Emotionale Komponenten

Im vorhergehenden Abschnitt wurden reflektierende Aspekte der Pflegekompetenz hervorgehoben; diese sind dem Bereich von Kognitionen zuzuordnen. In ebenso großer Bedeutung kann auf emotionale Leistungen hingewiesen werden. Es sind Komponenten von Mitgefühl, Empathie, das Aushalten und «Dabei-bleiben-können» bei einer belastenden Situation. Es ist eine gefühlsmäßige Wahrnehmung oder Intuition, die für einen Patienten genau die richtige Hilfe bedeutet.

Diese im Folgenden noch weiter auszuführenden Aspekte sind Kompetenzbereiche in der Pflege, die offiziell nicht so stark im Vordergrund stehen, die eher in einem unsichtbaren Handeln verborgen sind. Nicht gelebtes Handeln in diesen Bereichen wird nicht als Mangel eingeklagt, da es in keiner Planung und Anordnung zu finden ist. In der Pflegepraxis zeigt sich, dass gerade hier Pflegepersonen hohe Kompetenz erreichen, die für sie selbst im Sinne der beruflichen Identität und für das Wohlbefinden von Patienten eine große Bedeutung hat.

Gefühle spielen in der Pflege eine große Rolle, auch wenn sie kaum Gegenstand der Ausbildung sind. Unter anthropologischer Sicht ist der Mensch ein Wesen, das auf Gefühle ausgelegt ist. Gefühle haben existenzielle Bedeutung, sie steuern die Lebensgestaltung von einer hohen Lebensqualität bis zum Kranksein durch Verdrängung, wie in der Psychosomatik gut nachgewiesen ist. Der adäquate Umgang mit den Gefühlen trägt nicht nur im privaten Lebensbereich zur Gesunderhaltung bei, sondern stellt in einem therapeutischen Beruf hohe Anforderungen.

Pflegepersonen werden in diesem gefühlsmäßigen Bereich gefordert, denn Patienten befinden sich oft in so extremen Situationen, dass selbst eine Beschreibung oder das Nachempfinden ihrer Gefühle kaum möglich ist. Dies soll durch die Pflegesituation eines jungen HIV-erkrankten Mannes dargestellt werden, der acht Monate lang gepflegt wurde (SB Nr. 46). Der Krankenpfleger schreibt:

«Da lag er nun, wimmernd, stöhnend, schwitzend, uns alle verfluchend, kotzend und gepeinigt von – wie ich glaube – unerträglichen Schmerzen. Versuche der Intervention von Seiten des Pflegepersonals, ihm eine angemessene Schmerztherapie zukommen zu lassen, wurden von ärztlichen Mitarbeitern mit dem Hinweis auf toxische Nebenwirkungen, vor allem mit dem Hinweis auf die angegriffene Leber boykottiert.

Für das Pflegeteam war diese Situation kaum erträglich. Jede Berührung war für U. F. wie eine Folterung, was uns unsere Einstellung in Bezug auf unsere Pflichten, Lagerung, Prophylaxen etc. überdenken ließ. Man muss berücksichtigen, dass wir zu jener Zeit ein relativ junges Team waren, und mit HIV hatte keiner Erfahrung. So ging es etwa eine Woche. Die Ärzte schummelten sich so gut es ging an jenem Zimmer vorbei, alle Türen blieben geschlossen. Und U. F. konnte nicht sterben...»

Nach der weiteren Beschreibung ist es dem Pflegeteam dann doch gelungen, mit den Ärzten eine ausreichende Schmerztherapie zu vereinbaren, so dass dem Patienten ein schmerzfreies Sterben ermöglicht wurde.

Diese stark emotional belastende Situation wird von dem Pflegeteam nicht nur passiv ausgehalten, auch nicht verdrängt, sie wird quasi zum Motor für weitere Handlungen, um die Situation zu verbessern. Dazu bedarf es großer personaler Stärke, denn Pflegepersonen sind ja auch selbst körperlich involviert, denn sie betrachten die Gefühle des Klienten nicht nur wie ein Therapeut von außen, sondern sie berühren sehr eng und intim den Körper des Patienten auch mit ihrem eigenen Körper. Das bedeutet, dass die Pflegeperson mit den negativen Aspekten, wie Gestank oder Mitwürgen, wenn der Patient erbricht, und auch mit den eigenen negativen Gefühlen, wie Ekel, konfrontiert wird und mit ihnen umgehen muss.

Emotionale Kompetenz zeigt sich auch im Mitfühlen, Mitleiden, Einfühlen, was durch oft große Hilflosigkeit der kranken Menschen ausgelöst wird. Hierzu das Beispiel einer Krankenschwester (SB Nr. 23):

«Auf einmal wurde diese ‹deblose› junge Patientin für mich das einsamste Geschöpf auf Erden.... Meine Patientin hatte nun seit Tagen über 41°C und galt, da alle Reflexe erloschen waren, als hirntot. Niemals zuvor habe ich mir so gewünscht, dass jemand sterben konnte. Arme und Beine eiskalt, der Stamm kochend heiß, so empfand ich es. Und nach all den Jahren wünschte ich mir, dass die verantwortlichen Ärzte den Mut gehabt hätten, dieses Leiden nicht noch unnötig zu verlängern. Ich muss bestimmt nicht erklären, warum, und wie hilflos ich mich gefühlt habe. Mitleiden, ohne daran zu zerbrechen oder zu verhärten, ist eine Kunst.»

Die Sensibilität für das Leiden anderer verbunden mit dem Bestreben, das Leiden zu lindern, gehört zum Wesentlichen in der Pflege. Pflegepersonen, die diese Komponenten der Kompetenz hoch ausgeprägt haben, kommen oft an Grenzen des Mitleidens. So ist dies wirklich eine Kunst, wie die Krankenschwester schreibt; mitfühlen, mitleiden, einfühlen, annehmen und dem anderen nahe sein in einem guten Maße, so dass es für den kranken oder sterbenden Menschen Leiden lindern bedeutet und das eigene Wohlbefinden aufrechterhalten und die berufliche Identität gewahrt werden kann.

So zeigt sich pflegerische Kompetenz im Umgang mit den Gefühlen, sei es erst einmal durch Wahrnehmen und Nichtverdrängung von Gefühlen, und zwar der eigenen sowie der der Patienten. Eine emotionale Befindlichkeit ist oft die Motivation für berufliches Handeln. Empathie, auch als Basis einer Beziehung, heißt, Pflege erst wirksam werden zu lassen im Sinne des Helfens und Heilens im Rahmen pflegerischer Handlungen. Leistungen in diesem Bereich können schwer einer Effektivitätskontrolle unterzogen werden, sie bleiben ein subjektives zwischenmenschliches Geschehen, oft unsichtbar, aber von weit reichender Bedeutung im pflegerischen Selbstverständnis.

3.3.3
Persönliche Gegenwart

In einigen Beschreibungen von Pflegesituationen wird die besondere Qualität der Anwesenheit deutlich, die nicht im Tun oder Sprechen liegt. Pflegepersonen haben im Verhältnis zu anderen Berufsgruppen viel Kontakt zu Patienten. Es ist oft nur die räumliche und zeitliche Nähe, die ihren Wert in sich birgt oder auch eine sensible Gestaltung dieser Gegenwart. Die Darstellung einer außergewöhnlichen, auf feiner Beziehungsfähigkeit beruhenden Kompetenz einer Pflegeperson soll dies sichtbar werden lassen (SB Nr. 45). Sie beschreibt die Pflege einer Patientin, die sich ganz intensiv mit ihrem bevorstehenden Sterben auseinandergesetzt hat und bis zuletzt noch mit viel innerer Energie ihre Wünsche, z. B. Lippenstift auftragen, artikulieren konnte.

> «Die Pflegesituation stand an dem Punkt, an dem sie zum ersten Mal ‹gezwungen› war, Schwäche zu zeigen, was ihrer sehr starken und beherrschten Persönlichkeit an sich zuwiderlief. Es war für mich eine zutiefst ‹existenzielle› Erfahrung, von ihr so viel Vertrauen geschenkt zu bekommen, dass sie selbst – mit mir als ‹Zeugen› sozusagen – den Satz ‹Ich kann nicht mehr› aussprechen konnte und an diesem Punkt sich ‹anlehnen› konnte. Dies kam konkret zum Ausdruck, indem ich sie in den Arm nahm. Mein Handeln bestand in der folgenden Zeit, bis zu ihrem Tod vergingen noch ca. fünf Tage, in denen sie kaum noch sprechen konnte, eigentlich im Wesentlichen im Dasein, das zwar gewisse pflegerische Tätigkeiten einschloss, aber der wesentliche Aspekt lag in der persönlichen Gegenwart, deren Gewicht auch daran erkennbar war, dass sie alleine sehr unruhig wurde. Es fiel mir schwer, ‹Abschied› zu nehmen, und zugleich war ich dankbar, dass der Patientin ein friedvoller Tod möglich war.»

Der auf die persönliche Gegenwart bezogene Wert innerhalb einer Pflegebeziehung, begrenzt auf oft nur noch nonverbale Verständigung, kann nicht besser als durch die Erfahrung selbst ausgedrückt werden. Vertrauen geben und nehmen zu können ermöglichte hier, die Würde dieser Frau aufrechtzuerhalten.

Wie schwierig eine Situation sein kann und wie es dann einer Krankenschwester doch noch gelingt, einen sechsjährigen, nicht Deutsch verstehenden Jungen die letzten Minuten vor einer Operation zu erleichtern, zeigt das nächste Beispiel (SB Nr. 49).

> «Der Junge war aus Angst völlig versteinert, denn auch als ich ihm die dicke Kanüle für die Narkose legte, verzog er keine Miene und wehrte sich nicht. Ich wollte ihm Entspannung möglich machen und gleichzeitig etwas Wärme vermitteln. Deshalb nahm ich seine eiskalte Hand in die meine und versuchte, ihm klar zu machen, dass er tief ausatmen sollte. Dazu pustete ich kräftig aus und zeigte dann auf ihn. Ich hatte, nachdem er dann wirklich aufpasste, was ich machte, deutlich den Eindruck, dass er dachte: was will die denn für blöde Sachen. Als er begriff, dass er fest ausatmen sollte, lachte er fassungslos und machte zaghaft mit. Während er kräftigeres Ausatmen übte, spritzte die Anästhesistin

das Schlafmittel, und er schlief ein, ohne darauf zu achten und warten zu können, was wir denn noch mit ihm machen würden. Er ist am gleichen Tag verstorben. Mir ist es ein Trost zu wissen, dass ich nicht zu bequem gewesen war, mich auf ihn einzulassen, und ihm dadurch seine letzten bewussten Minuten erleichtert habe.»

Oft sind es nur wenige Minuten, in denen das Richtige getan werden kann. Sich auf ein Kind menschlich einlassen zu können in einer Atmosphäre, die steril mit aller Konzentration auf die korrekte Ausübung der Medizintechnik gerichtet ist, dazu bedarf es einer Kompetenz, die weit über Routine und guten Willen hinausgeht. Wie vermittelt man Wärme auf körperlicher und seelischer Ebene? Diese Krankenschwester hatte trotz aller Anspannung persönliche Sicherheit und Selbstvertrauen und auch die Aufmerksamkeit wahrzunehmen, was dieser Junge jetzt brauchte.

Pflegepersonen wirken oft durch ihre Gegenwart, durch ihr «Einfach-da-Sein». So wie in der Mutter-Kind-Beziehung der Körperkontakt lebenswichtig ist, so ähnlich kann eine Pflegeperson den oft regredierten, in existenzieller Not befindlichen Patienten durch ihre Anwesenheit, durch ihren nonverbalen und körperlichen Kontakt Sicherheit geben. Wenn das für Kinderkrankenschwestern im beruflichen Selbstverständnis liegt, so ist es doch etwas anderes, wenn der Patient älter ist als die Krankenschwester, die im Allgemeinen sehr jung ist. Es ist nicht nur das Alter, das diese Reife in der Persönlichkeit ausmacht, es müssen noch andere Komponenten hinzukommen, die vielleicht mit Persönlichkeitsentwicklung zu bezeichnen sind.

Vielen Pflegepersonen ist dieser Wert ihrer persönlichen Gegenwart für das Wohlbefinden eines Patienten bewusst. Doch im pflegerischen Alltag ist da oft kein Raum, die Zeit ist knapp und medizintechnische Werte haben Priorität vor menschlichen. In der Pflegepersonalregelung sind für diese Art Leistungen auch keine Ressourcen vorgegeben. Unter diesen noch zusätzlichen Erschwernissen kommt einer Kompetenz, die sich durch ein qualitativ anderes Dasein für den Patienten ausdrückt und die hohe Anforderungen an die Person stellt, große Bedeutung zu.

3.3.4
Intuition

Erfahrene Pflegepersonen entwickeln eine besondere Form der Wahrnehmung dadurch, dass sie mehrere Sinne, ja sogar den so genannten 6. Sinn, zugleich einsetzen. Und das in Situationen, die schnelles Handeln erfordern. Entscheidungen werden getroffen, ohne dass sie in der Eile rational begründet werden können. Man kann dies auch als intuitive Kompetenz bezeichnen. Intuition ist ein inneres Gefühl und das Unterbewusstsein arbeitet mit, wie es eine Krankenschwester ausdrückt. Es ist oft eine lebensbedrohliche Gewissheit, die jemand in Bezug auf ein Geschehen hat, ohne sie begründen zu können. Wenn intuitives Handeln rückwirkend reflektiert wird, kann es sich auch als falsch erweisen; erst in der Korrektur und im Überdenken kann die Ausprägung zur Intuition weiterentwickelt werden.

In der Pflege ist intuitives Wissen ausgeprägt vorhanden, ihm wird jedoch genau wie dem emotionalen Umgang und dem «Einfach-da-Sein» wenig Beachtung geschenkt, denn dieses Können ist mit naturwissenschaftlichen Maßstäben schlecht zu objektivieren. Trotzdem hat es eine enorme Bedeutung, gerade in Krisenmomenten, in denen die Pflegeperson alleine ist und sofort reagieren muss. Eine Situationsbeschreibung (SB Nr. 48) soll dies verdeutlichen.

«Der Aufwachraum war mit acht frisch operierten Patienten voll belegt, und ich wusste nicht, wo ich zuerst anfangen sollte. Natürlich war gerade dann einem Patienten die ‹Viggo› (Braunüle oder Verweilkanüle) nicht gut genug fixiert worden, so dass sie herausgerutscht war. Während ich bei ihm also eine neue Kanüle legte, dachte ich plötzlich: etwas stimmt nicht! Drehte mich dem Bett auf der rechten Seite zu und sah, dass der Patient dort bläulich aussah und nicht atmete. Es war mir auch gleich klar, dass er wohl nur einen Opiatüberhang hatte, denn ohne Panik machte ich ihn durch Ansprechen und Rütteln wach und erinnerte ihn ans Atmen.

Diese Situation bestätigte mir, dass ich mit allen Sinnen arbeite, vieles unbewusst aufnehme und erst bei Veränderung bewusst reagiere. Das war mir schon bekannt, deshalb versuche ich, diesen Prozess bei neuen Kollegen und Schülern durch Bewusstmachen zu beschleunigen: so hört es sich normal an, darauf brauche ich nicht zu achten, nur was anders klingt, muss ich hören. Ob es tatsächlich bewirkt, dass meine Kollegen jetzt keine jahrelange Erfahrung mehr benötigen, um das Unterbewusstsein mitarbeiten zu lassen, weiß ich nicht. Ich kann sie damit jedenfalls ruhiger allein im Aufwachraum arbeiten lassen.»

Intuition ist das «andere» Hören, «nur was anders klingt, muss ich hören». Pflegepersonen nehmen eine Situation als Ganzes wahr, das heißt, diesem Anspruch kann eigentlich niemand ganz gerecht werden; es kommt darauf an, das Wesentliche wahrzunehmen. Das Wesentliche kann in wenigen Minuten lebensrettend sein. Wie kann eine Krankenschwester unterscheiden, ob der nicht mehr atmende Patient einen Herzstillstand hat oder nur einen Opiatüberhang? Jedenfalls gehört zum vorhandenen Sachwissen noch mehr, nämlich die intuitive Sicherheit, das Richtige zu tun.

Intuition hat aber nicht nur in Notfallsituationen Bedeutung, sondern kann sich auch auf weiterführende Handlungen auswirken, die dann nicht besonders begründet werden. In folgender Situationsbeschreibung (SB Nr. 10) ergreift ein Krankenpfleger eine nicht übliche Initiative. Ob er sich dieser Intuition bewusst war, wissen wir nicht, jedoch muss er gespürt haben, dass dies vielleicht zu einer Lösung führen könnte.

«Ein chronisch kranker Patient (Schizophrenie), der auf Station nur sehr wenig gesprochen hat, wollte täglich Ausgang haben (außerhalb der Klinik). Auf Befragen gab er an, dass er seine Möbel zerkleinern wolle, gab aber keinen Grund dafür an. Außerdem hat er kaum etwas von Station gegessen, was mit Vergiftungsängsten gedeutet wurde. Ich vereinbarte mit dem Patienten einen Hausbesuch.

Dabei stellte sich heraus, dass er nur alte unbrauchbare Möbel entsorgen will, da er zu seiner Mutter ins Rheinland zieht. Er spart sich dadurch die Fahrtkosten, denn er besucht seine Mutter regelmäßig. Sie kümmert sich um seine Wäsche. Auf seine Ernährung angesprochen, gibt er an, sich nur vegetarisch zu ernähren und deshalb in der Klinik nichts gegessen zu haben. Seitdem er auch hier diese Kost bekommt, gibt es keine Probleme mehr. Nach Rücksprache mit der Mutter, die den geplanten Umzug bestätigt, wird der Patient in den nächsten Tagen entlassen.»

Einen ungewöhnlichen Schritt unternimmt der Krankenpfleger. Er verlässt mit dem Patienten die Klinik, wohl in der Intuition, außerhalb diesen Menschen besser kennen zu lernen. So ist es auch, er erhält Informationen, die trotz sicherlich gründlicher, ärztlicher Anamnese nicht offenbar wurden. Dadurch kann der Mann bald entlassen werden und erfährt damit eine Hilfe, die angesichts einer Diagnose «Schizophrenie» in ihrer Bedeutung und weiterer Konsequenz nicht hoch genug einzuschätzen ist.

Aus welchen Quellen schöpfen intuitive Handlungen? Pflegepersonen sehen oft den kranken Menschen nicht wie die Medizin nur in seinen körperlichen, sondern auch in seinen psychischen und sozialen Bezügen.

Also ist es folgerichtig, das soziale Umfeld kennen lernen zu wollen, wenn man von einem Menschen mehr wissen möchte. Medizinische Informationssammlung definiert sich im Prinzip an den Paradigmen der Diagnosebilder. Pflegerische Informationssammlung kann offener sein, wenn dahinter die Maxime steht, wirklich den Menschen kennen lernen zu wollen. Unternahm der Krankenpfleger aus der Achtung vor dem Menschen seine Initiative oder war es einfach nur Sachwissen: wenn Probleme vorhanden sind und sie gelöst werden sollen, bedarf es ausreichender Information. Aber auf welchen Wegen ist Information zu erreichen? War es ein intuitiver Weg, der sich im Nachhinein als richtig erwiesen hat?

3.3.5
Außergewöhnlicher Mut

Im Pflegealltag gibt es manchmal besondere Situationen, in denen Krankenschwestern außergewöhnliche Schritte unternehmen. So spielt eine Stationsschwester mit einem an einer Osteomyelitis erkrankten 17-jährigen Jungen Skat. Es kostet sie viel Mut, denn das ist nicht üblich, und trotzdem hält sie es eine Stunde durch mit dem Ergebnis, dass sie dadurch dem Jungen aus seiner depressiven Stimmung heraushelfen konnte (SB Nr. 50).

«Während dieses Aufenthaltes hatte er nicht nur, wie schon mal, eine schlechte Stimmung, sondern war fast depressiv. Nichts interessierte ihn, nichts lohnte sich mehr, sein Bein wurde ja doch nicht besser. Am liebsten würde er aus dem Fenster springen. Auch sein ihm gut bekannter, ca. 50-jähr. Bettnachbar, mit dem er sich immer sehr gut verstand, konnte ihm nicht helfen. Offensichtlich belastete ihn die Stimmung des Jungen so, dass er auch mutlos im Bett lag. Ich war ernsthaft in Sorge und musste unbedingt etwas tun, um diese absolut negative Stimmung zu durchbrechen, bis der Psychologe kommen konnte. So schlug ich ihnen vor, mit mir Skat zu spielen. Sie mochten zunächst nicht glauben, dass ich das wirklich machen würde. Dieses Angebot fiel völlig aus dem Rahmen: Krankenschwestern haben keine Zeit und eine gewissenhafte Stationsschwester setzt sich nicht hin und spielt Skat mit den Patienten. Wir spielten fast eine Stunde mehr oder weniger verkrampft, da es mich eine gehörige Portion Mut kostete, während der Arbeitszeit Skat zu spielen. Zumal ich wusste, die Oberin hatte absolut etwas gegen Kartenspiele. «Mensch-ärgere-dich-nicht» hätte sie akzeptiert, aber ob sie hätte verstehen wollen und können, dass damit die Situation nicht zu verändern gewesen wäre? Abgesehen davon begab ich mich mit meiner privaten Seite sozusagen in die Hände der Patienten. Ich hoffte, keine blöden Fehler zu machen, ich war aufgeregt und wollte es nicht zeigen. Jedenfalls waren die beiden Patienten mit etwas anderem als ihrer Langeweile und Mutlosigkeit beschäftigt. Sie konnten sich auch nach dem Spiel noch darüber unterhalten. Danach konnte ich den Stationsarzt überzeugen, den Jungen zu entlassen. Ein Gespräch des Psychologen mit dem Jungen hatte zum Ergebnis, dass kein weiterer Anlass zur Sorge bestand und auch keine Therapie nötig war.»

Nun, was ist das Besondere daran? Sicher nicht das Skatspielen an sich, sondern die Umstände und der Mut, etwas außerhalb der Regeln zu tun. Aber auch auf eine Vorstellung zu kommen, dass gerade dieses für den Patienten hilfreich sein könnte. Wenn eine Pflegeperson quasi über ihren Schatten springt und so eine Idee verwirklicht, bedarf es sicher der Stärke in ihrer Person, also personaler Kompetenz, die nicht in einem Lehrbuch nachgelesen werden kann.

Ein anderes Pflegebeispiel zeigt, wie ein Altenpfleger durch sensibles Eingehen auf eine alte Frau die Spannung sowohl für die Patientin als auch für das Team lösen kann, indem er einen unüblichen Weg beschreitet (SB Nr. 53).

«Wir hatten auf der Pflegestation eine ehemalige Pfarrhaushälterin. Sie war fit genug, die körperlichen Verrichtungen noch selbst durchzuführen. Geistig war sie, was die Situation, den Ort und die Zeit betrifft, manchmal verwirrt. Diese Frau versuchte nun schon den ganzen Tag, die Station zu verlassen. Da sie sich örtlich im Heim nicht zurechtfinden würde, wurde sie von den Schwestern ununterbrochen mit ‹Frau X bleiben Sie halt da, Sie dürfen hier nicht raus!› zum Bleiben gezwungen. Auf die Frage nach dem Warum erhielt sie die Antwort: ‹Weil Sie hier zu Hause sind!›

Diese Situation war für die Schwestern höchst belastend, da sie ständig auf der Hut sein mussten, um auf Frau X aufzupassen, für die die Lage noch deprimierender war. Diese Situation wäre noch den ganzen Nachmittag so weitergegangen (wie die Erfahrung mich lehrte!), hätte ich nicht die Idee gehabt, sie einmal zu fragen, wo sie hin möchte und warum. Ich erhielt die Antwort, dass sie doch in die ‹Küch› runter muss und sehen, ob die sich schon um die ‹Beerli› gekümmert haben. Ich sah ein, dass sie dieser Frage nachgehen musste, und begleitete sie auf ihrem Weg. Sie wusste natürlich nicht, wo die Küche ist, weshalb ich sie durch geschickte Gesprächsführung in die Heimküche lotste, als hätte sie den Weg selbst gewählt. Dort angekommen bestätigte ihr eine Küchenangestellte, dass die ‹Beerli› schon verarbeitet sind. Daraufhin konnten wir beide wieder befriedigt auf die Station gehen, ich an meine ‹normale› Arbeit und Frau X beruhigt in ihr Zimmer. Sie unternahm keinen weiteren Ausreißversuch mehr! Hätte ich nicht den Entschluss gefasst, mich für wenige Minuten der Alltagsroutine der Spätschicht zu entreißen und etwas ganz Unnormales, Unverständliches zu tun, wären wir noch den ganzen Nachmittag auf der Hut, in zusätzlichem Stress und ergebnislosem Kampf mit der Bewohnerin gestanden. Frau X hätte sich wahrscheinlich wieder einmal deprimiert über ihre Situation, die sie nicht versteht, weinend in ihr Zimmer verzogen. Abends hätte dann jeder seiner Familie sein Leid über den Stress und die aufreibende, erfolglose Arbeit geklagt.»

Wenn Situationen kompliziert erscheinen, sind es oft einfache Mittel und Wege, die zu einer Lösung führen. Das heißt nicht, dass man durch einfaches Nachdenken oder durch angestrengtes Analysieren auf sie stößt. Vielleicht kann erst im Gegenteil durch Gelassenheit ein Gedanke aufsteigen, eine Fantasie sich entwickeln, die dann zu ungewöhnlichen Ergebnissen führt. Pflegepersonen sind in ihrem Alltag oft gefordert, unkonventionelle Schritte außerhalb der Routine zu gehen. Sie zeigen hierin Kompetenz, die nicht in rationalem Vorplanen begründet ist, sie beruht eher auf Zuversicht, Mut oder Selbstvertrauen. Auch auf einer Erfahrung, schwierige Situationen gemeistert zu haben, denn die Motivation, dem Patienten zu helfen, ist groß.

Ein ungewöhnliches Engagement schildert ein junger Krankenpfleger. Er erlebt eine menschliche Kompetenz, indem er seine formale Kompetenz überschreitet und ein Gebet mit einer sterbenden Patientin spricht. Es ist der Kontext, der die Besonderheit wirken lässt (SB Nr. 31).

«Pat., ca. 70 Jahre mit Mesenterialinfarkt, Z. n. explorat. Laparatomie, kam ‹zum Sterben› auf unsere Station. Sie war nicht informiert seitens der Ärzte (Begründung: Pat. würde zunehmend eintrüben). Angehörige wurden vom Arzt informiert. Die Patientin war zur Zeit direkt nach der Operation noch völlig klar und fragte nach. Da eine Aufklärung von den Ärzten definitiv nicht zu erwarten war (prognostizierte Lebensdauer ca. 2–3 Std.), ging ich zur Patientin und sagte ihr, die Ärzte hätten ihr nicht helfen können. Sie müsse nun bald sterben. Ich bot der Patientin an, mit ihr zu beten, damit sie mit ihrem Leben abschließen könne. Die Patientin nahm das Gebet dankbar an, es bot ihr sichtbar Hilfe. Zunehmend eintrübend, starb sie ca. 1¹/₂ bis 2 Std. später ohne physischen oder psychischen Schmerz in Anwesenheit ihrer bis dahin eingetroffenen Kinder.»

Eine mutige Tat! Was veranlasste den Krankenpfleger, dieser Patientin diese Information zu geben? «Sie fragte nach…» Es ist anzunehmen, dass diese Frau, da sie klar bei Bewusstsein war, auch eine klare, ernste Antwort erwartete. Erst durch diese ehrliche Antwort war es möglich, zu sehen, was weiter notwendig war.

Ist es das Gebet gewesen? Offensichtlich ja, denn «sie nahm es dankbar an, es bot ihr sichtbar Hilfe». Diese Situationsbeschreibung – klar, kurz, sachlich – was macht daran betroffen? Ist es, sich plötzlich dem Tod gegenüberzusehen, nicht nur seitens der sterbenden Frau, sondern auch seitens der Ärzte, die es verstehen, sich herauszuhalten? Was verbirgt sich hinter der Beschreibung «sie starb ohne physischen oder psychischen Schmerz»? Wir wissen es nicht. Wir wissen auch nicht, was der Krankenpfleger fühlte. Zu beurteilen ist die Sachlage: er hat rein formal seine Kompetenz überschritten; es ist nicht «erlaubt», dass Pflegekräfte eine «Aufklärung» geben. Dies war jedoch keine Aufklärung über eine medizinische Diagnose. Er sagte, dass sie nun bald sterben müsse. Wer ist berechtigt, so eine Aussage zu machen? Ich meine, die Person, die in der gegebenen Situation die größte Nähe hat, hat das Recht und die Pflicht dazu. Eine Nähe wird von einer beidseitigen Beziehung getragen, die, auch wenn sie ganz kurz ist, von Offenheit und Vertrauen geprägt ist.

Es kann nicht von außen beurteilt werden, was in einer existenziellen Not zwischen zwei Personen erfahrbar wird. Tatsache ist hier, dass nicht eines der Kinder oder einer der Ärzte diese Aussage vornimmt. Es ist die Krankenpflegeperson, vielleicht weil sie weniger Nähe als die Kinder hat oder weil sie die größte Nähe in der Sterbestunde für diese Frau hat. Die Frage ist letztlich auch nicht, ob es falsch oder richtig war, sondern mit welcher Kompetenz sich ein junger Krankenpfleger auf ein derartiges Gespräch einlässt. Sicher ist zu erkennen, dass er nicht nur «die nächsten 2 Std. zu überbrücken» im Auge hatte, sondern einen Menschen in seinen gesamten Bezügen, auch den transpersonalen, sah. Er hat sich selbst in das Geschehen integriert, denn das Gebet sprach er als Person.

3.3.6
Anwalt für den Patienten sein

«In ihrer besonderen Funktion handelt die Krankenschwester stellvertretend für den Patienten; das umfasst all jene Handreichungen, die der Patient selber tun würde, wenn er dazu die Kraft, den Willen und das Wissen hätte.» So lautet (verkürzt) die Krankenpflegedefinition von Henderson (1979, S. 10).

Pflegepersonen tun dies mit aller Selbstverständlichkeit; sie handeln am und für den Patienten, sehr ausgeprägt im körperlichen Bereich, denn hier erscheinen die Notwendigkeiten am offensichtlichsten.

In vielen Beschreibungen von Pflegesituationen treten jedoch Unterstützungen und stellvertretende Aktionen, bis hin zum «Anwalt» für den Patienten zu werden, aus dem psychosozialen Bereich zutage. Es sind Situationen, in denen der Patient sich nicht selbst artikulieren kann, sei es, dass er zu schwach ist, sich in seiner Rolle nicht traut oder bestimmte Informationen einfach nicht hat.

Eine Pflegeperson beschreibt eine Situation, in der sie eine Patientin unterstützt, die sich schlecht behandelt fühlt und sich nicht traut, für ihre Rechte anzufragen (SB Nr. 51).

«Nachdem sie ca. vier Wochen bei uns war, wurde bei ihr ein Lungenkarzinom diagnostiziert. Die Diagnose wurde ihr mitgeteilt, und sie sollte sich überlegen, ob sie noch eine Lungenbiopsie machen lassen wollte. Sowohl vom Pflegepersonal als auch vom Stationsarzt war sie zur Alkoholikerin abgestempelt worden und wurde nicht weiter ernst genommen. Als ein Pflegefall, eine nicht ansprechbare Patientin auf einer HCl-Matratze, deren Motor ziemlich laut war, zu uns verlegt wurde, hieß es: ‹Die legen wir zu F. M.; bei der ist es egal…› Die Mitpatientin von Frau M., mit der sie sich gut verstanden hatte, kam in ein anderes Zimmer, besagter Pflegefall zu ihr. Von diesem Zeitpunkt an war Frau M. sehr unglücklich. Ich habe oft mit ihr gesprochen; sie sagte, dass sie aufgrund der lauten Matratze nachts nicht schlafen kann und überhaupt… Sie fühlte sich schlecht behandelt und wollte sich keinesfalls beschweren. Ich bot ihr an, mit dem Arzt zu sprechen, sagte ihr aber, sie müsse bei der Visite ihren Wunsch äußern. Ich machte den Stationsarzt auf die Situation aufmerksam und bat ihn zu bedenken, dass Frau M. aufgrund ihrer Diagnose ohnehin bald wieder ins KH müsste.

Später erzählte mir die Patientin freudestrahlend, dass sie am kommenden Dienstag heim dürfe. Sie meinte, das war allein mein Verdienst, und sie war mir sehr dankbar.»

Oft sind es strukturelle Ursachen, kein Einzelzimmer oder Geräusche (warum stellt die Industrie Matratzen mit lautem Motor her?), vielfach aber auch Unachtsamkeit oder gar Vorurteile, die zusätzliches Leiden für Menschen bringen.

Es bedarf schon einer besonderen Kompetenz, sich gegen alle anderen für den Schwächeren zu engagieren, vielleicht die eigenen Vorurteile zu überwinden und die Haltung zu reflektieren. Advokatorisches Handeln, auch wenn das im Pflegealltag oft Kleinigkeiten sind, setzt doch moralische Stärke voraus. Es ist die Fähigkeit, für einen anderen Verantwortung zu übernehmen, und zwar nicht da, wo es alle tun, wo es nicht anstrengt, sondern da, wo es nicht eingefordert wird, in einem unsichtbaren Bereich, in dem sich die Pflegeperson eine Sensibilität bewahrt hat. Sie verwirklicht damit eine Kompetenz, das Leiden an sich heranzulassen und es stellvertretend für den Schwachen zu lindern.

3.3.7
Zusammenfassung und Bedeutung für die Pflege

Zusammenfassend konnten einige Merkmale in Kompetenzbereichen aufgezeigt werden, die in der Pflegepraxis besonders hervortreten und charakteristisch für kompetentes pflegerisches Handeln sind: Gefühle der Patienten wahrnehmen, sich einfühlen oder empathisch zu sein, das Mitleiden-Können, sind wertvolle Fähigkeiten von Pflegepersonen. Das Gleichgewicht im Umgang mit den Gefühlen der anderen sowie der eigenen muss immer wieder ausbalanciert werden. Sind Menschen in existenziell bedrohlichen Situationen, so reagieren sie anthropologisch unvermeidlich mit oft sehr starken Gefühlen. Deshalb sind Pflegepersonen gerade hier besonders gefordert. Wenn sie diese an ihre Person gestellten Herausforderungen annehmen können, drückt sich hierin die höchste Form der Kompetenz aus.

Ein weiterer Bereich, der genau wie das Beachten der Gefühle eher unsichtbar bleibt, ist die Stärke, bei einem Patienten einfach «da zu sein», eine Anwesenheit aushalten zu können. Wie eine Krankenschwester schreibt, lag der «wesentliche Aspekt in der persönlichen Gegenwart».

In einigen Situationsbeschreibungen konnte sehr gut eine mit allen Sinnen vorhandene Wahrnehmung einschließlich der Intuition dargestellt

werden. Intuitives Handeln in oft großer Eile bedeutet manche lebens-
rettende Maßnahme. Eine Situation wird als Ganzes wahrgenommen,
und somit kann genau das Wesentliche, das notwendig ist, getan werden. Pflegepersonen haben, gerade wenn sie viele Jahre Berufserfahrung
haben, eine ausgeprägte Intuition entwickelt. Da diese Komponente von
Kompetenz rational nicht leicht begründbar ist und damit nicht in ein
naturwissenschaftliches Menschenbild eines Krankenhauses passt, wird
ihr auch wenig Beachtung geschenkt, und es wird wenig zu ihrer Entwicklung beigetragen.

Pflegepersonen gehen oft in ungewöhnlichen Situationen ungewöhn-
liche Schritte. So vielfältig und individuell Leiden und Probleme sind, so
vielfältig können auch die Entlastungen oder Lösungen sein. Kompetenz
zur Fantasie und zur kreativen Problemlösung sind wesentliche Merkmale
im pflegerischen Alltag. Welche personalen Komponenten sind dafür bedeutsam? Sicherlich Mut, Sicherheit, Selbstüberzeugung, Entscheidungs-
freudigkeit, auch Souveränität im Umgang mit sich selbst.

«Anwalt für den Patienten sein» setzt ein besonderes Verhältnis zwischen der Pflegeperson und dem kranken Menschen voraus. Es ist gekennzeichnet von der Übernahme aller Funktionen des Lebens auf einem
Kontinuum von vollständiger Bewusstlosigkeit über teilweise ersetzende
Handlungen bis zur Unterstützung der völligen Unabhängigkeit des Menschen. Dieses Verhältnis möchte ich als ein spezifisch pflegerisches bezeichnen, denn diese umfassende Übernahme aller Lebensaktivitäten eines
Menschen durch die Pflegeperson findet sich sonst in keinem der anderen
helfenden Berufe. Die Medizin ist verantwortlich für die Wiederher-
stellung der Gesundheit, die Psychologie sieht die seelischen Aspekte,
und die Sozialarbeit unterstützt den Klienten in seinen sozial bedingten
Nöten. Pflege bewegt sich jedoch in allen Bereichen, einschließlich des
Bereichs der transpersonalen Sinnfragen in der Sterbebegleitung und
unter den besonderen Bedingungen, dass Pflegende mit ihrem Körper
durch Heben, Bewegen und Berühren dem Körper eines anderen, fremden Menschen begegnen.

Nicht zuletzt liegt in diesem pflegespezifischen Verhältnis noch die
advokatorische Komponente pflegerischer Kompetenz, die über das übliche stellvertretende Handeln für den Patienten hinausgeht. Es ist auf der
Basis einer feinen Sensibilität das Aufgreifen von Unrecht oder unnöti-
gem Leiden, das ein Patient erfahren kann. Zusätzliches, nicht in der Routine gefordertes, persönliches Engagement von Pflegepersonen trägt hier
Entscheidendes zum Wohlbefinden und zur Linderung von Leiden bei.

4 Theorie der Pflegekompetenz

Pflege ist ein zutiefst ethisches Geschehen,
mit zunehmender Kompetenz wird sie als
aktiv-ethisches Handeln sichtbar.

Im vorhergehenden Kapitel wurden die Interviews und die Situationsbeschreibungen von Pflegepersonen mit der Methode der Grounded Theory
von Strauss (1994) und Strauss, Corbin (1996) analysiert, kategorisiert
und zu Konzepten zusammengefasst. Auf eine gründliche Beschreibung
der Methodologie, wie sie in der 1. Auflage erfolgte, wird hier verzichtet.
Die Dimensionen des pflegerischen Handelns und die davon abgeleitete
Pflegekompetenz werden nun in der weiteren wissenschaftlichen Bearbeitung zu einer bereichsbezogenen Theorie konstituiert. In der qualitativen
Forschung kann man eine bereichsbezogene Theorie von einer formalen Theorie unterscheiden. Erstere besitzt einen weniger hohen Grad der
Abstraktion und ist in einem bestimmten situativen Kontext, hier also
im beruflichen pflegerischen Handeln, angesiedelt. In vorliegender Unter-
suchung wurden auf der Grundlage empirischen Materials Kategorien
aus den Phänomenen pflegerischen Handelns unter der Fragestellung der
Kompetenz in Haupt- und Subkategorien eingeordnet. Was nun zur
Generierung einer Theorie legitimiert, ist, dass diese Kategorien systema-
tisch in Beziehung zu Konzepten gesetzt werden. Das bedeutet, dass das
Konzept pflegerischer Kompetenz, nachdem es definiert ist, in Bezug zu
Voraussetzungen und Bedingungen, Erscheinungsformen, Strategien und
Konsequenzen im pflegerischen Handeln aufgezeigt und diskutiert wird.

Des Weiteren wird die entsprechende Literatur aus Kapitel 1 und 2 in
die Auseinandersetzung miteinbezogen, so dass die Theorie als Prozess
einer induktiven und deduktiven Wissensgewinnung formuliert werden

kann. Was eine Theorie weiterhin charakterisiert ist die klare Verwendung von Begriffen, dazu werden als nächstes einige Definitionen vorgenommen.

4.1
Konzept

Konzepte können abstrakt, konkret oder allgemein sein. Sie setzen sich aus Phänomenen zusammen, die ähnliche Erscheinungsformen haben. Im qualitativen Forschungsprozess werden Ereignisse oder Vorkommnisse aus den Daten konzeptualisiert, das heißt zu Ähnlichkeiten zusammengefasst (Strauss, Corbin 1996). Konzepte in der Pflege beinhalten wesentliche Themen, mit denen sich Pflegende im beruflichen Alltag auseinandersetzen müssen (Käppeli 1993).

In dieser Untersuchung wurden Konzepte, wie regelgeleitetes und situativbeurteilendes Handeln, die Bedeutung des reflektierenden und aktiv-ethischen Handelns oder der Umgang mit Gefühlen, herausgearbeitet.

4.2
Theorie

Werden Konzepte, Definitionen und Aussagen systematisch miteinander verknüpft und in Beziehung gesetzt, so bezeichnen wir dies nach Marriner-Tomey als Theorie. Theorien sind abstrakt und erheben den Anspruch, Phänomene zu erklären und vorherzusagen. Nach Fawcett (In: Aggleton, Chalmers 1989) sollen Pflegetheorien eine Aussage zu den vier zentralen Punkten der Pflege machen:

– über den Menschen, dem Pflege zuteil wird

– über die Umgebung, in der der Patient lebt

– über das Gesundheits-/Krankheitsverständnis

– darüber, wie die Pflegeperson das relative Wohlbefinden des Kranken wiederherstellen will.

In der pflegewissenschaftlichen Literatur werden Konzepte, Theorien und Modelle nicht immer einheitlich verwendet. Zur diesbezüglichen weiteren Diskussion wird auf die entsprechende Literatur verwiesen.

4.3
Fähigkeiten

Der Begriff der Fähigkeiten wird ebenso wie der Begriff der Kompetenz im allgemeinen Sprachgebrauch oft synonym verwendet. Selbst in Forschungen zum Thema Kompetenz ist selten eine explizite Differenzierung von Fähigkeiten zu finden.

In den vier Dimensionen pflegerischen Handelns konnten sehr gut Fähigkeiten des regelgeleiteten Handelns und Kompetenzen des situativ-beurteilenden, reflektierenden und aktiv-ethischen Handelns dargestellt werden. Demnach sind Fähigkeiten im Bereich der Anwendung von Wissen angesiedelt, diese Anwendung wird in eindimensionaler Weise ausgeführt. Sie erfordern keine Bezüge zu kontextuellen Gegebenheiten, sie vollziehen sich innerhalb einer ausführenden Maßnahme. Sie können für sich selbst jedoch auch kompliziert oder komplex sein.

Fähigkeiten bedeuten das Anwenden und Ausführen von Pflege aufgrund von Wissen und Erfahrungen. Sie beinhalten oder erfordern keine Herstellung von Bezügen außerhalb dieser Anwendung, sind also weder reflexiv noch transaktional.

4.4
Kompetenz

Kompetentes Handeln setzt voraus, dass die handelnde Person Fähigkeiten hat. Weiter zeichnet es sich dadurch aus, dass sie in der Lage ist, optimierende Transaktionen herzustellen. Die Dinge werden im Kontext betrachtet, Menschen werden annähernd in ihrer Gesamtsituation wahrgenommen, es wird beurteilt, abgeschätzt, ausgehandelt, antizipatorisch oder strategisch vorgegangen, diskutiert, reflektiert. Gefühle und Gedanken der eigenen Person werden miteinbezogen. Kompetent sein vollzieht sich nicht nur im Bereich von kognitiven, sondern auch von motivationalen und auch emotionalen Leistungen, Werte werden berücksichtigt. Da dieser Beschreibung von Kompetenz ein prozessualer Charakter zugrunde liegt, kann schwer von einzelnen Kompetenzen gesprochen werden, es erscheint deshalb sinnvoll, insgesamt von Kompetenz und ihren Komponenten zu sprechen.

Kompetenz setzt sich also aus unterschiedlichen Komponenten und Fähigkeiten zusammen, die jedoch nicht summativ, sondern in ihren Beziehungen kreativ synergetisch und oft einmalig sind. Das bedeutet, dass es nicht die abstrakte Kompetenz gibt, sondern jede Pflegeperson und jeder Patient hat seine individuelle Form des Ausdrucks. Kompetenz ist das Zusammenwirken von in einer Person verankerten Komponenten des Wissens, des Könnens, der Erfahrung und der Fähigkeiten. Diese Aspekte der Kompetenz sind intrasubjektiv, das heißt erst einmal, eine Person ist nicht an sich kompetent, sondern in Bezug zu sich oder in Bezug zu etwas. Da pflegerische Kompetenz immer in Bezug zu einem kranken Menschen steht, kommt die Dimension der Intersubjektivität, der Transaktionalität oder auch der Interaktionalität hinzu. Damit wird pflegerische Kompetenz in dieser Vieldimensionalität definiert. Das bedeutet, dass pflegerische Kompetenz im Rahmen eines Gesamtgeschehens gesehen wird, das die Pflegeperson, den Patienten und das Umfeld einschließt.

Pflegekompetenz umfasst nicht nur einzelne Komponenten beruflichen Handelns, sondern ist Ausdruck einzelner Komponenten der Person in ihrer Gesamtheit. Sie gestaltet sich in einem Zusammenwirken mit dem Patienten, einschließlich des Umfeldes beider Personen.

4.4.1
Zum Verhältnis von Fähigkeiten und Kompetenz

Werden Fähigkeiten und Kompetenz in einer Art Kontinuum gegenübergestellt, so zeigen sich wesentliche Merkmale, die sich unterscheiden lassen (siehe Abb. 4-1).

Pflegesituationen, die einfach strukturiert sind, wie einen Verband auf eine unkomplizierte, isolierte Wunde anzulegen, erfordern fachspezifische Fähigkeiten. Ist die Pflegesituation bezüglich der Wundkontrolle und des

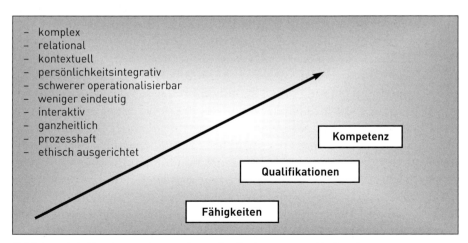

– komplex
– relational
– kontextuell
– persönlichkeitsintegrativ
– schwerer operationalisierbar
– weniger eindeutig
– interaktiv
– ganzheitlich
– prozesshaft
– ethisch ausgerichtet

Kompetenz

Qualifikationen

Fähigkeiten

Abbildung 4-1: Kontinuum der zunehmenden Bedeutung von Merkmalen

Verbandwechsels hingegen komplex nach multiplen Verletzungen oder nach großen Operationen, so ist eine umfassendere Kompetenz erforderlich. Diese bezieht sich nicht nur auf die Maßnahme des Verbandes, sie berücksichtigt den Menschen in seiner Schmerzlage, seinen Ängsten allgemein und der Angst vor den Operationsrisiken usw., dabei bleiben immer unvorhersagbare Komponenten offen.

Einzelne Pflegehandlungen stehen selten für sich, am ehesten innerhalb von Routine. Mit zunehmenden vernetzten Bedingungen werden die Relationen von Bedeutung, das heißt eine Pflegehandlung muss immer in Bezug zu etwas gesetzt werden. Wenn Pflege mit dem Anspruch von Ganzheitlichkeit definiert wird, reichen hierzu nur ausführende Fähigkeiten nicht aus.

Der Patient sowie die Pflegeperson stehen immer in einem Kontext. Der kranke Mensch steht immer im Kontext seiner körperlichen, seelischen und sozialen Bezüge. Je größer die Anforderungen sind, den Kontext einzubeziehen, desto mehr Komponenten der Kompetenz sind notwendig.

Die Pflegeperson ist je nach Berufsverständnis und personaler Kompetenz auch als Person in ihr Handeln integriert, ihre Fähigkeiten kann sie mechanistisch oder rein methodisch ausüben, ist sie kompetent, so beruht dies auf ihrem Können als Person als Ganzes. Das heißt, dass z. B. ihr Gefühl auch mit in eine Entscheidung oder in ihr Handeln einfließen kann.

Fachspezifische Qualifikationen erfordern, dass sie in Lernzielkatalogen operationalisierbar sind. Menschliches Erleben und Handeln, zumal in Krankheit und existenziell bedrohenden Situationen, ist immer mehrdeutig interpretierbar, damit nicht immer exakt definierbar, nachweisbar oder begründbar, geschweige denn in Operationen zu erfassen.

Pflege, als zwischenmenschlicher Beziehungsprozess verstanden, beinhaltet immer eine Interaktion, die sich als Subjekt-Objekt-Beziehung in Form einer Einwegskommunikation gestalten kann oder als intersubjektive Beziehung, die dann Ausdruck von hoher personaler Kompetenz ist. Auf der Ebene von Fähigkeiten reichen dann Gesprächstechniken aus, in der Dimension der Kompetenz ist die Person als solche involviert.

Werden Pflegehandlungen infolge von Anordnungen als Einzelmaßnahmen ausgeführt, so wie im medizinischen Verständnis ein Organ für sich behandelt wird, so können Gesamtprozesse nicht erkannt werden. In dem Maße, in dem der kranke Mensch als Ganzheit gesehen wird, wird das Prozesshafte von Bedeutung. Leben ist fließend und prozesshaft. Diesem hohen Anspruch kann nur mit Kompetenz begegnet werden. Letztendlich geht es in der Pflege immer um den Menschen, das heißt, dass anthropologische Dimensionen immer wirken. Damit ist ebenfalls eine ethische Fundierung gegeben, auch wenn sie nicht immer zum Tragen kommt.

Unter der kurzen Skizzierung in Abbildung 4-1 können wesentliche Merkmale der Unterscheidung von Fähigkeiten, Qualifikationen und Kompetenz zusammengefasst und grafisch dargestellt werden.

4.5
Der Kompetenz zugrunde liegende Prozesse

Pflegekompetenz wurde als das Zusammenwirken verschiedener Komponenten von – Pflegeperson, Patienten und Umwelt – definiert.

Da zwar kompetentes Handeln, jedoch nicht die Kompetenz selbst direkt beobachtbar ist, sollen in den nächsten Schritten die ihr zugrunde liegenden Prozesse herausgearbeitet werden. Es geht vorerst nicht um eine Analyse des Gesamtgeschehens (Abb. 4-2), sondern um die Wirkmechanismen, die es einer Person ermöglichen, kompetent zu sein. Der Begriff Prozess wird hier nicht in der Definition einer Vorwärtsbewegung verwendet, sondern im Sinne von ursächlichen Bedingungen.

Wie im empirischen Teil der Studie gezeigt werden konnte, kommt dem routinemäßigen, dem reflektierenden, dem emotionalen und dem aktiv-ethischen Handeln große Bedeutung zu. In den drei Bereichen des Denkens, Fühlens und Handelns konstituiert sich Kompetenz. Dieses, vorerst als Grundannahme formuliert, trifft sicher generell auf die menschliche Fähigkeit zur Wissensverarbeitung und zum handlungsgeleiteten Verhalten zu. Hier im Gegenstand der Pflegekompetenz geht es um die besondere Ausprägung und die Bedeutung dieser einzelnen Komponenten. Da sie das Geschehen als Gesamtes bedingen, können sie nur zu analytischen Zwecken getrennt betrachtet werden.

4.5.1
Routine als Basis von Kompetenz

In der Dimension des regelgeleiteten Handelns kam der Routine ein hoher Stellenwert zu. Sie ermöglicht, dass die Pflegepersonen präzise und sicher werden in den Ausführungen ihrer Tätigkeiten. Motorisches und pragmatisches Geschick gehören zu ihrer Grundausrüstung. Der richtige Handgriff bei der Lagerung eines Patienten kann Schmerzen oder Folgeerkrankungen ersparen. Schnelles, praktisches Handeln dient nicht nur einer effizienten Arbeitsleistung, sondern ist oft aus hygienischen oder fachlichen Gründen notwendig. Je öfter diese Dinge durchgeführt werden, desto professioneller, im Sinne von korrekt und geschickt, können sie ausgeführt werden. Eine Pflegeperson braucht hier Sicherheit. Gelingt einem Handwerker sein Modellstück nicht, so kann er ein neues anfertigen, die Achtung vor dem Patienten jedoch erfordert das sofortige Gelingen.

Routine ist also eine Art von Können und bewegt sich schwerpunktmäßig im Bereich praktischer Fertigkeiten. Man könnte sie auch so beschreiben: Eine Pflegetätigkeit ist Routine, wenn sie zu den täglichen Arbeitsaufgaben gehört und schon so fest in das persönliche und organisatorische Handlungsschema eingegangen ist, dass sie unreflektiert, automatisch abläuft.

Den bisher genannten positiven Aspekten müssen nun allerdings auch negative gegenübergestellt werden. Die Gefahr innerhalb der Routine besteht darin, dass pflegerische Handlungen aus Gewohnheit – weil man das schon immer so getan hat – ausgeführt und damit ritualisiert werden. Dieses habituierte Verhalten kann nicht nur sinnloses Tun enthalten, sondern kann auch schädigende Wirkung zeigen.

Pflegerituale sind nicht nur in der deutschen Pflege anzutreffen, sondern über die Grenzen hinweg (Walsh/Ford 1996). Auch das Krankenhaus mit seinen Strukturen bietet einen breiten Boden für unreflektiertes und traditionsgeleitetes Verhalten.

Im Alltag haben Rituale jedoch oft eine sinnstiftende und Sicherheit gebende gesellschaftliche Funktion (etwa in Tauf-, Hochzeits- oder Trauerzeremonien). Ebenso können Rituale im therapeutischen Kontext wirksam sein; sie bewirken nicht nur einen Placebo-Effekt, sie befriedigen auch das ästhetische Bedürfnis des Menschen nach Form und Gestaltung an sich. In diesem Sinne wäre vorstellbar, dass Pflegewissenschaft auch eine Menge nützlicher Rituale identifiziert und Alternativen vorschlägt, wie von Zegelin im Buch «Pflegerituale» (Walsh/Ford 1996) aufgezeigt.

So kann man festhalten, dass sich Routine als immanenter Bestand von Kompetenz bezeichnen lässt, sie bildet in gewisser Weise die Basis dafür. Routine erfordert Übung, Zeit und Erfahrung, sie beinhaltet ritualisiertes Handeln, das jedoch kontinuierlich auf Sinn oder Unsinn zu prüfen ist.

4.5.2
Reflektierende Komponenten von Kompetenz

Wenn Pflegepersonen auf unterschiedlicher Ebene über sich selbst nachdenken, ihr Handeln beurteilen, die Gefühle des Patienten einschätzen oder über den Sinn von Pflege insgesamt reflektieren, so sind das alles kognitive Leistungen, die in einem größeren Umfang noch Informationsspeicherung, Wissensverarbeitung oder Lernvermögen beinhalten. Kognitive Fähigkeiten des Menschen sind natürlich die elementaren Grundlagen aller beruflichen Qualifikationen und jeglicher Kompetenz. Da in den Situationsbeschreibungen von Pflegepersonen dem Reflektieren und nicht so sehr anderen kognitiven Leistungen eine besondere Bedeutung beigemessen wurde, soll erst etwas näher auf diesen Begriff eingegangen werden.

Reflexion kann als «Deutungsprozess», der sich auf das Denken selbst bezieht, beschrieben werden. Dieser beinhaltet die Selbstbefragung eines handelnden Menschen dadurch, dass er sich Fragen stellt: «Was will ich eigentlich?» «Was tue ich?» «Was geht in mir vor?» Das Reflektieren ermöglicht eine innere Distanzierung – der Mensch kann innehalten und nachdenken. Er kann sich selbst fragend beobachten, seinen Weg, die Ziele oder das konkrete Handeln einschätzen und beurteilen.

Wenn hier der Frage nachgegangen wird: «Was ist Reflexion, und welche Bedeutung hat sie für die Kompetenz einer Pflegeperson?», so können Antworten auch im Zusammenhang mit anthropologischen Erkenntnissen gesucht werden.

Der Mensch ist weder ausschließlich durch seine Umwelt determiniert noch ausschließlich durch seine genetische Veranlagung. Der Mensch als «das autonom handlungsfähige, mit sich selbst identische Subjekt», von Oevermann postuliert (Liebau 1987, S. 108), wird aufgrund seiner Kompetenz, soziale Deutungsmuster zu erkennen, gesehen. Das bedeutet konkret, dass der Mensch fähig ist, seine individuellen Einstellungen, Erwartungen und Glaubensvorstellungen zu reflektieren. Dies ist freilich als eine idealisierte Form – oder nach Oevermann als «Normalform» – zu bezeichnen. «Die Normalform… ist damit fundamental durch eine Haltung der Selbstreflexion gekennzeichnet…» Hier bekommt die Fähigkeit zur Selbstreflexion einen sehr hohen Stellenwert im Sinne des Wachstums eines Menschen. «Die Autonomie des Subjekts wird in dem Maße wachsen, in dem es sich zu den Deutungsmustern, in die es einsozialisiert worden ist, in reflexiver Einstellung verhält.» (Liebau 1987, S. 110).

Was für das Individuum im Allgemeinen gilt, hat natürlich ebenso Bedeutung für die Krankenschwester als berufliche Person. So könnte man mit einer Übertragung aus anthropologischer Sicht formulieren: Berufliche Autonomie wird dann in dem Maße zunehmen, in dem Pflegepersonen aufgrund ihrer Reflexionsfähigkeit ihre Kompetenz erweitern.

Das Denken im Allgemeinen und das Reflektieren im Besonderen sind die kognitiven Prozesse, die die Bedingungen erst schaffen, durch die kompetentes Handeln zu ihrer je eigenen Ausprägung gelangt. Es ist der

Unterschied zwischen dem bewussten, das heißt durchdachten, und dem einmal gelernten stereotypen Tun.

Denkprozesse schließen auch die Erfahrungen, die in einer beruflichen Situation gemacht wurden, mit ein. Erst wenn diese Erfahrungen gedanklich verarbeitet werden, können sie zu einem späteren Zeitpunkt in weitere Erkenntnisse integriert werden, so entwickelt sich Kompetenz erst weiter.

Eine reflektierende Verarbeitung von Wissen und Erfahrungen dient dem Aufbau einer persönlichen Identität. Pflegepersonen kamen über das Nachdenken darüber, ob sie sich mit ihrer Rolle identifizieren konnten oder nicht, in manch einer Situation zu Formulierungen: «Wo bleibt hier der Sinn des Geschehens?» oder «Hier bin ich mit meinem Helfen-Können zufrieden.»

Dies mag darauf hinweisen, wie wichtig die Stabilität der eigenen Identität zur Ausprägung kompetenten Handelns ist. Eine Person, die ständig überfordert ist, weil sie vielleicht zu wenig Unterstützung zur reflexiven Verarbeitung ihrer Aufgaben erhält, oder dies nicht gelernt hat, wird sich immer häufiger inkompetent fühlen. Dies gefährdet ihre personale Stabilität, der Kreislauf schließt sich, und sie verliert vielleicht ihre noch vorhandene Kompetenz. Ebenso kann eine ständige Unterforderung aufgrund fehlender formaler Kompetenz zur Identitätskrise führen, gerade sehr engagierte Pflegepersonen verlassen dann diesen Beruf (Knipfer, Müller 1994).

In diesem Rahmen der kognitiven Fähigkeiten soll noch auf die Bedeutung der Überzeugung der eigenen Wirksamkeit (Flammer 1990, Sternberg/ Kolligian 1990) hingewiesen werden. Wenn eine Person sich selbst als kompetent erfährt, dies auch von anderen bestätigt bekommt, wächst ihre Überzeugung und damit wachsen auch die Potentiale, die ihr zur weiteren Entwicklung ihrer Kompetenz dienen.

Im Zentrum der verschiedenen Komponenten von Reflexion soll der Selbstreflexion ein besonderer Stellenwert beigemessen werden. Denn Pflegepersonen stehen, vor allem wenn sie Experten sind (Benner 1994), mit ihrer ganzen Persönlichkeit innerhalb des Pflegegeschehens, sie sind gänzlich involviert. Das bedeutet ein immer wieder notwendiges Ausbalancieren von Nähe und Distanz oder ein Abschätzen der eigenen Grenzen der Belastbarkeit.

So sind auch dies letztendlich kognitive Prozesse, die Kompetenz manifestieren. Denn so, wie Kompetenz definiert wurde, ist sie der Gesamtausdruck personalen Könnens. Auch wenn der Mensch als «epistemologisches Subjekt» die Fähigkeit hat, über sich selbst zu reflektieren, und dies sein Handeln bestimmt, so sind es doch auch noch andere wesentliche Merkmale, die ihn als Mensch in seiner Ganzheit erkennen lassen. Es ist die emotionale Konstitution, die elementar zum Wesen des Menschen gehört und damit auch für die Gestaltung von Kompetenz verantwortlich ist.

4.5.3
Emotionale Komponenten von Kompetenz

Wenn in der Pflege Gefühle eine große Rolle spielen, und dies konnte durch die Beschreibungen von Pflegesituationen nachvollzogen werden, so soll diesem Phänomen nachgespürt werden.

Kranke und existenziell bedrohte Menschen erleben vielfach starke Emotionen, die sie ausdrücken und unter denen sie auch leiden. Weil Pflegepersonen darauf reagieren, sind sie selbst auch mit ihren eigenen Gefühlen konfrontiert, das erfordert eine hohe Kompetenz im Umgang mit fremden und eigenen Gefühlen, zumal diese Art von Können in einem vorherrschend rational geprägten Medizin- und Pflegeverständnis kaum in Aus- und Weiterbildungsprogrammen beinhaltet ist. Gefühle von Wut und Ohnmacht können Energien aktivieren, die dann nach eingesetzten Strategien in ihrer Konsequenz die Lage eines Patienten verbessern oder den Pflegepersonen helfen, ihrem Berufsverständnis entsprechend zu handeln. So werden Gefühle zum Motor des pflegerischen Handelns.

Erst im Mitfühlen und Mitleiden entfaltet sich die Qualität pflegerischen Könnens. Die eigentliche Hilfe ist oft nicht das Beseitigen des Leids, sondern die Fähigkeit, es aushalten zu können, zu begleiten, zu stützen und einfach da sein zu können. Diese Art von Kompetenz beruht auf der Wahrnehmung von Gefühlen und auch auf dem «Zulassen-Können» der eigenen Gefühle. Sicher sind hier bei der Verarbeitung auch reflektierende, also kognitive Prozesse von Bedeutung, diesen liegt jedoch eine emotionale Kompetenz oder emotionale Intelligenz zugrunde.

Wie von Goleman (1996) in seinem Buch «Emotionale Intelligenz» untersucht wurde, haben Emotionen tiefe evolutionäre Wurzeln, sie sind im Stammhirn angelegt, das als ältester Teil unseres Gehirns grundlegende Lebensfunktionen reguliert. Erst im Neokortex, einer späteren Entwicklung unseres Gehirns, sind die Denkfähigkeiten allmählich entstanden. Das heißt, Emotionen und Instinkte haben in der gesamten Evolutionsgeschichte von Tieren und Menschen für das Überleben gesorgt. Vor diesem Hintergrund ist auch zu verstehen, dass das Rationale vorwiegend über die verbale und das Emotionale über die nonverbale Sprache als wiederum ältesten Anteil des Sprachvermögens ausgedrückt wird.

Pflegepersonen zeigen eine hohe Sensibilität für das, was Patienten nonverbal mitteilen. Eine Kompetenz in diesem Bereich ist, wie Goleman auch anführt (1996, S. 129), nicht einfach rational zu erlernen, sondern wird in früher Kindheit im Umgang mit emotional sensiblen Bezugspersonen gelernt. Es sind also wiederum Komponenten, die tief in einer Person angelegt sind und nur in ihrer Wirkung als Gesamtheit in Erscheinung treten.

Mit emotionaler Kompetenz möchte ich auch das bezeichnen, was wir unter Empathie verstehen. In einer psychologischen Interpretation ist es die Fähigkeit, sich emotional auf andere einzustellen. Dieser liegt eine Wahrnehmung der eigenen Gefühle zugrunde. Diese Fähigkeit ist an bestimmte Gehirnregionen gebunden und hat für sich genommen keine rationale Voraussetzung, denn auch Kleinkinder können Gefühle bei anderen wahrnehmen, wie Entwicklungspsychologen herausfanden. Empathie ist also unabhängig von akademischer Intelligenz. Gefühle können durchaus als eigenständiges Orientierungssystem betrachtet werden.

Unter Empathie wird von Mead (1993, S. 346) «eine unmittelbare Haltung der Vorsorge, der Hilfe eines Individuums für ein anderes» verstanden. Sie «entsteht beim Menschen darin, dass man in der eigenen Identität die Haltung des Individuums auslöst, das hilfebedürftig ist». Auch hier wird die äußere Erscheinung, die Fähigkeit, sich auf einen anderen einstellen zu können, beschrieben. Der Erklärungsansatz ist jedoch unter soziologischen Gesichtspunkten ein anderer. Im Symbolischen Interaktionismus werden die Grundqualifikationen für kommunikatives Handeln u. a. aus der Fähigkeit zur Rollendistanz und der Fähigkeit, sich in die Rolle eines anderen zu versetzen, erklärt. Die darin begründete Empathie wird hier als rein kognitive Struktur innerhalb des Interaktionsprozesses betrachtet. Sie ermöglicht, sich von Normen zu distanzieren, diese zu reflektieren oder sie als Erwartungen von anderen Menschen zu übernehmen.

Diese Grundfähigkeit des Menschen wird nicht nur hinsichtlich einer altruistischen Bedeutung diskutiert, sondern z. B. in Bezug zur Sprachentwicklung, der Erscheinung von Intoleranz und Vorurteilen. So ergaben Untersuchungen, dass die Fähigkeit zum Spielen von fremden Rollen stark mit der verbalen Intelligenz korrelierte (Krappman 1998). Das heißt, die Fähigkeit, sich in eine andere Person zu versetzen, hängt mit der Fähigkeit zu kommunizieren zusammen. In dem wenig ausgeprägten Vermögen, andere Menschen zutreffend wahrzunehmen, ihre oder die eigenen Haltungen zu interpretieren, wird die Entstehung von stereotypen Ansichten erklärt, also die Ursachen von Intoleranz, Vorurteilen oder autoritärem Verhalten. «Der Autoritarismus eines Individuums korreliert negativ mit der Anzahl der Rollen, die es übernehmen kann» (ebd., S. 149). In den hier angedeuteten verschiedenen Erklärungsansätzen zur Empathie ist ersichtlich, wie weitläufig bzw. tiefgründig deren Bedeutung ist, zumal sie im Rahmen des Identitätskonzeptes (Mead 1993, Krappmann 1988) eine bedeutende Rolle im Sinne einer Identitätsentwicklung und Aufrechterhaltung ihrer Balance einnimmt.

Das Vermögen einer Pflegeperson, einem Patienten empathisch zu begegnen, ist eine elementare Voraussetzung für kompetentes pflegerisches Handeln. Dies beruht auf einer emotionalen Leistung. Diese unterschiedlichen Komponenten von Empathie – Gefühle des anderen und die eigenen wahrnehmen, sich der Erwartungen bewusst sein, sie erfüllen oder sich distanzieren, sich in die Empfindungen, nicht nur in die Rolle des anderen hineinversetzen, mitfühlen, annehmen und verstehen – sind, wie die verschiedenen Erklärungsansätze zeigten, tief in einer Person verankert. Dies bestätigt das Verständnis von Kompetenz als Ausdruck einer Pflegeperson in ihrer Ganzheit. Kognitive und emotionale Aspekte können zwar getrennt betrachtet werden, ihre Wirkung vollzieht sich jedoch in ihrer Gesamtheit.

4.5.4
Aktiv-ethische Komponenten von Kompetenz

Wie in der bisherigen Ausführung deutlich wurde, bedingen kognitive und emotionale Prozesse maßgeblich die Kompetenz. Sie allein jedoch ergeben noch keine Vollständigkeit, denn das emotionale Wahrnehmen einer Situation und die damit ausgelösten Denkprozesse müssen noch nicht zwangsweise zu einer ausreichenden Handlung führen, wie sie im Verständnis von Kompetenz formuliert ist. Die noch hinzukommenden Komponenten liegen in der Handlungsfähigkeit an sich.

Damit sind nicht in erster Linie die pragmatischen oder manuellen Fertigkeiten gemeint, die natürlich auch Grundlage jeder beruflichen Kompetenz sind, sondern die Tatsache zu handeln, und zwar die Handlung so zu gestalten, dass sie der Situation von ihrem Wesen her gerecht wird. Das heißt die Orientierung liegt nicht allein im Sachwissen, den üblichen Regeln und Normen, sondern in ihrer einzigartigen Erfordernis. Pflegesituationen sind, wie wir gesehen haben, immer individuell, einmalig und kontextuell, sie sind daher auch immer in anthropologischer und ethischer Weise zu interpretieren. Das heißt, dass umfassende Kompetenz auch immer diese Dimensionen miteinzubeziehen hat.

Um pflegerisches Handeln in diesem Sinne zu beschreiben, reichen die Grundannahmen der Handlungstheorien nicht aus. Diese gehen davon aus, dass der Mensch als autonomes Subjekt aktiv auf seine Umwelt einwirkt, sich selbst Ziele setzt und sie in geplanter, strukturierter Weise umsetzt.

«Handlungstheorien betrachten Verhaltensweisen nur insofern, als sie als Handlungen, d. h. von der Person wählbare, willkürliche und als Mittel für ein Ziel interpretierbare Verhaltensweisen angesehen werden können.» (Edelmann 1994, S. 306). In diesem Verständnis werden zwar motivationale Einflüsse mit hinzugenommen, die handlungsleitenden Kognitionen jedoch sehr stark betont.

Auch wenn man jedem Handeln ein Ziel unterstelle, so könne das bei weitem nicht immer als rational begründet, geschweige denn willentlich im Sinne dieser Zielorientierung ausgeführt werden, so Bandura (1990, S. 315).

Gerade im Pflegeberuf sind Gefühle und Intuition von sehr positiver Bedeutung dahingehend, dass ein Patient in all seinen körperlichen, seelischen und geistigen Bezügen als kranke Person eben doch nicht rein kognitiv erfasst werden kann. Deshalb muss hier dem Handeln bzw. der Kompetenz immer eine anthropologische Sichtweise unterstellt werden, die den Menschen offen, unvorhersagbar, auch ganz anders oder einmalig in seinem Sein erkennt. Pflege begründet sich aus dem Wert, den wir menschlichem Leben zuschreiben (Arndt 1996). Deshalb ist pflegerisches Handeln immer wertegeleitet, in der besonderen Verantwortung, stellvertretend oder als «Anwalt» für den Patienten zu handeln.

«Stellvertretendes Handeln» kann auch als dreifaches Mandat verstanden werden. Die Pflegeperson vertritt den Patienten sowie sich selbst in ihren Vorstellungen und Bedürfnissen. Ebenfalls vertritt sie die Institution in ihren geschriebenen und ungeschriebenen Normen. Dabei handelt sie nach eigener Vorstellung, organisiert Ressourcen aus sich und der Umgebung.

Die Berücksichtigung all dieser Faktoren würde allein noch nicht eine aktiv-ethische Kompetenz ausmachen, käme nicht der Moment des Gestaltens, des Umsetzens als einmaliger Akt des «Tuns» hinzu. Wenn eine Pflegeperson angesichts einer moralisch nicht zulässigen Situation diese als moralisch nicht zulässig erkennt, sich dann fragt: «Habe ich das Recht, so zu denken?» und daraus keine Konsequenzen zieht, so fehlt die Komponente des aktiv-ethischen Handelns.

Das Wesen einer aktiv-ethischen Kompetenz liegt in der Kunst des aktiven und sichtbaren Zusammenfügens von Komponenten, wie richtigem Tun oder Unterlassen, dem Erfassen des Wesentlichen, dem Gebrauch der Intuition, von Mut und eigener Gewissheit. Es ist schwer zu sagen, welche Prozesse diesem zugrunde liegen; sie mit nur kognitivem, emotionalem oder zweckrationalem Handeln zu bezeichnen reicht nicht aus. Vielleicht ist dies eher mit dem Begriff der Kunst zu umschreiben: «Kunst ist das Ergebnis oder die Darstellung des Erfassens der Wirklichkeit, die hinter der Wirklichkeit liegt, sie erlaubt uns den Blick durch die Dinge und durch die Situation hindurch.» (Bienstein 1996). In der Pflege kann das heißen, dass sie zur Kunst wird, wenn die Pflegeperson fühlt und erkennt, was «hinter der Haut» ist.

Kompetenz ist dann in voller Ausprägung vorhanden, wenn das Wesentliche nicht nur erfüllt und erkannt ist, sondern wertegeleitet ist und in aktive Gestaltung übergeht. Denn was nützt es der Künstlerin, wenn sie ihr Bild als Vision erspürt, die Struktur der Gestaltung erkennt, aber Farbe und Pinsel nicht in der rechten Weise zu gebrauchen versteht. Das heißt konkret für eine Pflegeperson, dass sie z. B. den nicht geäußerten Schmerz des Patienten nicht nur erfühlt oder erkennt, sondern auch in Aktion tritt.

Statt einer Zusammenfassung erfolgt die grafische Darstellung (Abb. 4-2) der Komponenten, die als Prozesse der Kompetenz zugrunde liegen. Es sind also auf eine Person bezogene grundlegende Prozesse, die Kompetenz bedingen.

Diese beinhalten:

- kognitive Leistungen:
  - denken
  - reflektieren

- emotionale Leistungen:
  - fühlen
  - empathisch sein

- aktionale Leistungen:
  - handeln
  - regelgeleitet
  - routinemäßig
  - wertegeleitet
  - personal stark sein.

Damit ist eine Perspektive der Kompetenz aufgezeigt, die als ursächliche Bedingungen in die Gesamtstruktur (vgl. Abb. 8-1) einfließt.

Da es in dieser Theorie der Pflegekompetenz jedoch auch um den Patienten und das Umfeld geht, müssen weitere Perspektiven der Pflegekompetenz betrachtet werden. Dies erfolgt im nächsten Abschnitt.

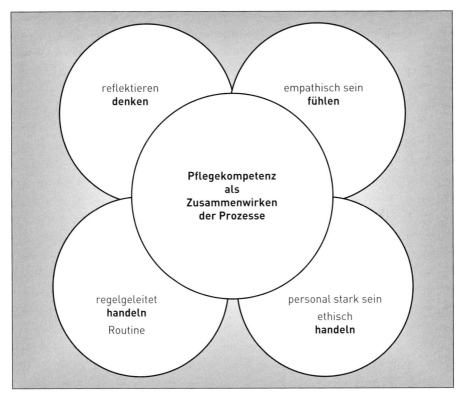

Abbildung 4-2: Die einer Person zugrundeliegenden Prozesse von Kompetenz

Pflegekompetenz als Bezug zum Patienten

In der Literatur wurde Kompetenz bisher fast ausschließlich aus der Perspektive des Menschen an sich oder einer Person betrachtet. White betonte die Motivation, Bandura die Selbstüberzeugung, Liebau rekonstruierte das Subjektmodell, in der Selbstkonzeptforschung wurden die Kognitionen einer Person herausgehoben. Bei E. Olbrich wurde die Transaktionalität und Kontextualität betont. Im Konzept der Schlüsselqualifikationen werden diese als Tätigkeitsmerkmale, Aufgabengebiete oder Qualifikationen beschrieben. Diese werden allgemein oder innerhalb eines Berufes aufgelistet, jedoch in ihren kontextuellen Bezugssystemen nicht weiter definiert.

Pflegekompetenz ist in ihrer Spezifität immer in Bezug zum Patienten zu verstehen. Deshalb soll nun dieser Bezug unter kompetenztheoretischen Gesichtspunkten, entsprechend der empirischen Grundlage aus Kapitel 3, betrachtet werden.

4.6.1
Pflegebezug in der Dimension des regelgeleiteten Handelns: Wissen anwenden können

Die Pflegeperson richtet ihre Handlungsmaßnahmen auf den Patienten. Der Patient ist das Objekt, an dem Pflege verrichtet wird. Dieses spiegelt sich auch in dem Ausdruck «Pflege bei» wider: In der Ausbildung wurde oder wird immer noch «Pflege bei» Leberzirrhose, Asthma, Fieber usw. unterrichtet (Juchli 1976).

Im Paradigma des Medizinischen Modells (Aggleton, Chalmers 1989, S. 6) ist dieser eindimensionale Bezug ebenfalls zu erkennen. Der medizinischen Behandlung, auf das Organ gerichtet, folgt die entsprechende pflegerische Behandlung. Pflege ist demnach als weitere Ausführung der medizinischen Behandlung zu sehen.

Der pflegerische Bezug kann unidirektional als Subjekt-Objekt-Beziehung bezeichnet werden (Abb. 4-3).

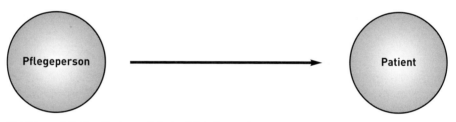

Abbildung 4-3: Der Patient wird als Objekt betrachtet

4.6.2
Pflegebezug in der Dimension des situativ-beurteilenden Handelns: vertieft einfühlen/wahrnehmen

Hier wird der Patient als Subjekt betrachtet, das heißt, er wird als Person in seiner Lebenswelt wahrgenommen. Die Pflegehandlungen geschehen innerhalb einer Interaktion. Das bedeutet, dass die im Vorfeld geplanten Maßnahmen in der konkreten Situation flexibel gehandhabt werden. Pflegeplanung, als Instrument der Pflege, erfüllt noch nicht per se diesen Anspruch. Oft werden Pflegeziele und Pflegemaßnahmen ohne tatsächliche Beteiligung des Patienten umgesetzt, daraus resultieren Konflikte, die Pflegeplanung wird als «theoretisches Konstrukt» abgelehnt.

Innerhalb des Pflegebezugs kommt hier der Partizipation (Heering u. a. 1997), das heißt, der Patient wird in seine Pflege miteinbezogen, ein hoher Stellenwert zu.

Der pflegerische Bezug kann so verstanden werden, dass der Patient als Subjekt erkannt, er in seine Pflege miteinbezogen und sein Umfeld berücksichtigt wird (Abb. 4-4).

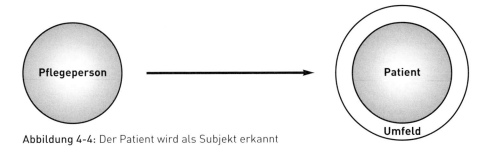

Abbildung 4-4: Der Patient wird als Subjekt erkannt

4.6.3
Pflegebezug in der Dimension des reflektierenden Handelns: selbstreflexiv sein

Auf dieser Stufe bezieht sich die Pflegeperson auch selbst als Subjekt in die Beziehung zum Patienten mit ein. Ihre eigenen Gedanken, Gefühle und Grenzen sind integrativer Bestand der Pflegebeziehung. Auch wenn sie nicht explizit formuliert werden, sind sie bedeutsam. Die Pflegeplanung kann hier auf der Basis einer Pflegetheorie verstanden werden, die sich als «Pflege ist ein interpersonaler Beziehungsprozess» (Peplau 1995) artikuliert.

Der pflegerische Bezug kann als Subjekt-Subjekt-Beziehung gesehen werden, das Umfeld beider Personen wird miteinbezogen (Abb. 4-5).

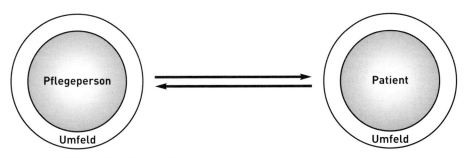

Abbildung 4-5: Subjekt-Subjekt-Beziehung

4.6.4
Pflegebezug in der Dimension des aktiv-ethischen Handelns: personal stark sein

In dieser Dimension von Kompetenz kommt der Subjektbeziehung noch eine Qualität der ethischen Orientierung hinzu. Die ethische Ausrichtung durch Erkennen und Wahrnehmen alleine reicht jedoch noch nicht aus, es kommen besondere Aktivitäten hinzu, die in Kapitel 3 als hervorragende Komponenten pflegerischer Kompetenz beschrieben sind. Die Ausprägung dieser Qualität von Subjektbeziehung, die sehr stark eine Hilfe im umfassenden Sinn für den Patienten bedeutet, ist in der Pflegeperson im Sinne ihrer Ich-Stärke ihres beruflichen Verständnisses und ihrer persönlichen und beruflichen Identität fundiert.

Der pflegerische Bezug ist hier also auf der Basis von Werten und durch seine ethische und aktiv handelnde Qualität charakterisiert (Abb. 4-6).

Der Pflegebezug gehört, wie eben ausgeführt werden konnte, zum wesentlichen Bestand der Pflegekompetenz. Er ist der Pflege immanent und fließt damit auch in die Betrachtung der Gesamtstruktur der Pflegekompetenz. Diese erfolgt im nächsten Abschnitt und wird in der Abbildung 4-7 dargestellt.

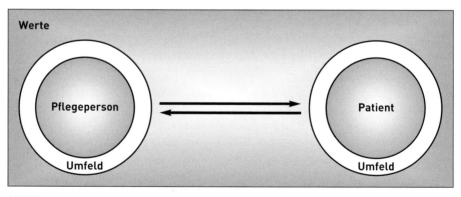

Abbildung 4-6: Werte

4.7
Kompetenz in ihren Strukturen

In den vorangegangenen Abschnitten wurde Kompetenz vorwiegend aus der Perspektive der Person diskutiert. Da jedoch Kompetenz nur in Relationen definiert wurde und Pflegekompetenz nur im Kontext der Pflege zu verstehen ist, so erfolgt nun der Versuch einer Zusammenschau unter weiteren Perspektiven.

So wie sich jedes Phänomen in seiner einmaligen Ausprägung zeigt, so kann auch Kompetenz in ihrer Ausgestaltung erkannt und bestimmt werden. Es gilt dazu, sowohl die ursächlichen Bedingungen aufzuzeigen als auch den Kontext, der hier durch die berufliche Einbettung vorliegt. Kompetenz beinhaltet Strategien des Handelns und führt zu Konsequenzen, die als Hilfe für den Patienten wirksam werden.

Demnach erfolgt nun die Betrachtung unter Anwendung des Modells nach Strauss, Corbin (1996) (vgl. Abb. 4-7):

– der Kompetenz als Phänomen an sich

– der Pflegeperson mit ihren personalen Ressourcen

– des Kontextes mit seinen beeinflussenden und ursächlichen Bedingungen

– des Patienten einschließlich seines Bezuges zur Pflegeperson (Pflegebezug)

– der Prozesse, Strategien

– und der Konsequenzen von Kompetenz.

4.7.1
Pflegekompetenz an sich

Kompetenz an sich kann nicht als isoliertes Konstrukt erkannt oder definiert werden. So kann auch die Pflegekompetenz nur in ihrem Gesamtwirken als Bezugssystem zwischen Pflegeperson und Patient einschließlich ihres Umfeldes gesehen werden. Die in Erscheinung tretende Gestaltung – als Performanz – ist vielfältig und zeigt sich in Phänomenen, wie Wissen in Form von Information oder Beratung dem Patienten vermitteln, das Wissen als Können einer Pflegemaßnahme anwenden, Situationen wahrnehmen, beurteilen und Entscheidungen treffen, den Patienten annehmen, sich einfühlen, ihn unterstützen, begleiten, einfach bei ihm sein. Des Weiteren zeigt sich Kompetenz durch Kooperation und Austausch im Kollegenkreis und in den angrenzenden Berufsgruppen. Reflexionen über Maßnahmen, eigene Gefühle oder sinnvolles Handeln finden statt, Werte werden berücksichtigt. Routine wird korrekt ausgeführt, und über das Pflegeverständnis wird nachgedacht.

Auch durch eine derartige Auflistung kann Pflegekompetenz nicht vollständig beschrieben werden, denn ihr Träger ist immer die Pflegeperson als Person an sich, die transaktiv mit anderen Personen, mit sich selbst oder einem Objekt der Handlung in Bezug ist. So ist diese Situation unter anthropologischen Gesichtspunkten immer einzigartig und die Pflegesituation meist sehr komplex.

Deshalb kann Pflegekompetenz an sich nur sehr abstrakt erfasst werden, jedoch kann eine Annäherung über andere, sie bestimmende Bedingungen und Faktoren erfolgen.

4.7.2
Die Pflegeperson mit ihren personalen Ressourcen

Damit Kompetenz in den Bereich der Performanz, also der sichtbaren Handlungen treten kann, bedarf es ursächlicher Bedingungen, die in der Person selbst begründet sind. Dies wurde bereits in Kapitel 4.5 unter der Perspektive der kognitiven, emotionalen und aktionalen Prozesse dargestellt. Weitere Betrachtungen sind notwendig: Es ist eine anthropologisch fundierte Ausstattung des Menschen, die es ihm ermöglicht, Kompetenz auf einer universalen und auch auf einer historischen Ebene zu entwickeln (Liebau 1987). Der Mensch, auch bedingt durch seinen Sozialisationsprozess, verfügt jeweils über seine Fähigkeiten und Kompetenz und damit über den Grad der Ausprägung seiner Autonomie, seiner persönlichen und beruflichen Identität.

Des Weiteren kann die berufliche Sozialisation in Form der Ausbildung und der Weiterbildungen als Grundlage beruflicher Kompetenz genannt werden. Dieser Aneignungsprozess ist jedoch nicht nur als von außen induziert zu sehen, es sind aktive Leistungen, die das Individuum mit seinen individuellen Potentialen vollbringt.

Es sind insbesondere kognitive und emotionale Komponenten, die als grundlegende Prozesse sowohl Interaktionen im zwischenmenschlichen Kommunikationsverhalten hervorbringen als auch Handlungsmöglichkeiten generieren. Ebenso trägt die Art und Weise, wie eine Person mit den von der Umwelt an sie gestellten Herausforderungen umgeht, zur Entwicklung ihrer Kompetenz bei.

Die Fähigkeit zu lernen hängt nicht nur von der Intelligenz ab, sondern sehr wesentlich von den Erfahrungen, die die Person konstruktiv verarbeiten und durch die sie ihr Wissens- und Verhaltensrepertoire erweitern kann.

Je nach individueller Persönlichkeitsstruktur und sozialen Erfahrungen bedingen Einstellung und Haltung der Pflegeperson ihr Verhalten, ihre Handlungen und die Kommunikation mit dem Patienten. Da sich über diese Elemente wesentlich die Kompetenz ausdrückt, ist der Einstellung und Haltung einer Person hohe Bedeutung zuzumessen. Nicht zuletzt sei in diesem Zusammenhang auf die Wirksamkeit der Selbstüberzeugung hingewiesen, wie Bandura in seinen Studien (1976, 1990) darstellt.

Es sind also in der Person tief verankerte Komponenten, die als ursächliche Bedingungen Kompetenz konstituieren. Deshalb kann Kompetenz immer als Ausdruck eines personalen und damit eines einzigartigen Geschehens bezeichnet werden. Ob und wie diese personalen Potentiale und Ressourcen in einer konkreten Situation zur Anwendung kommen, hängt nun auch wesentlich von Faktoren der Umwelt, speziell der Institution und des Berufsfeldes ab.

4.7.3
Der Kontext mit seinen beeinflussenden und ursächlichen Bedingungen

Inwieweit eine Pflegeperson im Rahmen ihrer beruflichen Ausübung selbstständig und kompetent sein kann, hängt nicht nur von ihrem personalen Können ab, sondern wird maßgeblich durch kontextuelle Faktoren bestimmt.

Bisher wurde Kompetenz fast ausschließlich unter dem Verständnis von Wissen und Können betrachtet. Wie jedoch in Kapitel 1 ausgeführt, ist sie auch im Sinne von Recht und Befugnis definiert. Diese so genannten formalen Kompetenzen setzen den Rahmen für das Maß der Ausübung der beruflichen Aufgaben. Das bedeutet, dass die formale Berechtigung, die aufgrund der Ausbildung oder Weiterbildung festgelegt ist, die Grenzen der Kompetenz im Sinne von Wissen, Können und Handeln bestimmt.

Nun ist eine sonst so klare rechtliche Regelung gerade im Pflegeberuf höchst problematisch und keineswegs unter pragmatischen Gesichtspunkten eindeutig. Denn unter dem Gesichtspunkt der ärztlichen Befugnis für Diagnostik und Therapie wird der Pflege rein juristisch im Rahmen des Delegationsrechtes der Kompetenzbereich zugeschrieben. In diesem Rahmen ist die Pflege in Assistenzfunktion zu sehen. Pflege hat sich jedoch schon immer auch außerhalb von Diagnostik und Therapie definiert.

Diese formalen Unklarheiten in der Kompetenzzuständigkeit beeinflussen doch sehr stark die Kompetenz der Pflegepersonen in dem Sinne, dass sie entweder ihr Wissen begrenzen und nicht ausführen können oder ihr Wissen zur Anwendung bringen und damit eine formale Grenzüberschreitung begehen. Diese Dilemmata konnten in einigen Situationsbeschreibungen aufgezeigt werden.

Nicht nur rechtliche Befugnisse sind Ausdruck der Machtverhältnisse, zusätzlich sind es noch Strukturen von Vorschriften, Regelungen oder Verordnungen, die das Verhalten und das Handeln bestimmen. Aber auch nicht explizit niedergelegte Regeln aus den sozio-kulturellen Bereichen wie Normen, Rituale oder Berufsverständnis sind es, die sich stark, wenn nicht überwiegend auf die Kompetenz auswirken. Ob eine Pflegeperson den Mut hat, den Patienten in nicht konformer Weise zu begegnen, hängt davon ab, welche Sanktionen sie zu befürchten hat.

Wie bereits beschrieben, definiert sich Kompetenz auch durch Faktoren auf der Seite der Anforderungen. Patienten als mündige Bürger erwarten heute mehr an Information, Beratung und Partizipation; so sind Pflegepersonen gefordert, dieser Erwartung nachzukommen. Anforderungen erweitern den Kompetenzbereich; betrachtet man dies über einen längeren Zeitraum, so könnte man sagen, dass veränderte inhaltliche Gegebenheiten Tatsachen schaffen und damit auch formale Auswirkungen nach sich ziehen.

Ohne nun diese Diskussion inhaltlich zu vertiefen, ist festzuhalten, dass Anforderungen formell oder informell die Entwicklung und Ausprägung von Kompetenz bestimmen. Auf der Seite der Anforderungen stehen gesetzliche und berufliche Vorgaben, Vorgesetzte, Leitbilder einer Institution, angrenzende Berufe, insbesondere der Arztberuf, ebenfalls das Berufsverständnis im Team oder Meinungen aus der Öffentlichkeit. Es sind also auch die kontextuellen Bedingungen, die Pflegekompetenz ermöglichen und ihr den Rahmen geben.

4.7.4
Berufliche Alltagsfaktoren

Als weitere kontextuelle Bedingungen, die die Kompetenz von Pflegepersonen beeinflussen, können so genannte Alltagsfaktoren genannt werden. Es handelt sich dabei um spezifische Arbeitsbedingungen, wie Schichtdienst, Arbeitsbelastungen oder auch räumliche Gegebenheiten. Dass nächtliche und unregelmäßige Arbeitszeiten die Gesundheit, Konzentrationsfähigkeit und damit auch die Leistung einer Person beeinträchtigen, liegt auf der Hand und soll hier nicht weiter vertieft werden. Denn diese Anforderungen sind auch in anderen Berufen notwendig. In den Pflegeberufen jedoch entstehen oft spezifische Situationen, die einer besonderen Betonung bedürfen.

Aufgrund der knappen Personalbemessung müssen die Stationen mit Mindestbesetzung geplant werden. Fällt plötzlich eine Krankenschwester durch Erkrankung aus, so muss umgehend, oft in wenigen Stunden, eine

Ersatzperson des Teams aus der Freizeit angefragt werden, um für diesen Schichtdienst einzuspringen. Das Pflichtbewusstsein und die Kollegialität ermöglichten das auch, allerdings werden hier oft die Grenzen des Zumutbaren überschritten. Muss auf einen Theaterbesuch wiederholt kurzfristig verzichtet werden, können im Freundeskreis Verabredungen nicht eingehalten werden oder reichen die Erholungspausen – nach dem fünften Sonntagsdienst – nicht aus, so hat das kritische Auswirkungen. Einzelne Mitarbeiter schützen sich vor Überbelastung, indem sie sich einen Anrufbeantworter zulegen und nicht mehr direkt telefonisch zu erreichen sind. Vorgesetzte jedoch sind für die Besetzung des Dienstplanes verantwortlich. In dieser Problematik kann nicht nur die rechtliche Seite der Dienstverpflichtung geltend gemacht werden. Es müssen auch die Auswirkungen auf die persönliche Arbeitseinstellung gesehen werden. Diese wiederum beeinflusst das tatsächliche Handeln, ob jemand mit viel Energie und positiver Einstellung oder demotiviert am Ende seiner Kraft arbeitet.

So sei festzuhalten, dass Arbeits- und Freizeitbedingungen sehr eng miteinander verbunden sind und nicht nur durch die Bedürfnisse der Personen, sondern auch sehr konkret durch äußere Faktoren bestimmt sind. Weitere berufsspezifische Faktoren sind auch die Bezahlung, die zwar auch subjektiven Charakter hat, allerdings bei nicht bezahlten Überstunden auch einen objektiven Faktor aufweist. Ob eine Pflegeperson ihre Kompetenz voll zur Wirkung bringen kann, hängt nicht zuletzt auch von räumlichen Situationen ab. Ein Beratungsgespräch mit einem Patienten, im 5-Bett-Zimmer geführt, hat sicher nicht die gewünschte Qualität und wird als Begrenzung sowohl von der Pflegeperson als auch vom Patienten erlebt.

4.7.5
Der Patient, einschließlich seines Bezuges zur Pflegeperson

Pflegekompetenz, definiert als Zusammenwirken der Pflegeperson und des Patienten, wird nicht nur ursächlich bedingt durch das Umfeld beider Personen, sondern im eigentlichen durch den Patienten selbst.

Der Patient in seiner Situation bestimmt, was er von der Pflege braucht und wie er es annehmen will. In diesem Sinne geht ein Mensch, indem er sich in eine Institution begibt, ein – wenn auch unausgesprochenes – Vertragsverhältnis ein. Professionelle Pflege stellt ihre Kompetenz zur Verfügung. Diese Kompetenz kommt im Rahmen einer Pflegebeziehung zum Tragen. Dieser Pflegebezug gestaltet sich, wie unter Kapitel 4.6 genauer beschrieben, in unterschiedlicher Form und Qualität, er wird jedoch formal immer vom Patienten her definiert, auch wenn dieser bewusstlos ist, so liegt die Legitimierung im beruflichen Auftrag der Pflegeperson.

Das berufliche Pflegeverständnis ist in vieler Hinsicht beschrieben, in gesetzlichen Vorgaben festgelegt, in Pflegetheorien definiert, als Normen in den Pflegepersonen internalisiert. In allen diesen Ausführungen erfolgt die Ausrichtung natürlich auf den Patienten, es wird ihm unterstellt, was er braucht. Eine explizite Formulierung, dass der Patient selbst den Maßstab der Pflege setzt, ist kaum zu finden. Vielleicht hängt das mit dem ärztlichen Verständnis zusammen, in dem der Arzt die Art und Weise der Hilfe für den Patienten festsetzt. Der kranke Mensch ist in diesem Verständnis eigentlich nur Objekt.

Ist die Pflegebeziehung dergestalt, dass die Pflegeperson ihre Hilfe in Form ihrer Kompetenz anbietet und der kranke Mensch dieses Angebot als Hilfesuchender annimmt, so bedingt dieser Pflegebezug sich gegenseitig. Es ist ein wechselseitiger Austausch, in dem die Pflegeperson nicht nur ihr Wissen gibt, sondern gerade dadurch kompetent ist, dass sie die Nachfrage des Patienten als quasi vertragliche Aufforderung auch annimmt. Denn der Patient bringt seinerseits genauso seine Kompetenz in Form von Lebens- und Krankheitsbewältigung, von Wissen und Können, einschließlich seiner Ressourcen mit. Somit ist auch der Patient selbst als Bedingung von Pflegekompetenz zu verstehen.

Nur in diesem Rahmen kann Pflegekompetenz zur Ausführung kommen. Es sind also die Anforderungen, die der Patient stellt, durch die sich pflegerisches Handeln begründet. Die Art und Weise der Anforderungen, der Erwartungen oder auch der Herausforderungen bestimmt, je nach Auseinandersetzung damit, die Dimensionen der Pflegekompetenz und ihre Weiterentwicklung.

4.7.6
Prozesse und Strategien

Wie oben aufgeführt wurde, vollzieht sich pflegerische Kompetenz in wechselseitigen Bedingungen, es ist vor allem das Beziehungsgeschehen zwischen Pflegeperson und Patient, das nur in seiner Dynamik verstanden werden kann. Es sind also Prozesse, die Kompetenz hervorrufen und innerhalb derer sie interpretiert werden kann.

Nachdem im Rahmen eines komplexen, dynamischen und prozesshaften Verständnisses von Pflege einige ursächliche Bedingungen für die Ausprägung von Fähigkeiten und Kompetenz aufgezeigt werden konnten, erfolgt nun eine Betrachtung hinsichtlich der Strategien, die mit dem Phänomen Kompetenz zusammenhängen.

Indem ein Ingenieur sein Sachwissen anwendet, fertigt er Pläne, er konstruiert sie auf dem Reißbrett. Seine Kompetenz zeigt sich z. B. in der Genauigkeit seiner Berechnungen, diese müssen stimmen, damit danach z. B. die Handwerker die Brücke bauen können. Wenn er seine Berechnungen geprüft hat, oder prüfen hat lassen, besteht kein Grund, Strategien zu einer Veränderung zu entwickeln.

Eine Pflegeperson kommt während der Durchführung von Pflegemaßnahmen zu der Einschätzung, dass der Patient veränderte oder bisher noch nicht berücksichtigte Maßnahmen dringender bräuchte. Da sie manches nicht alleine entscheiden kann, muss sie, um ihr Ziel zu erreichen, Strategien entwickeln. Sie leistet vielleicht Überzeugungsarbeit im Kollegenkreis, sie nimmt Supervision, um ein Gespräch mit dem Chefarzt sicherer führen zu können, sie verändert ihre Gesprächsstrategie, um erst die Basis für eine Beratung zu schaffen, das Team führt ausdauernde Gespräche, um die Ärzte zu etwas zu veranlassen. Die Fähigkeit, Strategien zu entwickeln, ist der Pflegekompetenz immanent.

Da die Ausübung kompetenten Handelns in einer hierarchischen Stufung dargestellt werden konnte, ist anzunehmen, dass mit höherer Ausprägung vermehrt und verbesserte Strategien eingesetzt werden, um dem eigenen beruflichen Selbstverständnis besser gerecht zu werden. Vor allem in der Dimension der aktiv-ethischen Kompetenz konnten dadurch Patienten Hilfe erfahren, die in der täglichen Routine nicht möglich gewesen wäre.

4.7.7
Konsequenzen von Kompetenz

In dieser Untersuchung konnte auf empirischer Basis ein Zusammenhang von Kompetenz und daraus resultierenden Konsequenzen aufgezeigt werden. Es geht nicht um die banale Grundannahme, dass jedes Tun und Handeln natürlich immer auf Fähigkeiten beruht und meistens Konsequenzen zur Folge hat. Es geht um den spezifischen Nachweis, dass Pflegepersonen aufgrund ihrer Kompetenz aktiv und ersichtlich Patienten zur Verbesserung ihrer spezifischen Situation beitragen konnten.

Je nach Dimension der Erfordernisse und Pflegekompetenz wurden folgende Ergebnisse erzielt:

Schmerzen psychischer oder körperlicher Art wurden gelindert, Angst reduziert, Hoffnung gegeben, ein Patient lernte wieder laufen, einer Patientin konnte eine Operation erspart werden, Kinder wurden getröstet, die Entlassung des Patienten wurde früher möglich, Schaden durch eine mögliche Allergie wurde abgewendet, Sicherheit wurde in der existenziellen Bedrohung gegeben, die Rehabilitation der Patientin konnte mit mehr positiver Zuwendung erfolgen, im Sterben erfolgte gute Begleitung, Informationen und Beratung wurden gegeben, die Intuition verhinderte eine lebensbedrohende Komplikation, mehr Körperwahrnehmung konnte für den Patienten erreicht werden, durch Akzeptanz ohne Vorurteile erlebte die Patientin Solidarität, durch außergewöhnlichen Mut konnte einem Jungen in seiner Verzweiflung geholfen werden und ein Team erlebte Entspannung, die Würde des Menschen wurde geachtet, tiefes Mitgefühl erleichterte den Patienten die Lage, Angehörige wurden beraten und in Pflegehandlungen angeleitet, durch zusätzliches Engagement und Gespräche erlebten Patienten Hilfe, für Patienten wurde stellvertretend gehandelt, den Patienten in der Psychiatrie wurde Freude bereitet, auch wurden ethische Dilemmata besprochen und nach Lösungen gesucht.

Zusammenfassend lässt sich aussagen, dass Pflegepersonen aufgrund ihrer umfassenden Kompetenz Hilfe für Patienten bewirken, die sehr elementare Lebensbereiche einschließt. Diese Hilfe bezieht sich nicht nur auf medizinische Behandlung körperlicher Erkrankungen, sondern umfasst den Menschen in seinem Befinden insgesamt. So unterstützt Pflege den Menschen in all seinen Aspekten, von körperlichem Leiden bis zu transpersonalen Dimensionen. Gerade die spirituellen Bedürfnisse (Jäger 1999) stellen sich im Kranksein des Menschen mit den Fragen nach dem Sinn des Lebens. Pflegende können diese Herausforderung annehmen.

Das Vermögen dazu und die Art der Qualität hängen von der Kompetenz der Pflegeperson ab. Diese steht wiederum in der Vernetzung von Bedingungen in ihrer Person und des beruflichen Kontextes.

In der Grafik (Abb. 4-7) zur Verdeutlichung dieser strukturellen Vernetzung sind die ursächlichen Bedingungen und die Bedeutung des Kontextes einschließlich der Alltagsfaktoren zu erkennen. Im Zentrum steht das Phänomen der Kompetenz in seiner spezifischen Form als Pflegebezug zwischen Pflegeperson und Patient. Des Weiteren gehören die Prozesse und Strategien dazu und die Konsequenzen als Ergebnisse der Kompetenz pflegerischer Wirksamkeit. Da Pflegekompetenz sich nur innerhalb von Pflege definiert, ergibt diese den Bezugsrahmen, dargestellt in der äußeren Umrandung des grafischen Modells.

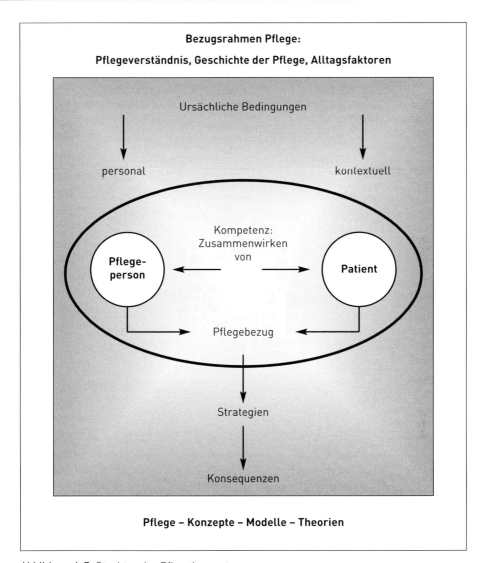

Abbildung 4-7: Struktur der Pflegekompetenz

5 Analyse und Interpretation der Pflegekompetenz

Pflegekompetenz ist die Stärke
der Person, in komplexen, nicht
vorhersagbaren Situationen
selbstorganisiert zu handeln.

Die Theorie der Pflegekompetenz wurde auf einer empirischen Grundlage entwickelt. Pflegepersonen beschrieben ihr praktisches Handeln in Alltagssituationen. Dieses Pflegehandeln konnte ich als Kategorien in vier Handlungsdimensionen herausstellen. Die Handlungsdimensionen bildeten die Grundlagen, aus denen die Pflegekompetenz abgeleitet wurde (Kap. 4). Zusammenfassende Definition:

Pflegekompetenz umfasst nicht nur einzelne Komponenten beruflichen Handelns, sondern ist Ausdruck einzelner Komponenten der Person in ihrer Gesamtheit. Sie gestaltet sich in einem Zusammenwirken mit dem Patienten, einschließlich des Umfeldes beider Personen. Sie kann als transaktionales und relationales Konstrukt definiert werden. Sie ist gekennzeichnet durch Dynamik, Prozess und Offenheit.

In einer Weiterentwicklung soll nun die so definierte und beschriebene Pflegekompetenz einer Analyse unterzogen werden. Die auf der Metaebene formulierten «zentralen Charakteristika» von Kompetenz dienen als Analyse- und Interpretationskriterien. Sie lauten: «Kompetenz wird verstanden als ein ganzheitliches Handlungspotential, mit einem deutlichen Subjekt-Situationsbezug; als Disposition einer Person, selbstorganisiert zu handeln; als Disposition zur Bewältigung komplexer Handlungssituationen in verschiedenen Kontexten, unter Rückgriff auf bereits vorhandene Fähigkeiten und Fertigkeiten; wird in verschiedene Bereiche/Dimensionen unterteilt; wird nur in der Performanz sichtbar» (Kap. 2.5).

5.1
Kompetenz als ganzheitliches Handlungspotential

Kompetenz wird verstanden als ein ganzheitliches Handlungspotential.

Interpretation des Charakteristikums:

Betrachten wir zuerst das Adjektiv «ganzheitlich». In der Alltagsprache verbirgt sich hinter dieser Formulierung meistens eine Mehrperspektivität. Man geht davon aus, dass viele Aspekte auf dieses Phänomen zutreffen. In der Anthropologie und in einigen Pflegetheorien wird darunter ein Menschenbild verstanden, das je nach Disziplin den Menschen in seinen körperlichen, seelischen, sozialen und geistigen Bezügen beschreibt. Werden diese Attribute nun in Bezug zu Handlungspotentialen gesetzt, so könnte man das so verstehen, dass die Handlungen mehrperspektivisch zu erkennen sind. Die Handlungen, die immer von Menschen ausgehen und auf Menschen gerichtet sind, umfassen Aspekte von körperlichen, seelischen, sozialen und geistigen Bereichen. Mit Potentialen könnte gemeint sein, dass dies als Möglichkeit besteht und nicht unbedingt in aktueller Erscheinung hervortritt.

Das so interpretierte Charakteristikum «ganzheitliches Handlungspotential» der Kompetenz dient nun als Analysekriterium zur Untersuchung der Theorie der Pflegekompetenz.

Eine Mehrperspektivität des pflegerischen Handelns ist ausgewiesen. Pflegehandeln geschieht auf Ebenen von kognitiven, emotionalen und aktionalen Grundlagen. Pflegehandeln vollzieht sich in den Dimensionen von regelgeleitet, situativ, reflektierend und aktiv-ethisch. In anthropologischer Sichtweise ist der Blick auf alle Bereiche des Seins gerichtet. Körperliche Aspekte stehen oft durch Schmerzerleben des Patienten im Vordergrund, wobei hier der seelische Schmerz nicht getrennt von körperlicher Bedingtheit gesehen werden kann. Geistige Elemente, insbesondere Fragen nach Sinn der Krankheit oder die Erfahrung von Leid ist immer im Pflegehandeln präsent. Pflegende beziehen oft Angehörige mit ein, sie müssen soziale Kontakte berücksichtigen, oder sie treten selbst z. B. stellvertretend für Patienten ein und erfüllen dadurch soziale Aspekte. Diese einzelnen Aspekte finden sich in allen Situationsbeispielen, die zur Grundlage der Pflegekompetenz herangezogen wurden, mit unterschiedlichen Schwerpunkten wieder. So kann als Ergebnis bestätigt werden:

Pflegekompetenz umfasst ein «ganzheitliches Handlungspotential» in der vorgegebenen Interpretation.

Weiterführende Differenzierung: Pflegehandeln übersteigt allerdings ein so definiertes ganzheitliches Handlungspotential. Ausgehend vom Verständnis eines ganzheitlichen Handlungspotentials werden verschiedene Aspekte berücksichtigt. Das heißt mit anderen Worten, die Fragen nach dem Was werden berücksichtigt, also die einzelnen Perspektiven auf einer Handlungsebene sind erfüllt. Allerdings fehlt die Art und Weise der Berücksichtigung. Die Fragen nach dem Wie, werden sie berücksichtigt, bleiben offen. Denn Pflegehandlung gestaltet sich in einem Prozess von Dynamik, Offenheit, Kreativität und letztlich immer in einer Transaktion. Somit reicht ein Charakteristikum von Handlungspotentialen, auch wenn es mit dem Attribut von ganzheitlich formuliert ist, für die Beschreibung von Pflegehandeln nicht aus. Auch wenn der Fokus nur auf das Handeln selbst gelegt wird, ist das zu eng, denn Pflege gestaltet sich auch im Sein, also ohne direkten Handlungsbezug. Dazu sei auf die exemplarische Pflegesituation «Persönliche Gegenwart» hingewiesen (Kap. 4). Die Kompetenz von Pflegepersonen weist also über eine nur die Handlung betreffende Perspektive hinaus. Es geht immer um die Person, die sich als solche in ihren Handlungspotentialen ausdrückt und damit erst in einer Gesamtheit Kompetenz erreicht.

Zusammengefasst kann man sagen: Kompetenz, nur auf Handlungspotentialen ausgerichtet, reicht nicht aus, um Pflegekompetenz vollständig zu beschreiben. Denn Pflegekompetenz drückt sich auch in der Dimension des Seins aus. Die Pflegeperson ist zuerst Person in ihren Handlungsvollzügen. Was mit «ganzheitlich» gemeint ist, muss inhaltlich und qualitativ bestimmt werden. Es dürfen damit nicht nur einzelne Perspektiven gemeint sein. Erst eine Wertefundierung z. B. von aktiv-ethischem Handeln zeichnet Kompetenz in ihrer Qualität aus.

5.2
Kompetenz mit Subjekt- und Situationsbezug

Kompetenz wird mit einem deutlichen Subjekt- und Situationsbezug verstanden.

Interpretation des Charakteristikums:

Kompetenz wird in Abgrenzung von Kenntnissen, Fähigkeiten und Fertigkeiten immer in Bezug zu einem Subjekt verstanden. Das könnte heißen, die Person ist Träger von Wissen und Können. Es ist also die Person, die kompetent ist und nicht nur ein von ihr in mechanistischer Weise ausgeführtes Handeln. Da Kompetenz immer als Handeln der Menschen verstanden wird, gehört die Situation, in der gehandelt wird, untrennbar zur Charakterisierung von Kompetenz dazu. Nun könnte die Situation so interpretiert werden, dass die handelnde Person (die Pflegepersonen) in ihrem konkreten Rahmen und Raum erfasst wird. Man könnte jedoch auch die zu pflegende Person in diesem Verständnis von Subjektbezug einordnen. Dies ist allerdings in der Formulierung von Subjekt- und Situationsbezug nicht explizit zu erkennen. Wird Kompetenz im Subjekt- und Situationsbezug definiert, so geht man wahrscheinlich davon aus, dass damit die handelnde Person als Subjekt in ihrer Handlungssituation gemeint ist.

Das so interpretierte Charakteristikum «von Subjekt- und Situationsbezug» der Kompetenz dient nun als Analysekriterium zur Untersuchung der Theorie der Pflegekompetenz.

Betrachtet man Pflege und die in ihr handelnden Personen, so sind diese in zweifacher Weise zu erkennen. Pflegepersonen handeln selbst als Subjekte und interagieren mit Subjekten im Rahmen einer Situation. Dieses Verständnis von Pflege ist nicht allgemein gültig, denn oft wird Pflege auch als professionell im Sinne von objektiven Handlungskriterien verstanden. Es werden Standards umgesetzt, die nicht unbedingt eine Subjektperspektive enthalten. In der von mir untersuchten Pflegepraxis erkennen wir, im «regelgeleiteten Handeln» ausgewiesen, so genannte objektive Handlungsannahmen. Das heißt, Pflegepersonen richten sich nach Anordnungen und Handlungsplänen. Werden Pflegemaßnahmen auf diese Weise ausgeführt, werden Patienten als «Objekte» betrachtet. Denn diese Maßnahmen werden unabhängig von subjektiven Bedingungen von Person und Situation angewandt. Somit können zwar Wissen und Fähigkeiten umgesetzt werden, die jedoch ohne Subjektbezug noch keine Kompetenz aufweisen. Kompetenz wird von mir im Subjekt zu Subjektbezug definiert, also im Bezug von pflegender Person zu gepflegter Person. Viele Situationsbeispiele im Rahmen von situativem, reflektierendem und aktiv-ethischem Handeln zeigen Pflege in diesem Verständnis auf. Die subjektive Dimension tritt sehr explizit zu Tage über die Formulierungen von Emotionen, Empfindungen und Gedanken, die aus dem personalen Erleben der Pflegepersonen kommen. Auch die Subjektivität von Patienten ist im Gesamtgeschehen der Pflege von Bedeutung. Denn gerade Gefühle, Bedürfnisse und Wünsche werden wahrgenommen und berücksichtigt. Somit bestimmt subjektives Erleben von beiden Seiten die Pflege und kann als Charakteristikum der Pflegekompetenz bezeichnet werden. In diesen Bezügen wird die subjektive Situation mit integriert, das heißt, der Patient wird in seiner momentanen Verfassung erkannt, diese wird mit berücksichtigt.

Damit ist das zur Kompetenz allgemein formulierte Charakteristikum des Subjekt- und Situationsbezuges im Rahmen der von mir entwickelten Pflegekompetenz erfüllt.

Weiterführende Differenzierung:

Handeln unter Berücksichtigung eines Situationsbezuges ist Voraussetzung der Kompetenz. Pflegekompetenz erweitert diesen Rahmen um den Kontext der Situationen von beiden Personen. Auch die Pflegeperson bringt ihre Situation mit. Sie agiert immer auch im Rahmen ihrer beruflichen Bedingungen. Hier wird ein größerer Kontext, der Pflege bestimmt, sichtbar. Man denke nur an die aktuelle ökonomische und wirtschaftliche Situation, an die strukturellen Veränderungen z. B. der Einführung des DRG-Systems oder man denke an die Leitbilder einzelner Einrichtungen großer Gesundheitskonzerne oder kleineren kirchlichen Trägern. Man erkennt unschwer, dass kompetentes Pflegehandeln jeweils in diesen Kontexten bestimmt wird. Nicht nur der Kontext der beruflichen Gegebenheiten, sondern auch der persönliche Hintergrund der Pflegeperson kann als ein das Pflegehandeln bestimmender Faktor gesehen werden. Nähe und Distanz, Umgang mit Gefühlen oder das persönliche Glaubens- und Werteverständnis fließen, auch oft unbewusst, in eine Pflegebeziehung ein. So geht es nicht nur darum, den Subjektbezug als solchen als zur Kompetenz zugehörig zu sehen, sondern eine qualitative Bestimmung dessen ist notwendig. Erst die Inhalte, die Art und Weise wie Subjektivität gestaltet wird, bestimmt die Kompetenz. Kompetenz ist allgemein im Subjektbezug bestimmt. In der Pflegekompetenz reicht es jedoch nicht aus, diesen nur normativ festzusetzen, sondern er muss auch inhaltlich gefüllt sein. Der Subjektbezug kann nicht nur aus der Sicht der kompetent handelnden Person gesehen werden, sondern er muss auch aus der Sicht der anderen (der zu pflegenden) Person gesehen werden. Denn das Gegenüber in einer Pflegebeziehung bestimmt ebenfalls das Gesamtgeschehen. Pflegekompetenz ist gekennzeichnet durch Interaktion. Somit müssen auch Aussagen über die Art und Weise von Interaktion getroffen werden, um eine qualitative Ebene zu erreichen.

Zusammengefasst kann man sagen: Der Subjektbezug wird in der Pflegekompetenz erweitert zur Dimension der Subjektivität aller in einer Situation beteiligten Personen. Der Situationsbezug wird erweitert um den Kontext von historischer, materieller, räumlicher und zeitlicher Umwelt.

Der Aspekt von Transaktion und Relation dieser «Person und Umwelt-Beziehung» wird in das Kompetenzverständnis mitaufgenommen.

5.3
Kompetenz als selbstorganisiertes Handeln

Kompetenz wird verstanden als Disposition einer Person, selbstorganisiert zu handeln.

Interpretation dieses Charakteristikums:

Eine Disposition ist im Grundverständnis immer eine Möglichkeit. Eine Person hat aufgrund bestimmter Voraussetzungen Dispositionen/Potentiale zu denken und zu handeln. Ob diese dann im aktuellen Handeln in Erscheinung treten, also ausgeführt werden, ist nicht die Frage. Relevant ist, dass dies möglich sein kann. Kompetenz im Verständnis von Potentialen einer Person ist eines der wesentlichen Charakteristika. Damit rückt die Person an sich in den Vordergrund. Menschen sind als epistemische Subjekte mit universellen Kompetenzen (als Potentiale), z. B. Sprache, Erkenntnis und Reflexionsfähigkeit, ausgestattet. Als empirische Subjekte entfalten sie ganz individuell ihre im menschlichen Sein angelegten Dispositionen.

Die Fähigkeit zur Selbstorganisation kann ebenfalls als grundangelegte Disposition des Menschen gesehen werden. Werden Menschen als kompetent bezeichnet, so zeigen sie Selbstorganisation nicht nur als Potential, sondern im tatsächlichen Handeln, also auf der Performanz-Ebene. Selbstorganisiertes Handeln kann erkannt, gemessen und beurteilt werden.

Das so interpretierte Charakteristikum «Disposition einer Person, selbstorganisiert zu handeln» der Kompetenz dient nun als Analysekriterium zur Untersuchung der Theorie der Pflegekompetenz.

Die Ausführungen zur Pflegekompetenz in meiner Untersuchung beruhen auf empirischen Daten. Pflegepersonen beschreiben Situationen aus ihrer alltäglichen Praxis. Betrachtet man alle Beispiele unter dem Kriterium des selbstorganisierten Handelns, so ist dies in sehr eindeutiger und eindrücklicher Weise zu erkennen. Pflegepersonen handeln unter unterschiedlichen Bedingungen. Sie organisieren ihre Arbeit, erheben den Pflegebedarf, beurteilen diesen, planen und evaluieren ihr Handeln. Dies geschieht in sehr selbstständiger Weise. Ihre Organisation umfasst nicht nur die Selbstständigkeit in der Pflegeausführung, sondern erfordert ebenfalls eine Kooperation im Pflegeteam sowie die interdisziplinäre Zusammenarbeit. Auch hier hat die Selbstorganisation, die die Pflegeperson in ihrem individuellen Handlungsradius ausführt, hohe Bedeutung. Die Selbstorganisation hat nicht nur die Dimension der eigenen Handlungsplanung, sondern erfordert auch Planungsstrategien, die zukunftsweisend sind und in Interaktion mit anderen beruflichen Personen sinnvoll eingesetzt werden. Das bedeutet auch, dass Pflegepersonen zwar ihre Handlungen unter sach- und fachkundigen Fakten planen, sie jedoch in der unmittelbaren Ausführung intersubjektive Bedingungen berücksichtigen müssen. Zum Beispiel verändert sich die Situation des Patienten, die eine komplette Umorganisation erfordert. Die beschriebenen Pflegesituationen zeigen sehr deutlich, dass einmal geplante Pflegehandlungen immer wieder neu organisiert werden müssen, um einem Patienten in aktueller Veränderung gerecht zu werden. Es geht also nicht nur darum, selbstorganisiert arbeiten zu können, sondern mit hoher Flexibilität immer wieder die Handlungsmaßnahmen in Frage stellen zu können. Dies erfordert Dispositionen der Pflegepersonen, die weit über das Maß einer auf ein Objekt gerichteten Handlungsorganisation hinausgehen.

Weiterführende Differenzierung:
Pflegepersonen können ihre Handlungsorganisation nicht auf Objekte richten, wie das in anderen z. B. technischen Berufen möglich ist. Sie berücksichtigen «ganzheitliche» Faktoren, wie das im oben bereits ausgeführten Charakteristikum der Kompetenz angeführt wurde. Diese «ganzheitlichen» Faktoren sind auch von ihrer Person her zu denken. Denn sie beziehen subjektive und intersubjektive Aspekte in einem Gesamtgeschehen, einschließlich ihrer eigenen Person, mit ein. Das bedeutet, sie organisieren sowohl die Handlungen als solche als auch sich selbst als Person. Hierzu ist eine gute Selbstreflexion notwendig. Dies konnte von mir auch in der Dimension des reflektierenden Handelns gut aufgezeigt werden. Pflegepersonen reflektieren die Grenzen des eigenen Handlungsvermögens. Somit könnte man festhalten, dass selbstorganisiertes Handeln nicht nur in einem technizistischen Können ausgeführt wird. Grenzen werden durch die Subjektivität des Menschen gesetzt. Aus einer ganz anderen Perspektive werden ebenfalls Grenzen gesetzt, nämlich durch rechtliche und formale Bedingungen. Denn in den Pflegeberufen sind viele Aufgaben- und Handlungsbereiche nicht eindeutig rechtlich geregelt. Das Krankenpflegegesetz weist einen Selbstständigkeitsbereich in der Pflegebedarfserhebung, Planung und Ausführung aus. Selbst in diesem Bereich ergeben sich oft Überschneidungen durch ärztliche Zuständigkeit. So erleben Pflegepersonen, dass ihre pflegefachlichen Handlungsplanungen von Ärz-

ten aufgehoben werden. Das heißt, sie haben die Disposition auf der Basis von Wissen und Können selbstorganisiert handeln zu können, werden jedoch in der Ausführung durch formale Begrenzungen gehindert. Viele Pflegesituationen sind auf diesem Erfahrungshintergrund aufgeschrieben worden. Diese Situationsbeschreibungen zeigen gerade in der Selbstorganisation pflegerischen Handelns viele Konflikte auf.

Zusammenfassend kann man sagen: Die Disposition von Pflegepersonen, selbstorganisiert zu handeln, kann nicht nur in einem sachlich begründeten Handlungsverständnis gesehen werden. Die Selbstorganisation bezieht immer auch subjektive Faktoren der Person selbst und der anderen Personen in einer gesamten Handlungssituation mit ein. Dadurch wird eine zusätzliche Dimension von Potentialen und deren Aktualisierung notwendig. Auch wenn die selbstorganisierten Handlungsplanungen im Verständnis von Wissen und Können optimal ausgeführt werden könnten, so können durch formale Bedingungen Grenzen gesetzt sein.

5.4
Kompetenz als Bewältigung komplexer Handlungen

Kompetenz wird als Disposition zur Bewältigung komplexer Handlungssituationen in verschiedenen Kontexten verstanden.

Interpretation dieses Charakteristikums:

Im Europäischen Qualifikationsrahmen wird Kompetenz als selbstständiges Tätigwerden innerhalb der Handlungsparameter von Arbeits- und Lernkontexten festgesetzt. Auf der beruflichen Ebene (Stufe 4) werden diese Handlungskontexte als «in der Regel bekannt, die sich jedoch ändern können», auf der (Stufe 5) «in denen nicht vorhersagbare Änderungen auftreten können», formuliert. Ein Anspruch auf eine Disposition, vor allem in seiner Umsetzungsleistung auf einer konkret realisierten Handlungsebene, erscheint in so formulierten Handlungssituationen sehr hoch. Denn hier wird eindeutig nicht nur die Bewältigung betont, sondern die Eigenständigkeit innerhalb der Bewältigung, wie sie auch im vorhergehenden Charakteristikum der Selbstorganisation beschrieben wurde. Unter Komplexität versteht man in der Regel viele Faktoren, die in einem Zusammenwirken gesehen werden müssen. Solche komplexen Handlungssituationen sind nicht eindimensional im Sinne von Ursache und Wirkung zu bewältigen. Sie erfordern vernetztes Denken und kreative Lösungsansätze, denn wenn nicht vorhersagbare Änderungen auftreten können, müssen vorausplanende Handlungsstrategien ebenfalls innerhalb der Situation veränderbar sein. Was wird unter verschiedenen Kontexten verstanden? Hier kann man davon ausgehen, dass die beruflichen Handlungsbereiche gemeint sind. In einigen Berufen werden diese gut definiert, damit sind sie übersichtlich festgeschrieben, und es ergeben sich gut planbare Bewältigungsstrategien. In sozialen Berufen werden in verschiedenen Kontexten auch sehr unterschiedliche Handlungssituationen auftreten. Denn Menschen agieren immer individuell und schaffen so prinzipiell offene Situationen.

Das so interpretierte Charakteristikum «Disposition zur Bewältigung komplexer Handlungssituationen in verschiedenen Kontexten» der Kompetenz dient nun als Analysekriterium zur Untersuchung der Theorie der Pflegekompetenz.

Pflege findet immer in einmaligen, von individuellen Faktoren bestimmten Situationen statt, damit ist jede Situation komplex. Betrachtet man einzelne Situationen, so sind diese nicht nur als Situation in sich vielfältig, sondern differenzieren sich in verschiedenen Kontexten. Exemplarisch möchte ich hier auf die unterschiedlichen beruflichen Bereiche sowie deren einmaligen Pflegesituationen hinweisen, wie diese im Kapitel 4 «Herausragende Komponenten von pflegerischer Kompetenz» zu finden sind.

Pflege findet im häuslichen Bereich statt, eine Entscheidung zur Heimeinweisung steht an. Ein Patient mit HIV fordert ein Pflegeteam bis zu unerträglichen Grenzen existenzieller Not, diese Situation ist vom mitfühlenden und mitleidenden Handeln geprägt. Eine junge Patientin, seit Tagen hirntot, löst bei der Pflegeperson die reflektierenden Gedanken aus: «Mitleiden, ohne daran zu zerbrechen oder zu verhärten, ist eine Kunst.» Im Sterbeprozess wird eine Patientin gepflegt, die «persönliche Gegenwart» ist das, was die Pflegende als das Wesentliche in diesen Tagen erkennt und auch geben kann. Ein Junge erfährt in den letzten Minuten seines Lebens, vor der Operation, eine körperliche Zuwendung, die Pflegeperson lässt sich mit ihrer ganzen Person auf diese Situation ein. Im Aufwachraum gelingt es durch Intuition, die nicht rational erklärbar ist, die lebensbedrohliche Situation ohne Panik zu meistern. Ein intuitiv getragenes Einlassen in die psychiatrische Situation eines Patienten durch einen Krankenpfleger ermöglicht die Revidierung der Diagnose Schizophrenie. Der Patient kann entlassen werden. Eine Krankenschwester spielt mit großem Mut mit einem depressiven Patienten auf einer chirurgischen Station Skat. Dass dies zum Therapieerfolg beigetragen hat, kann nicht mit einer rationalen Handlungsplanung erklärt werden. Einer Bewohnerin mit Demenz konnte ihre angespannte Situation, zumindest für eine Zeitspanne, erleichtert werden. Eine Pflegeperson «klärt» eine noch völlig bewusste Patientin darüber auf, dass sie in den nächsten 2 bis 3 Stunden sterben müsse. Dies tritt auch ein und die Pflegeperson bleibt im Gebet bei dieser Patientin. Eine zur Alkoholikerin «abgestempelte» Patientin erfährt durch die sehr einfühlsame und nicht wertende Pflegeperson Hilfe. In dieser Situation wird Pflege zum «Anwalt des Patienten». Patienten äußern ihre Dankbarkeit. Dieser kurze Einblick in Pflegesituationen zeigt komplexe Handlungsdimensionen in verschiedenen Kontexten. Diese sind immer einmalig, nicht vorhersagbar und können mit nur rational geplanten Handlungsstrategien nicht bewältigt werden.

Zusammenfassend kann man sagen: Pflegesituationen sind immer höchst komplex, ebenso sind die Kontexte komplex, in denen sich Pflege auf allen Ebenen des beginnenden und des endenden menschlichen Lebensvollzuges gestaltet. Auch sind die verschiedenen Institutionen des Gesundheitswesens von präventiven, currativen, rehabilitativen, palliativen, stationären und ambulanten Einrichtungen zu sehen. Jeder Bereich hat Spezialisierungen, die oft ein jahrelanges Einarbeiten zur Grundlage haben. Die dazu notwendigen Dispositionen zur Bewältigung derartig vielfältiger und höchst komplexer Handlungssituationen können auf einer Ebene der Performanz nicht vollständig erfasst werden. Deshalb kann man festhalten, dass diese Dispositionen der Pflegepersonen prinzipiell so weit umfassend und offen sein müssen, dass auch Unvorhersagbares innerhalb der Situationen in diesen differenzierten Kontexten bewältigt werden kann. In einer anderen Perspektive kann die Kompetenz so beschrieben werden: Es ist immer die Person an sich, die derart komplexe Handlungssituationen bewältigt. Diese Bewältigung geht einher im Wahrnehmen, Bewerten, Entscheiden und Handeln. Dabei können diese Komponenten nur als Prozess gesehen werden.

5.5
Kompetenz als Fähigkeiten und Fertigkeiten

Kompetenz wird verstanden unter Rückgriff bereits vorhandener Fähigkeiten und Fertigkeiten.

Interpretation dieses Charakteristikums:

Für die Verwendung der Begriffe Fähigkeiten und Fertigkeiten ist eine vorherige Definition, was darunter zu verstehen ist, notwendig. Ich möchte hier die Definition des Europäischen Qualifikationsrahmens (EQR) zugrunde legen, denn dieser wird zukunftsrelevant sein. Fähigkeiten werden nicht explizit definiert, dieser Begriff findet kaum Ausdruck und wenn, dann nur allgemein. Explizit wird der Begriff der Fertigkeiten definiert: Darunter werden kognitive und praktische Fertigkeiten verstanden. Sie sind im Zusammenhang mit Kenntnissen zu verwenden. Unter Kenntnissen werden Theorien, Informationen und Wissen festgeschrieben. Fertigkeiten sind somit die Umsetzung von Kenntnissen in einem praktischen Handlungsvollzug. In der Interpretation der Kompetenz könnte man sagen, Kenntnisse und Fertigkeiten sind die Voraussetzung der Kompetenz. Kompetenz wird im EQR als Selbstständigkeit und Verantwortung definiert. In diesem Sinne stimmt die Logik, denn Kompetenz kann erreicht werden unter Rückgriff von Kenntnissen (Wissen) und Fertigkeiten (als deren Umsetzung oder Anwendung.) Im Performanzbereich ist selbstständiges und verantwortungsvolles Handeln zu erkennen.

Das so interpretierte Charakteristikum «unter Kompetenz wird der Rückgriff auf bereits vorhandene Fähigkeiten (Kenntnisse/Wissen) und Fertigkeiten verstanden», dient nun als Analysekriterium zur Untersuchung der Theorie der Pflegekompetenz.

Pflege als Ausbildungsberuf umfasst drei Jahre Lernzeit. Hier werden Kenntnisse und Fertigkeiten vermittelt, die im Krankenpflegegesetz festgelegt sind. Pflege auf der akademischen Ebene der Erstqualifikation legt Kenntnisse und Fertigkeiten zugrunde, die um den wissenschaftlichen Anspruch erweitert sind. Es muss nicht sonderlich betont werden, dass Kompetenz erst nach Durchlauf der Ausbildung auf beruflicher oder akademischer Ebene erreicht wird. Bei genauerer Betrachtung von Ausbildungscurricula muss jedoch darauf hingewiesen werden, dass oft von Kompetenzen, die erreicht werden sollen, geschrieben steht. Wenn Kompetenzen im Plural formuliert sind, so sind hier oftmals nur Fähigkeiten gemeint. Denn Kompetenz ist als Disposition nicht aufteilbar. Zum Zweck von Analyse-, Lehr- und Lernanforderungen kann sie in einzelnen Komponenten erkannt und beschrieben werden. In der Ausbildung geht es immer nur um die Anbahnung der Kompetenz. Um die Disposition der Kompetenz annähernd vollständig erlangen zu können, ist viel Erfahrung in beruflichen Situationen notwendig. Dies wurde von Benner (1994) gut beschrieben. Sie spricht erst von der Expertin nach ca. fünf Jahren Berufserfahrung in einem Bereich der Pflege. Auch die Erfahrung selbst reicht nicht, sie muss lernend reflektiert werden. Übertragen auf die deutsche Pflege heißt das, dass die mindestens zweijährigen Weiterbildungen unbedingt als Voraussetzung der Pflegekompetenz mit aufgenommen werden müssen. Wenn Pflege, wie oben charakterisiert als selbstorganisiertes Handeln in nicht vorhersagbaren, komplexen, sich verändernden Situationen, in unterschiedlichen Kontexten, unter Berücksichtigung von Subjektivität gestaltet werden soll, so besteht noch ein mehrjähriger Lernbedarf über die Ausbildung hinaus. Andernfalls bleibt Pflege in einem Assistenzbereich, wie dieser im EQR auf den Stufen 1 bis 3 beschrieben ist: Lernen und Arbeiten mit einem gewissen Maß an Selbstständigkeit in einem vorstrukturierten Kontext. In diesem Bereich sieht der Deutsche Bildungsrat (DBR 2006) die Pflegeassistenz mit zwei Jahren Ausbildung. Auf dieser Ebene wird Pflege (von dreijährig Ausgebildeten) in einer «regelgeleiteten Dimension» ausgeführt, wie ich als Ergebnis in meiner Untersuchung feststellen konnte. Pflegepersonen, nach drei Jahren Ausbildung, handeln nach Vorgaben, sie führen Maßnahmen durch, ohne die Situation zu berücksichtigen oder sich selbst zu reflektieren.

Zusammenfassend kann man sagen: Um Kompetenz in diesem Anspruch, wie oben charakterisiert, erreichen zu können, bedarf es Kenntnissen und Fertigkeiten von mindestens drei Jahren beruflicher Ausbildung, anschließender Fort- oder Weiterbildung, einschließlich systematischer Reflexion der beruflichen Erfahrung. Die akademische Ausbildung (zurzeit in dualer Studienstruktur als Übergangslösung) umfasst mindestens vier Jahre, sie führt zum Bachelor-Abschluss. Dieser ist vom EQR auf der Stufe 5 festgesetzt. Kompetenz wird hier beschrieben: Leiten und Beaufsichtigen in Arbeits- oder Lernkontexten, in denen nicht vorhersagbare Änderungen auftreten, Überprüfung und Entwicklung der eigenen Leistung und der Leistung anderer Personen. Der Anspruch der Kompetenz ist hier noch erweitert um eine Leitungs- und Beaufsichtigungsfunktion. Diese Funktion ist nicht im Management angesiedelt, sondern im Pflegekontext und beinhaltet auch Anleitung der Patienten und Assistenzpersonen in der direkten Pflege. Besonders hervorgehoben ist die Reflexion, auch der eigenen Leistung.

5.6
Kompetenz in verschiedenen Bereichen

Kompetenz wird in verschiedene Bereiche/Dimensionen unterteilt.

Ausführung dieses Charakteristikums:

Mit komplexer werdenden Strukturen innerhalb der Gesellschaft differenzieren sich Anforderungen und Aufgaben in den Berufen. Die sehr starke Differenzierung, auch in der Pflege, erfordert eine Betrachtung von unterschiedlichen Handlungsbereichen und damit auch unterschiedlichen Lernanforderungen. So erscheint die Frage, was müssen Menschen nicht allgemein, sondern in spezifischen Bereichen wissen und können, zunehmend wichtig. Hat man früher die Aufgaben direkt für Lernprozesse beschreiben können, so ist dies in höheren Anforderungen nicht mehr so einfach. Man muss heute die Voraussetzung für die Anforderungen beschreiben, die die Berufsangehörigen zur Erfüllung dieser Aufgaben brauchen. Des Weiteren muss man die spezifischen Voraussetzungen in unterschiedlichen Handlungskontexten berücksichtigen. Ein Versuch, dies handhabbar zu machen, wurde in den Formulierungen von Schlüsselqualifikationen gesehen. Diese Entwicklung ist inzwischen überholt. Denn man kann nicht nur die Arbeitsleistung ohne Berücksichtigung der menschlichen Motivationen sehen. Man versucht heute die Aufgabenbeschreibung in so genannten Kompetenzprofilen (Kap. 1.6) zu bündeln. Diese werden auf unterschiedlichen Abstraktionsniveaus beschrieben und berücksichtigen damit auch Kompetenz im Sinne von Dispositionen und Potentialen von Menschen. Diese Art der Systematisierung von Kompetenz gewinnt zunehmend an Bedeutung für Beschreibungen in Lern- und Arbeitsprozessen. Auch hier ist es wichtig, dass definiert wird, was darunter zu verstehen ist.

Als «Arten von Kompetenz» finden wir eine fast nicht überschaubare Vielfalt von Begriffen: Alltags-, Durchführungs-, Leitungs-, Fach-, Sach-, Feld-, Handlungs-, Informations-, Inkompetenzkompensations-, Interkulturelle-, Internetkompetenz (http://wikipedia.org/wiki/Kompetenz vom 18.12.2007). Diese Aufzählung könnte beliebig fortgeführt werden. Wird ein Begriff in derartiger Weise verwendet, so wird er inflationär und bedeutungslos. Da Kompetenz, wie bereits oben ausgeführt, nicht in ihrer Gesamtheit erfasst werden kann, haben sich auch aus pragmatischen Gründen bestimmte Kompetenzbereiche herausgebildet. Diese bündeln in sinnvoller Weise Phänomene, um somit Kompetenz in ihrer Komplexität benennen, analysieren, lehren und lernen zu können. Damit erreichen sie ein wissenschaftliches Niveau. Wird Kompetenz in einem bestimmten Bereich zusammengefasst, so muss dieser definiert werden. Das heißt, es wird das Verständnis, unter dem der Begriff verwendet werden soll, beschrieben und begründet. In der sehr zahlreichen Literatur zum Thema finden wir immer wieder die Beschreibung von Kompetenzbereichen in einer Einteilung von Sach-, Sozial- und Selbstkompetenz. Diese wurde ursprünglich in der Pädagogik entwickelt. In weiterer Auseinandersetzung werden immer auch die Begriffe von Fähigkeiten, Fertigkeiten und Qualifikationen differenziert. Sehr häufig finden wir eine Bündelung von Kompetenzbereichen unter der Überschrift von Handlungskompetenz. Hier werden Sach-, Sozial-, Personal-, und Methodenkompetenz untergeordnet.

Eine neue Form der Systematik einer Kompetenzbeschreibung wird in der Art von «zentralen Definitionscharakteristika» von Bonse-Rohmann u. a. (2008) vorgenommen. Diese beruht auf einer umfangreichen Literaturrecherche. Sie wird von mir als Analysekriterium zur Pflegekompetenz verwendet.

In meiner Studie zur Pflegekompetenz haben sich «Kompetenzbereiche» in der Form von Handlungsdimensionen entwickelt. Diese sind der Performanzebene zugeordnet, denn sie sind sichtbares und benennbares Handeln. Im Bereich der Dispositionen oder, wie ich es eher nenne, Potentiale einer Person spreche ich von Komponenten von Kompetenz. Denn Kompetenz als Disposition von Menschen kann nicht in Einzelteile zerlegt werden.

5.7
Kompetenz und Performanz

Kompetenz wird nur in der Performanz sichtbar.

Ausführung dieses Charakteristikums:

Kompetenz an sich kann nicht unmittelbar erfasst und/oder beschrieben werden. Es ist ein Konstrukt unserer abstrakten Sprache, mit der wir versuchen, verschiedene Phänomene zu benennen und zu erklären. Phänomene stammen aus der Wirklichkeit, die wir nie ganz erfassen können. Indem wir versuchen sie zu benennen, schaffen wir Abbilder davon. Mit diesem Grundverständnis von Wissenschaft nähern wir uns auch dem Phänomen Kompetenz. Wir verorten sie in eine Vorstellung von Dispositionen oder Potentiale eines Menschen, das heißt, eine Person hat ein grundsätzliches Vermögen in diesem Bereich (Kap. 2). Da dieses Vermögen im geistigen Bereich grundgelegt ist, haben wir keinen unmittelbaren Zugang. Wir können allerdings die Auswirkungen erkennen. Menschen drücken sich auf allen Ebenen des Verhaltens aus, somit haben wir einen sinnlichen, wahrnehmbaren Eindruck. Damit sind wir auf der Ebene der Performanz. Hier können wir konkrete Aussagen machen, wir können beobachten, messen, bewerten und die Kriterien benennen. Aus der Performanz können wir auf die Potentiale einer Person schließen. Ist dieses «auf etwas schließen können» bisher sehr im Spekulativen oder im philosophischen Bereich gelegen, so haben wir heute höchst interessante Möglichkeiten, Erkenntnisse auf neurobiologischer Grundlage zu gewinnen. In Computertomografien können Denk- und Verhaltensweisen als Aktivitäten im Gehirn dargestellt werden (Kap. 8). Werden diese miteinander in Bezug gesetzt, wissenschaftlich ausgewertet und mit den Personen selbst reflektiert, so sind logische Aussagen möglich. So ist heute die Kompetenzforschung so weit, dass sie Kompetenz im Bereich der Dispositionen und der Performanz formulieren kann.

6 Europäischer Qualifikations-rahmen (EQR)

Die deutsche Pflege gleicht sich dem
internationalen Stand an, ohne ihre
Individualität zu verlieren.

6.1 Begründung und Ziele

Europa wächst zusammen: Die einzelnen Gesellschaften sehen sich in
immer komplexer werdenden Herausforderungen, vor allem in Technik
und Wirtschaft, zur engeren Zusammenarbeit verpflichtet. Im Zuge dieser
Anforderungen entwickeln auf dem Bildungssektor verschiedene europäische Gremien gemeinsame Erklärungen und Vereinbarungen. So treffen die Bildungsminister der EU 2002 in Kopenhagen den Beschluss zu
einer verstärkten Zusammenarbeit in der allgemeinen und beruflichen
Bildung. Bildungsabschlüsse in den einzelnen Ländern sollen mehr Transparenz und Vergleichbarkeit erhalten, ebenso soll die Durchlässigkeit auch
in den tertiären Bildungsbereichen durch Anerkennung von verstärkt
informellem und nicht formalem Wissenserwerb angestrebt werden.

2007 wurde von den EU-Bildungsministern der Europäische Qualifikationsrahmen verabschiedet. Als Ziel ist vorgegeben, bis 2010 die europäischen Bildungs- und Ausbildungssysteme auf vergleichbare Qualifika-
tionsreferenzen zu entwickeln, diese sollen der Förderung von Mobilität
auf dem Arbeitsmarkt gerecht werden. Der EQR wird als Mittel zur Unterstützung des lebenslangen Lernens gesehen. In einer hoch entwickelten
Gesellschaft bekommen Wissen und Wissensmanagement eine immer
größere Bedeutung. So geht es zukünftig nicht mehr nur darum, dass

Institutionen Wissen bereitstellen, sondern Lernende müssen in allgemeiner, beruflicher und akademischer Bildung Fähigkeiten zur selbstständigen Wissensaneignung erlernen. Damit verschiebt sich die Perspektive von Lernen; nicht der Lerninput, die Dauer oder die Einrichtung sind maßgeblich, sondern die Lernergebnisse sind von Bedeutung. So ist auch die Notwendigkeit begründet, Qualifikationen in Form von Kompetenzen als Lernergebnisse zu formulieren, zu definieren, um sie somit vergleichbar und länderübergreifend nutzbar zu machen.

In diesem Sinne sind die Lernergebnisse als Qualifikationsniveaus ausgewiesen. Sie werden in acht Stufen differenziert und jede Stufe als in sich zu unterscheidende Qualifikationsmerkmale beschrieben. Wobei die Qualifikationsmerkmale in Kriterien von «Kenntnisse», «Fertigkeiten» und «Kompetenzen», die definiert sind, festgelegt sind. Die Lernergebnisse setzen sich also aus einer Kombination von Kenntnissen, Fertigkeiten und Kompetenzen zusammen, sie drücken aus, was ein Lernender nach Abschluss eines Lernprozesses weiß, versteht und in der Lage ist zu tun. Diese drei Merkmale werden von Qualifikation zu Qualifikation unterschiedlich sein, da der EQR ein breites Spektrum an Ebenen von Qualifikationen abdeckt. Die Beschreibung der Qualifikationsniveaus umfasst die Bereiche von allgemeiner Bildung, Erwachsenenbildung, beruflicher Bildung sowie Hochschulbildung. Als zentrales Element wird die Anforderung an lebenslanges Lernen gestellt.

6.2
Begriffe und Definitionen im Rahmen des EQR

Wie jede wissenschaftliche Arbeit einen Anspruch auf eindeutige Verwendung der Begriffe erhebt, so sind auch im EQR die wesentlichen Begriffe definitorisch vereinbart. Innerhalb der einzelnen Qualifikationsstufen werden durch empfohlene Vereinbarungen die Merkmale «Kenntnisse», «Fertigkeiten» und «Kompetenz» definiert. Innerhalb der Kompetenz, da diese in einem sehr umfassenden Sinn verwendet wird, finden sich noch weitere Differenzierungen, diese sind allerdings nicht weiter festgelegt.

Kenntnisse: Als «Kenntnisse» wird Theorie- und/oder Faktenwissen bezeichnet, sie umfassen die Gesamtheit von Fakten, Grundsätzen, Theorien und Praxis in einem Lern- oder Arbeitsbereich. Sie sind das Ergebnis der Verarbeitung von Information durch Lernen.

Fertigkeiten: «Fertigkeiten» werden beschrieben als die Fähigkeit, Kenntnisse anzuwenden und Know-how einzusetzen, um Aufgaben auszuführen und Probleme zu lösen. Sie werden als kognitive Fertigkeiten (logisches, intuitives und kreatives Denken) und praktische Fertigkeit (Geschicklichkeit und Verwendung von Methoden, Materialien, Werkzeugen und Instrumenten) verstanden.

Kompetenz: «Kompetenz» wird im Sinne der Übernahme von Verantwortung und Selbstständigkeit beschrieben. Sie wird, indem sie Kenntnisse und Fertigkeiten einschließt, umfassender gedacht und konkret formuliert als: kognitive Kompetenz, die den Gebrauch von Theorien/Konzepten beinhaltet, aber auch implizites Wissen (tacit knowledge), das durch Erfahrung gewonnen wird; funktionale Kompetenz (Fertigkeiten, Know-how), die zur Ausübung einer konkreten Tätigkeit erforderlich ist; personale Kompetenz, die das Verhalten/den Umgang in/mit einer gegebenen Situation betrifft; ethische Kompetenz, die bestimmte persönliche/soziale Werte umfasst. Anders formuliert kann man sagen, Kompetenz ist die nachgewiesene Befähigung des Einzelnen, die verschiedenen Elemente seines Wissens und seiner Fertigkeiten selbstgesteuert, implizit oder explizit, und in einem bestimmten Kontext zu bündeln. Hierbei ist das Verständnis von Selbststeuerung sehr wichtig, denn es wird zum Unterscheidungskriterium der verschiedenen Qualifikationsniveaus. Das heißt, der Erwerb einer bestimmten Kompetenzstufe kann als Fähigkeit einer Person gesehen werden, ihre Kenntnisse, Fertigkeiten und Kompetenzen entsprechend der unterschiedlichen Anforderungen von Situation und Kontext einzusetzen. Des Weiteren unterscheiden sich die Kompetenzstufen durch Komplexität, Unvorhersehbarkeit und Veränderung.

Qualifikationen: Im Allgemeinen beinhaltet der Begriff der Qualifikation eine offizielle Anerkennung, die auf dem Arbeitsmarkt Gültigkeit hat und gesetzlich zur Ausübung eines bestimmten Berufes berechtigt. Im Rahmen des EQR wird formuliert: Eine Qualifikation ist erreicht, wenn eine zuständige Stelle entscheidet, dass der Lernstand einer Person den im Hinblick auf Kenntnisse, Fertigkeiten und Kompetenzen spezifizierten Anforderungen entspricht. Dieses wird durch einen Evaluierungsprozess oder durch einen erfolgreich abgeschlossenen Bildungsgang bestätigt. (Kommission der Europäischen Gemeinschaften 2005/2006)

6.3
Stufen und Merkmale der Qualifikationsniveaus

In den Stufen der Qualifikationsniveaus werden die Lernergebnisse als Zunahme der Kompetenz von Niveau 1 bis Niveau 8 formuliert. Damit soll der progressive Anstieg der Lernergebnisse und der Qualifikation ausgedrückt werden. In einer weiteren Differenzierung werden die Kompetenzen nochmals unterteilt in persönliche und fachliche Kompetenz, diese werden allerdings nicht weiter definiert. Sie werden als einzelne Merkmale beschrieben: (i) Selbstständigkeit und Verantwortung, (ii) Lernkompetenz, (iii) Kommunikationskompetenz und soziale Kompetenz, (iv) fachliche und berufliche Kompetenz.

Die Stufen des Qualifikationsniveaus sind von der Kommission der Europäischen Gemeinschaften 2006 in Form von Deskriptoren niedergelegt.

Jedes der acht Niveaus wird durch eine Reihe von Deskriptoren definiert, die die Lernergebnisse beschreiben, die für die Erlangung der diesem Niveau entsprechenden Qualifikationen in allen Qualifikationssystemen erforderlich sind.

Kenntnisse werden als Theorie- und/oder Faktenwissen beschrieben.

Fertigkeiten werden als kognitive Fertigkeiten (Einsatz logischen, intuitiven und kreativen Denkens) und praktische Fertigkeiten (Geschicklichkeit und Verwendung von Methoden, Materialien, Werkzeugen und Instrumenten) beschrieben.

Kompetenz wird im Sinne der Übernahme von Verantwortung und Selbstständigkeit beschrieben.

Übersicht

Tabelle 6-1: (Kommission der Europäischen Gemeinschaften 2006, Anhang I)

EQR Niveau	Kenntnisse	Fertigkeiten	Kompetenz
Stufe 1	Grundlegendes Allgemeinwissen	Grundlegende Fertigkeiten, die zur Ausführung einfacher Aufgaben erforderlich sind	Arbeiten oder Lernen unter direkter Anleitung in einem vorstrukturierten Kontext
Stufe 2	Grundlegendes Faktenwissen	Grundlegende kognitive und praktische Fertigkeiten,	Arbeiten und Lernen unter Anleitung mit

	in einem Arbeits- oder Lernbereich	die zur Nutzung relevanter Informationen erforderlich sind, um Aufgaben auszuführen und Routineprobleme unter Verwendung einfacher Regeln und Werkzeuge zu lösen	einem gewissen Maß an Selbstständigkeit
Stufe 3	Kenntnisse von Fakten, Grundsätzen, Verfahren und allgemeinen Begriffen in einem Arbeits- oder Lernbereich	Eine Reihe von kognitiven und praktischen Fertigkeiten zur Erledigung von Aufgaben und zur Lösung von Problemen, wobei grundlegende Methoden, Werkzeuge, Materialien und Informationen ausgewählt und angewandt werden	Verantwortung für die Erledigung von Arbeits- oder Lernaufgaben übernehmen, bei der Lösung von Problemen das eigene Verhalten an die jeweiligen Umstände anpassen
Stufe 4	Breites Spektrum an Theorie- und Faktenwissen in einem Arbeits- oder Lernbereich	Eine Reihe kognitiver und praktischer Fertigkeiten, um Lösungen für spezielle Probleme in einem Arbeits- oder Lernbereich zu finden	Selbstständiges Tätigwerden innerhalb der Handlungsparameter von Arbeits- oder Lernkontexten, die in der Regel bekannt sind, sich jedoch ändern können; Beaufsichtigung der Routinearbeit anderer Personen, wobei eine gewisse Verantwortung für die Bewertung und Verbesserung der Arbeits- oder Lernaktivitäten übernommen wird
Stufe 5	Umfassendes, spezialisiertes Theorie- und Faktenwissen in einem Arbeits- oder Lernbereich sowie Bewusstsein für die Grenzen dieser Kenntnisse	Umfassende kognitive und praktische Fertigkeiten, die erforderlich sind, um kreative Lösungen für abstrakte Probleme zu erarbeiten	Leiten und Beaufsichtigen in Arbeits- oder Lernkontexten, in denen nicht vorhersehbare Änderungen auftreten; Überprüfung und Entwicklung der eigenen Leistung und der Leistung anderer Personen

Stufe 6	Fortgeschrittene Kenntnisse in einem Arbeits- oder Lernbereich unter Einsatz eines kritischen Verständnisses von Theorie und Grundsätzen	Fortgeschrittene Fertigkeiten, die die Beherrschung des Faches sowie Innovationsfähigkeit erkennen lassen, und zur Lösung komplexer und nicht vorhersehbarer Probleme in einem spezialisierten Arbeits- oder Lernbereich nötig sind	Leitung komplexer, fachlicher oder beruflicher Tätigkeiten oder Projekte und Übernahme von Entscheidungsverantwortung in nicht vorhersagbaren Arbeits- oder Lernkontexten; Übernahme der Verantwortung für die berufliche Entwicklung von Einzelpersonen und Gruppen
Stufe 7	Hoch spezialisiertes Wissen, das zum Teil an neueste Erkenntnisse in einem Arbeits- oder Lernbereich anknüpft, als Grundlage für innovative Denkansätze, kritisches Bewusstsein für Wissensfragen in einem Bereich und an der Schnittstelle zwischen verschiedenen Bereichen	Spezialisierte Problemlösungsfertigkeit im Bereich Forschung und/oder Innovation, um neue Kenntnisse zu gewinnen und neue Verfahren zu entwickeln sowie um Wissen aus verschiedenen Bereichen zu integrieren	Leitung und Gestaltung komplexer, sich verändernder Arbeits- oder Lernkontexte, die neue strategische Ansätze erfordern; Übernahme von Verantwortung für Beiträge zum Fachwissen und zur Berufspraxis und/oder für die Überprüfung der strategischen Leistung von Teams
Stufe 8	Spitzenkenntnisse in einem Arbeits- oder Lernbereich und an der Schnittstelle zwischen verschiedenen Bereichen	Die am weitesten entwickelten und spezialisierten Fertigkeiten und Methoden, einschließlich Synthese und Evaluierung, zur Lösung zentraler Fragestellungen in den Bereichen Forschung und/oder Innovation und zur Erweiterung oder Neudefinition vorhandener Kenntnisse oder beruflicher Praxis	Namhafte Autorität, Innovationsfähigkeit, Selbstständigkeit, wissenschaftliche und berufliche Integrität und nachhaltiges Engagement bei der Entwicklung neuer Ideen oder Verfahren in führenden Arbeits- oder Lernkontexten, einschließlich der Forschung

Zusammenfassung

Qualifikationen der Stufe 1 umfassen grundlegende allgemeine Kenntnisse und Fertigkeiten sowie die Fähigkeit, in einem strukturierten Kontext einfache Aufgaben unter direkter Anleitung auszuführen. Die Entwicklung von Lernkompetenz erfordert eine strukturierte Unterstützung. Diese Qualifikationen sind nicht berufsspezifisch und werden oft von Personen angestrebt, die noch keine Qualifikation besitzen.

Qualifikationen der Stufe 2 beinhalten ein begrenztes Spektrum an im Wesentlichen konkreten und allgemeinen Kenntnissen, Fertigkeiten und Kompetenzen. Die Kompetenzen werden in einem angeleiteten Kontext angewandt. Lernende lernen bis zu einem gewissen Grad eigenverantwortlich. Einige dieser Qualifikationen sind berufsspezifisch, die meisten umfassen jedoch eine allgemeine Vorbereitung auf Arbeit und Lernen.

Qualifikationen der Stufe 3 umfassen eine breite Allgemeinbildung und fachspezifische praktische sowie grundlegende theoretische Kenntnisse; außerdem umfassen sie die Fähigkeit, Aufgaben nach Anweisung auszuführen. Lernende lernen eigenverantwortlich und verfügen über gewisse praktische Erfahrungen in einem spezifischen Arbeits- oder Lernbereich.

Qualifikationen der Stufe 4 enthalten signifikante fachspezifische praktische und theoretische Kenntnisse und Fertigkeiten. Darüber hinaus umfassen sie die Fähigkeit, fachspezifische Kenntnisse, Fertigkeiten und Kompetenzen anzuwenden, Probleme selbstständig zu lösen und andere zu beaufsichtigen. Lernende lernen selbstgesteuert und verfügen über praktische Arbeits- und Lernerfahrungen in üblichen oder neuen Zusammenhängen.

Qualifikationen der Stufe 5 umfassen breit angelegte theoretische und praktische Kenntnisse, einschließlich Kenntnisse, die für einen spezifischen Arbeits- oder Lernbereich relevant sind. Darüber hinaus umfassen sie die Fähigkeit, Kenntnisse und Fertigkeiten zur Entwicklung strategischer Lösungen für genau definierte abstrakte und konkrete Probleme anzuwenden. Die Lernkompetenz auf dieser Stufe ist Grundlage für autonomes Lernen, und die Qualifikationen stützen sich auf operative Interaktionen in Arbeits- und Lernsituationen, einschließlich Personalführung und Projektleitung.

Qualifikationen auf der Stufe 6 beinhalten detaillierte theoretische und praktische Kenntnisse, Fertigkeiten und Kompetenzen im Zusammenhang mit einem Lern- oder Arbeitsbereich, die teilweise an die neuesten Erkenntnisse im jeweiligen Fachgebiet anknüpfen. Diese Qualifikationen umfassen außerdem die Anwendung von Kenntnissen in den Bereichen Formulieren und Vertreten von Argumenten, Problemlösung und Urteilsfindung unter Einbeziehung sozialer und ethischer Aspekte. Qualifikationen auf dieser Stufe umfassen Lernergebnisse, die für einen professionellen Ansatz bei Tätigkeiten in einem komplexen Umfeld geeignet sind.

Qualifikationen der Stufe 7 umfassen selbstgesteuertes theoretisches und praktisches Lernen, das teilweise an die neuesten Erkenntnisse im jeweiligen Fachgebiet anknüpft und die Grundlage für eine eigenständige Entwicklung und Anwendung von Ideen – häufig in einem Forschungszusammenhang – darstellt. Diese Qualifikationen umfassen außerdem die Fähigkeit, Wissen zu integrieren und Urteile zu formulieren, die soziale und ethische Fragestellungen und Verantwortlichkeiten berücksichtigen, und Erfahrungen mit der Bewältigung des Wandels in einem komplexen Umfeld widerspiegeln.

Qualifikationen der Stufe 8 haben die systematische Beherrschung eines hoch spezialisierten Wissensgebiets und die Fähigkeit zur kritischen Analyse und Synthese neuer und komplexer Ideen zum Inhalt. Außerdem umfassen sie die Fähigkeit, substanzielle Forschungsprozesse zu konzipieren, zu gestalten, zu implementieren und zu adaptieren. Darüber hinaus beinhalten diese Qualifikationen Führungserfahrung im Bereich der Entwicklung neuer und kreativer Ansätze, die vorhandenes Wissen und die professionelle Praxis erweitern und erneuern.

(Kommission der Europäischen Gemeinschaften 2005, Anhang 2)

6.4
EQR in der Bedeutung für die Pflegeberufe

Die deutsche Pflege befindet sich zurzeit mit Herausforderungen und Veränderungsprozessen konfrontiert wie kaum in den letzten Jahren. Der Europäische Qualifikationsrahmen bietet eine Chance – und zwar auf allen Ebenen der inhaltlichen, strukturellen und formalen Vielfalt – zur Orientierung und zur gesamten qualitativen pflegeberuflichen Ausrichtung auf europäischem Niveau.

Inhaltliche Veränderungen:
Mit den neuen Gesetzgebungen von Krankenpflegegesetz (2003) und Altenpflegegesetz (2002) sind Pflegeinhalte unter pflegewissenschaftlichen Gesichtspunkten neu festgelegt worden. Die explizit formulierte Eigenverantwortung von Pflegebedarfserhebung, Planung, Ausführung und Evaluation bedeutet eine professionelle Anforderung an Lernende

sowie an Lehrende. Die stetig steigende Zunahme an Wissen und Information im Gesundheitskontext erfordert ebenfalls andere Lehr- und Lernmethoden im Umgang mit Beurteilung, Prioritätensetzung und Aneignung der Wissensinhalte in der Ausbildung. In diesem Zusammenhang ist auch die Kompetenzorientierung als Zielrichtung vorgegeben, es kommt eben nicht mehr nur auf die in Präsenz gelernten Wissensinhalte an, sondern auf die Endergebnisse eines Lernprozesses. So bekommt das lebenslange Lernen, die Eigenverantwortung und die damit verbundene Selbststeuerung von Lernenden hohe Bedeutung. Diese Anforderungen sind zentrale Postulate im EQR.

Strukturelle Veränderungen:

Unsere Gesellschaft ist im Wandel. Vielfältige Ursachen liegen diesem zugrunde: kulturell, demografisch, ökonomisch, gesellschaftspolitisch. Menschen stoßen an ihre Grenzen, nicht nur die finanziellen Ressourcen, sondern auch die wissenschaftlich-technische Begrenztheit muss erkannt werden. Erfolgreich gelöste Probleme bedingen neue Probleme, auch in der Gesundheitsversorgung. Die Bürger haben ein verändertes Verständnis vom Umgang mit ihrer Gesundheit oder Krankheit, sie fordern professionelle Beratung und Unterstützung mit Berücksichtigung ihrer individuellen Möglichkeiten. Dadurch ist auch der Wandel in den Versorgungssystemen bedingt. Einrichtungen werden zentralisiert, neue Versorgungspfade entstehen, die Professionen sind gefordert, anders miteinander zu kooperieren, neue Schnittstellen entstehen, Aufgaben und Berufsfelder differenzieren und entwickeln sich neu. Bei diesen Herausforderungen werden Fragen an die Qualität der professionell tätigen Menschen gestellt. Hier versucht der EQR Antworten über qualitätssichernde Qualifikationsstandards zu geben. Es sind letztlich immer die Personen mit ihren Kompetenzen, die die Qualität von Einrichtungen und Dienstleistungen bedingen.

Formale Veränderungen:

Nicht nur in den Pflegeberufen haben wir veränderte Gesetzgebungen, sondern im gesamten berufsbildenden System. Qualifikationen werden in verschiedenen Berufen neu definiert mit rechtlichen und finanziellen Auswirkungen. Vermehrt entstehen auch in medizinischer und pflegerischer Versorgung Prozesse und Haftungsansprüche. Verwaltungs- und Managementverantwortliche müssen die Berufsangehörigen nicht nur mit Kompetenz im Sinne von Wissen und Können, sondern auch mit Kompetenz im Sinne von Recht und Befugnis präziser ausstatten. Dazu gehören Anforderungsprofile, Delegationsbereiche, Aufgaben und Verantwortungsdefinitionen. Gerade in den Pflegeberufen erleben wir eine große Differenzierung in der Hierarchie von Laienpflege über unüberschaubare Pflegehilfskräfte bis zu neuen akademischen, noch nicht berufsrechtlich abgesicherten Aufgabenfeldern. Der EQR bietet mit seinen konkret erfassenden Qualifikationsbestimmungen eine gute Orientierung zur Neuordnung von beruflich differenzierten Aufgaben. Die verschiedenen Anforderungen z. B. an Pflegeassistenz, dreijährig ausgebildete und akademisch ausgebildete Pflegefachpersonen können sehr gut durch jeweilige Kompetenzbestimmungen festgelegt werden.

Der EQR in der Spezifizierung der Pflegeberufe

Der Europäische Qualifikationsrahmen verfolgt mit seinen Zielen Vereinheitlichung und Transparenz in den sehr unterschiedlichen Bildungssystemen der Mitgliedsstaaten. Von daher sind seine Formulierungen sehr abstrakt und ermöglichen in einer länderspezifischen Weiterentwicklung die Angleichung unter Berücksichtigung der gewachsenen Bildungsstrukturen. So sind wesentliche Aspekte auf Lernergebnisse, berufliche Kompetenz, Qualitätssicherung und auf formale schulische, berufsbildende und hochschulische Einrichtungen gerichtet. Obwohl der EQR als Meta-Rahmen viel Offenheit zur Gestaltung enthält, so gibt er doch auch konkrete Vorgaben zum Lernen in berufsbildenden Qualifikationen.

Diese können als Grundorientierung gerade für die Neustrukturierung in den Pflegeberufen dienen. Um diese Spezifizierung anzugehen, bedarf es Überlegungen zu inhaltlichen, strukturellen und formalen Gegebenheiten in Aus-, Fort-, Weiter-, und Hochschulbildung in Deutschland. Es werden die Ausgangslage, das Veränderungspotential einschließlich Notwendigkeiten und erstrebenswerte Zielvorgaben berücksichtigt. Im Zentrum der Überlegungen steht der EQR mit den Elementen von Qualifikation als Lernergebnisse, Kompetenz in unterschiedlichen Komponenten sowie formale berufsbildende Aspekte, davon abgeleitet Aufgaben und Anforderungsprofile in den einzelnen Qualifikationsstufen. Mit dieser Sachlogik erfolgt die Generierung von abstrakten Vorgaben aus dem EQR zur Spezifizierung für die Pflegeberufe.

6.5
EQR Stufe 1 bis 3

Kenntnisse als Lernergebnisse im EQR

Stufe 1: Grundlegende allgemeine Kenntnisse auffrischen, **Stufe 2**: Sich die Grundlagen eines Bereiches vergegenwärtigen und verstehen, Wissensspektrum ist auf Fakten und Grundideen beschränkt, **Stufe 3**: Fachspezifische Kenntnisse anwenden, die Prozesse, Techniken, Materialien, Instrumente, Ausrüstung, Terminologie und einige theoretische Gedanken umfassen.

Pflegespezifizierung: Die Lernenden frischen ihre Wissensbestände, die in den allgemeinbildenden Schulen erworben wurden, auf. In der Regel werden dies die Inhalte u. a. aus Deutsch, Mathematik, Geschichte, Physik und Chemie sein. Diese Inhalte sind weder berufs- noch pflegespezifisch, sie dienen als Grundlage und enthalten die Anforderungen, um weiterlernen zu können. Damit ist eine gewisse kognitive Leistung Voraussetzung. Ist die Qualifikationsstufe 2 in einem sozialpflegerischen Ausbildungszweig verortet, so kann das Wissensspektrum sich bereits in den Bereichen von Gesundheit, Ernährung, Selbstpflege, Laienpflege oder Einrichtungen des Gesundheitswesens erstrecken. Hier müssen die Inhalte auch im Sinne von Verstehen aufgenommen werden können. Stufe 3 erfordert bereits Anwenden von fachspezifischen Kenntnissen. Das bedeutet in kognitiver Leistung Verstehen und Verwenden von Fachausdrücken in Verbindung mit einfachen Fakten aus z. B. Pflegekonzepten oder pflegerischen Grundprinzipien, wie zum Beispiel Wissen zur Hygiene oder zur gesund erhaltenden Lebensweise.

Fertigkeiten als Lernergebnisse im EQR

Stufe 1: Grundlegende Fertigkeiten zur Erledigung einfacher Aufgaben einsetzen, **Stufe 2**: Fertigkeiten und Schlüsselkompetenzen nutzen, um Aufgaben zu erledigen, wobei das Handeln von routine- und strategiebezogenen Regeln bestimmt ist; grundlegende Methoden, Werkzeuge und Materialien auswählen und anwenden. **Stufe 3**: Eine Reihe fachspezifischer Fertigkeiten zur Ausführung von Aufgaben nutzen und persönliche Auslegung durch Auswahl und Anpassung von Methoden, Werkzeugen und Materialien demonstrieren; verschiedene Handlungsansätze bewerten.

Pflegespezifizierung: Die Lernenden können bereits einfache Aufgaben im Sinne von praktischen Fähigkeiten ausführen. Diese müssen in der ersten Stufe nicht pflegespezifisch sein, sondern können hauswirtschaftliche Tätigkeiten, Verwaltungsaufgaben, Dokumentationen, Botengänge oder sonstige Auftragserledigungen auch in Einrichtungen des Gesundheitswesens sein. In der Stufe 2 können dies bereits pflegespezifische Aufgaben wie Unterstützung bei der Körperpflege oder bei der Nahrungsaufnahme unter Anleitung in einfachen und stabilen Situationen sein. In Stufe 3 ist die Anforderung qualitativ größer, indem verschiedene Handlungsansätze bereits bewertet werden müssen, das kann z. B. eine Entscheidungsmöglichkeit bei veränderten Wünschen in der Körperpflege, der Nahrungsaufnahme oder der Schlafgewohnheiten der Patienten oder Klienten sein. Das Spektrum ist quantitativ auch erweitert. Pflegematerialien können nach eigenem Ermessen eingesetzt und verändert werden, jedoch mit der Option der Rückversicherung durch die delegierende Pflegefachkraft.

Formale Aspekte: Die Qualifizierung auf den EQR Stufen 1 bis 3 ist in der primär schulischen Ausbildung verortet. Der qualifizierte Hauptschulabschluss (im deutschen System) bildet die Voraussetzung, um in diese Qualifikationsebenen zu kommen. Die Schulen können Fachschulen, Berufsfachschulen oder Schulen von Ausbildungszentren sein. In ihnen werden allgemeinbildende Fächer sowie berufsspezifische Fächer unterrichtet. Die Qualifizierung ist eine doppelte, sie beinhaltet eine grundlegende Allgemeinbildung, die für viele Berufe erst die Basis bildet. Sie kann aber auch eine berufsspezifische Ausrichtung haben und berechtigt in dieser Ausrichtung nur zur Assistenz und gilt daher für so genannte Anlernberufe. Mit erfolgreichem Abschluss der Stufe 3 ist der Erwerb der Fachoberschulreife (im deutschen System) verbunden. Damit ist der Weg für die weitere Qualifizierung zur Stufe 4 und zu einer beruflichen Ausbildung ermöglicht. Nach dem EQR soll in diesen Stufen auch nicht-formales Lernen durch Arbeit zur Anerkennung kommen.

Pflegespezifizierung: Der Deutsche Bildungsrat für Pflegeberufe (DBR) hat in seinem neuen Bildungskonzept (2007) in diesen Qualifikationsstufen die «Assistentin Pflege» etabliert. Die Ausbildung ist im Berufsfachschulsystem verortet und soll zwei Jahre dauern. Der Abschluss ermöglicht in der Pflege ausdrücklich nur Assistenzfunktion unter Delegation einer Pflegefachperson. Er eröffnet jedoch den Zugang zur dreijährigen professionellen Pflegeausbildung ohne Verkürzung. Dies kommt sicher den zunehmenden Differenzierungen in den Pflegeberufen entgegen, erfordert jedoch die Entwicklung von neuen Ausbildungscurricula, von Anforderungsprofilen und von fundierter Qualifizierung von Pflegefachpersonen in Anleitung, Delegation und Evaluation. Somit kann eine Pflegeassistentin berufspraktisch in den verschiedenen Einrichtungen des Gesundheitswesens mit definierten Aufgaben beschäftigt werden, sie hat aber auch die Chance einer weiterführenden pflegerischen Berufskarriere.

Selbstständigkeit und Verantwortung im EQR:

Stufe 1: Arbeits- oder Lernaufgaben unter direkter Anleitung ausführen und persönliche Effektivität in einfachen, stabilen Kontexten demonstrieren; **Stufe 2**: Begrenzte Verantwortung für die Verbesserung der Arbeits- oder Lernleistung in einfachen und stabilen Kontexten und in gewohnten homogenen Gruppen übernehmen; **Stufe 3**: Verantwortung für die Ausführung von Aufgaben übernehmen und eine gewisse eigenständige Rolle beim Arbeiten und Lernen demonstrieren, wobei der Kontext allgemein stabil ist, sich aber einige Faktoren ändern.

Pflegespezifizierung: In dieser Qualifikation einer Pflegeassistentin kann eine gewisse Eigenständigkeit erwartet werden, diese bezieht sich auf gelernte und angeleitete Aufgaben, die in einer Anordnungskompetenz von einer Pflegefachkraft verantwortet werden. Die Eigenständigkeit der Pflegeassistentin ist dann im Sinne der formal-rechtlichen Kompetenz als Ausführungsverantwortung zu sehen. Die Eigenständigkeit ist in der Regel im Rahmen von einfachen und stabilen Kontexten. Das können in der Pflege vor allem gleich bleibende oder sich gering verändernde Pflegesituationen sein, wie sie z. B. in ambulanten oder stationären Pflegeeinrichtungen vorzufinden sind.

Fachliche und berufliche Kompetenz im EQR:

Stufe 1: Bewusstsein für Problemlösungsverfahren demonstrieren; **Stufe 2**: Probleme unter Nutzung vorgegebener Informationen lösen; **Stufe 3**: Probleme mit Hilfe bekannter Informationsquellen lösen und dabei einige soziale Fragen berücksichtigen.

Pflegespezifizierung: Menschen, die pflegebedürftig sind, werden mit existenziellen Fragen in komplexen und problembehafteten Situationen konfrontiert. Somit kommen dem Bewusstsein für Probleme und dem Umgang damit eine hohe Bedeutung zu. Auch eine Pflegeassistentin muss hier Sensibilität entwickelt haben, um Dinge zu erkennen und entscheiden zu können, ob sie selbst in gewisser Weise diese Probleme lösen kann oder in welcher Weise und an wen sie diese weiterleitet.

Wenn auf der Stufe 3 «Probleme lösen mit Hilfe bekannter Informationsquellen» vorgegeben ist, so setzt das voraus, dass hier eine gute Einweisung und Abgrenzung von Aufgabenverantwortung zwischen Pflegefachkraft und Pflegeassistentin vorausgegangen sein muss. Bekannte

Informationsquellen können sein: Pflegeassessment-Instrumente, Dokumentationsdaten, Informationen (verbal, nonverbal) durch verschiedene Gespräche einschließlich der pflegebedürftigen Person, auch eigene Wissensquellen können herangezogen werden. Wenn hier von fachlicher und beruflicher Kompetenz nur in Bezug auf Problemlösungsverfahren gesprochen wird, so sieht man die Komplexität, die immer im Kontext mit kranken Menschen vorhanden ist. So ist die Anforderung an die Pflegeassistentin doch sehr hoch, auch wenn sie unter Delegation arbeitet. Denn die Anforderung impliziert auch immer Wahrnehmen, Einschätzen und Entscheiden entweder zum eigenen Handeln oder zur verantwortungsvollen Weitergabe. Deshalb ist selbst zur Hilfskraft in der Pflege eine zweijährige Ausbildung notwendig.

Lernkompetenz im EQR:

Stufe 1: Lernberatung annehmen; **Stufe 2**: Lernberatung nachfragen; **Stufe 3**: Eigenverantwortlich lernen.

Pflegespezifizierung: Lernende, die nach der primären Schulbildung in eine berufsspezifische Ausbildung treten, haben oft nicht gelernt «wie man lernt», ebenso wenig, dass Lernberatung eingefordert werden kann. Dies sind jedoch die ersten Voraussetzungen für eigenverantwortliches und lebenslanges Lernen, wie dies sehr explizit im EQR gefordert wird. Um diese Komponente von Kompetenz zu entwickeln, bedarf es neben strukturellen Voraussetzungen wie Bibliothek, Internet usw., vor allem auch eines veränderten Rollenverständnisses der Lehrenden. Eine «Fragekultur» kann prozessorientiert durch viele Erfahrungen, vor allem durch eine akzeptierende Lehr- und Lernatmosphäre, entstehen. Da in diesen Qualifikationsstufen auch nicht-formales Lernen in Gruppen oder am Arbeitsplatz betont wird, wird hier die Anforderung an Unterstützung und Begleitung wichtig. Lernende müssen ihr selbstständiges Lernen einüben, auch mit der Verantwortung zu scheitern, und Lehrende müssen ein systemisch-konstruktivistisches Lehrverständnis entwickeln.

6.6
EQR Stufe 4 und 5

Kenntnisse als Lernergebnisse im EQR:

Stufe 4: Ein breites Spektrum fachspezifischer praktischer und theoretischer Kenntnisse nutzen; **Stufe 5**: Breite theoretische und praktische Kenntnisse nutzen, die häufig fachspezifisch sind, und Bewusstsein für die Grenzen der Wissensbasis demonstrieren.

Pflegespezifizierung: Die Wissensfundierung ist in diesen Stufen eindeutig fachspezifisch, es geht hier um theoretisches und praktisches Wissen aus der Pflegewissenschaft. Die Bezugswissenschaften werden integriert, was durch die lange medizinische Grundlegung in der deutschen Pflegetradition keine leichte Aufgabe ist. In der Formulierung «Bewusstsein für die Grenzen der Wissensbasis demonstrieren» kann die Legitimierung und die Herausforderung zur Abgrenzung anderer Wissenschaften gesehen werden. In der Pflege werden zunehmend forschungsfundierte Theorien und Konzepte entwickelt. Somit kann das Wissen in diesen Stufen den Professionskriterien entsprechen, nämlich eine eindeutige Unterscheidung von Wissensbeständen anderer Disziplinen. Wenn hier ein «breites Spektrum» gefordert wird, so entspricht das einer dreijährigen Ausbildung, denn Theorie und Praxis eines Berufes müssen durch längere Anwendung verbunden mit Erfahrung internalisiert werden. Nicht von ungefähr sind in jahrhundertelanger Tradition Berufszeiten sowie Berufsgesetze von drei Jahren angelegt. Wissen festigt sich durch kognitives Verstehen und praktisches Anwenden. Professionelle Pflege ist in diesem Anspruch verankert, deshalb wird die dreijährige Ausbildung bei aller horizontaler und vertikaler Differenzierung in den Pflegeberufen bestehen bleiben. Das Kranken- und Altenpflegegesetz muss deshalb substanziell nicht verändert, jedoch im Hinblick auf Generalisierung und Eingliederung in das allgemeine Berufsbildungssystem angepasst werden.

Fertigkeiten als Lernergebnisse im EQR:

Stufe 4: Durch Anwendung von Fachwissen und Nutzung von Fachinformationsquellen strategische Ansätze für Aufgaben entwickeln, die sich bei der Arbeit oder beim Lernen ergeben; Ergebnisse nach dem gewählten strategischen Ansatz bewerten; **Stufe 5**: Strategische und kreative Antworten bei der Suche nach Lösungen für genau definierte, konkrete und abstrakte Probleme entwickeln; Übertragung theoretischen und praktischen Wissens beim Finden von Problemlösungen demonstrieren.

Pflegespezifizierung: Mit der Anforderung, strategische Ansätze zur Aufgabenbewältigung zu entwickeln, ist eindeutig ein Qualifikationsniveau erreicht, das sich in der Pflege mit dem Wissen und Können im Rahmen des Pflegeprozesses ausdrückt. Das Arbeiten mit den Kriterien des Pflegeprozesses erfordert analytisches, zielorientiertes, geplantes und bewertendes Können. Zusammengefasst also strategisches Handeln, jedoch nicht in einem mechanistischen Verständnis, wie das vielleicht für technische Berufe zutrifft, sondern im Bewusstsein, dass sich Pflege immer in vielschichtigen, menschlichen Bedingungen bewegt. Deshalb entspricht hier die Anforderung an «kreative Antworten» genau dem Anspruch im Pflegeprozess. Die Situationen sind so einmalig und vielschichtig, dass standardisierte Antworten nur als Basis dienen können. Die alltägliche Pflegepraxis zeigt in der Erfahrung jeder Pflegefachkraft und auch in der pflegewissenschaftlichen Literatur, wie Aufgaben unter Berücksichtigung von emotionalen, reflektierenden, kognitiven, pragmatischen und ethischen Aspekten gelöst werden.

In diesem Qualifikationsniveau hat das Kriterium «die gewählten strategischen Ansätze bewerten» eine besondere Bedeutung. Denn das Einschätzen, Beurteilen und Bewerten von Gegebenheiten, Zielen, Möglichkeiten einschließlich Handlungen und Ergebnissen ist erst die Basis für professionelles Handeln. Gerade im Umgang mit Menschen, wie in allen anderen helfenden Berufen auch, bekommt das Bewerten, das immer eingebettet im Menschen-, Berufs- und Pflegeverständnis liegt, eine besondere Stellung. Diese kann nur verbunden mit reflektierendem und kommunikativem Können voll zum Ausdruck kommen. Pflege wird hier sichtbar in situativem Geschehen. Es ist immer die Person und ihr Umfeld, in dem sich Kompetenz entfaltet. In der 5. Stufe wird die Übertragung theoretischen und praktischen Wissens beim Finden von Problemlösungen formuliert. In pflegespezifischer Bedeutung muss hier angefügt werden, dass es nicht ausreicht, nur Wissen zu übertragen. Zum pflegekompetenten Handeln gehören alle anderen Komponenten einer Person wie: emotional sicher sein, fundiert wahrnehmen, sich ausdrücken und argumentieren können, sich einfühlen und Anteil nehmen können, Diskrepanzen aushalten können. Erst in dieser Vielschichtigkeit kann man von Problemlösung in Pflegekontexten sprechen. Anzumerken sei hier, dass auch die ethische Dimension grundlegend von Bedeutung ist, sie wird jedoch im EQR nicht auf dieser Ebene aufgenommen.

Mit einem weiteren Aspekt wird die «Suche nach kreativen Antworten nach Lösungen in genau definierten Bereichen» verortet. Das bedeutet für die Pflege in dieser Qualifikationsstufe, dass hier auch Grenzen erkannt werden. Professionelle Pflege ist vorerst in komplexen Situationen

von pflegebedürftigen Menschen definiert. Unter Aspekten von berufspolitischer und pflegewissenschaftlicher Weiterentwicklung des Berufes,
einschließlich seines gesellschaftlichen Auftrages, sind weitere Qualifikationsstufen zu erreichen.

Formale Aspekte: Die Qualifikationsstufen 4 und 5 sind im Bildungskonzept des Deutschen Bildungsrates (DBR) für Pflegeberufe in der dreijährigen – nach den Berufsgesetzen von Krankenpflege und Altenpflege
geregelten Ausbildung – verortet. Es werden die Einrichtungen nach dem
DBR von so genannten «Höheren Berufsschulen» sein. Zurzeit sind diese
Schulen vom Typ der Berufsschulen oder Berufsfachschulen. Sie sind entsprechend den Sonderregelungen im Krankenpflegegesetz an ein Krankenhaus gebunden, unterstehen in der Regel Gesundheits- oder Sozialminis-
terien in landesrechtlicher Regelung. Die Einrichtungen der Altenpflege
unterstehen in der Regel den Kultus- und Bildungsministerien. Beide
Schuleinrichtungen sind inzwischen bundeseinheitlich geregelt. In ihren
Ausführungsbestimmungen, bezogen auf curriculare Ausrichtung und
Prüfungsverordnungen, unterliegen sie jedoch der Länderhoheit. Die
unterschiedliche gesetzliche Zuordnung in Gesundheits-, Sozial- und/
oder Bildungsministerien bedingt eine hohe berufspolitische Problematik und ist nicht im Sinne in den europäischen Bestrebungen von Vereinheitlichung im beruflichen Bildungssystem. Deshalb ist hier eine Zusammenführung dringend geboten und zwar auf inhaltlicher Ebene der
Gesundheits- und Krankenpflege, der Gesundheits- und Kinderkranken-
pflege sowie der Altenpflege. Damit ist auch dringend die Zusammenführung auf bundeseinheitlicher ministerialer Ebene notwendig. Dieses
müssen zentrale Bestrebungen bei der Umsetzung des EQR in Deutschland sein.

Die Einstiegsvoraussetzungen sind die Abschlüsse der Sekundarstufe I
oder II. Der Regelzugang ist für diese Ausbildung in Deutschland die mitt-
lere Reife oder das Abitur. Mit Einführung der zweijährigen Pflegeassistentin ist demnach auch hiermit ein Einstieg in diese nächste Stufe der
berufsspezifischen Ausbildung möglich. Um den Anspruch des lebenslangen Lernens zu verwirklichen, sind die Abschlüsse mit der Stufe 5 nach
dem EQR auch mit der Berechtigung zu weiteren Hochschulstudien im
tertiären Bildungsbereich verbunden. Bei nicht vorhandener Hochschulzugangsberechtigung ist es sinnvoll und wird bereits von einigen Ländern
praktiziert, diese mit dem Berufsabschluss zu ermöglichen. Damit wird
dem Anspruch von gegenseitigen Anerkennungen aus dem beruflichen
und schulischen, dem Sekundar- und Tertiärbereich, dem formalen und
nicht-formalen Lernen, wie im EQR formuliert, Genüge getan.

Selbstständigkeit und Verantwortung im EQR:

Stufe 4: Unter Anleitung die eigene Rolle in Arbeits- oder Lernkontexten gestalten, die in der Regel vorhersehbar ist und in die viele Faktoren mitspielen, die Veränderungen bewirken und die sich zum Teil gegenseitig beeinflussen; Vorschläge für eine Verbesserung der Ergebnisse vorlegen; Routinetätigkeiten anderer beaufsichtigen und eine gewisse Verantwortung für die Unterweisung anderer übernehmen. **Stufe 5**: Eigenständig Projekte leiten, die eine Problemlösung erfordern, wobei viele Faktoren mitspielen, die sich zum Teil gegenseitig beeinflussen und zu unvorhersehbaren Veränderungen führen; bei der Entwicklung von Projekten Kreativität zeigen; Menschen führen und die eigene Leistung und die Leistung anderer prüfen; andere unterweisen und eine Teamleistung entwickeln.

Pflegespezifizierung: Professionelle Pflege aufgrund dreijähriger Ausbildung hat auf dieser Ebene eine hohe Selbstständigkeit im Kontext der direkten Pflege, also in Situationen von Patient/Bewohner/Klient und Umfeld. Die eigene Rolle und das unmittelbare Pflegeteam der Abteilung sind damit eingeschlossen. Damit ist das weitere Feld des Berufes vorerst abgegrenzt.

Wenn die Selbstständigkeit in den Arbeitssituationen als von «vielen Faktoren beeinflusst» und Veränderungen in der Regel als «vorhersehbar» bzw. «unvorhersehbar» bezeichnet werden, so trifft dies genau für Pflegesituationen zu. Denn diese bedeuten, dass sich ein Mensch in seiner Bedürftigkeit, Abhängigkeit und evtl. in existenzieller Erfahrung zurechtfinden und neu orientieren muss. Um Leid, Krankheit oder Behinderung zu überwinden oder anzunehmen, bedarf es längerer Verarbeitungsprozesse. Hier unterstützen Pflegefachpersonen und dies in hoher Anforderung auch an die eigene Person. Die Selbstständigkeit bezieht sich somit auf die fachliche, sachliche und personale Kompetenz im Sinne von Wissen und Können.

Wenn im EQR formuliert ist «Projekte leiten, die eine Problemlösung erfordern», so ist hier die typische Anforderung im Rahmen des Pflegeprozesses zu sehen. Denn Pflegeprobleme werden von vielen Faktoren, die sich gegenseitig bedingen, beeinflusst, nicht immer sind Lösungen möglich. Oft geht es um den adäquaten Umgang und um die bestmögliche Hilfe. Dies erfordert kreative Ansätze bei oftmals stündlich veränderten oder nicht zu erwartenden Gegebenheiten. Entscheidungen müssen in diesem Kontext getroffen werden, damit ist ein hoher Grad an Selbstständigkeit und Verantwortung verbunden.

«Menschen führen und die eigene Leistung und die Leistung anderer prüfen». Diese Komponente der Qualifikation ist ebenfalls in den Rahmen der direkten Pflege zu verorten. Patienten werden begleitet, unterstützt, angeleitet, geschult und beraten, diese Handlungskonzepte beinhalten auch immer personale und ethische Kompetenz, die notwendig ist, um Menschen, die krank, abhängig und pflegebedürftig sind, zu führen. Einbezogen sind hier selbstverständlich die Reflexion und die Einschätzung. Die Leistung wird nicht im Sinne einer Qualitätssicherung wie vielleicht in anderen Berufen eingeschätzt. Es werden die Potentiale eines Menschen, hinsichtlich der Bewältigung seiner Pflegeprobleme oder sein Vermögen, sich mit Hilflosigkeit oder Endlichkeit zu konfrontieren, eingeschätzt. Der Anspruch an eigenverantwortlicher und selbstständiger Beurteilung ist hoch, denn er zieht Entscheidungen und Handlungen nach sich, die in menschlichen Bedingungen nicht mehr so einfach «korrigiert» werden können.

«Andere unterweisen und eine Teamleistung entwickeln». Diese EQR-Forderung bedeutet im Pflegeberuf die Anleitung von Lernenden, Praktikanten und neuen Mitarbeitern. Pflege ist immer Teamarbeit, somit hat auch die Pflegefachperson Verantwortung für die Gestaltung und die Entwicklung innerhalb ihres Teams. Damit ist nicht die Gesamtleistung eines Teams, die in der Verantwortung der Abteilungs-/Stationsleitung liegt, gemeint. Schüler anleiten und mit anderen Berufsangehörigen kooperieren ist im Krankenpflegegesetz niedergelegt und hat damit eine formalrechtliche Grundlage.

Selbstständigkeit und Verantwortung im Sinne der Kompetenz von Wissen und Können, wie im EQR formuliert, ist hier in den Anforderungen an die Pflegefachpersonen in Theorie und Praxis nachweislich vorhanden.

Selbstständigkeit und Verantwortung im Sinne der formal-rechtlichen Kompetenz sind nicht immer eindeutig. Solange Pflege in nicht klar definierten Aufgaben und Funktionen arbeitet, gibt es immer wieder Überschneidungs- und Abgrenzungsprobleme zur Medizin. Das Krankenpflegegesetz regelt sehr klar die Eigenständigkeit im Rahmen des Pflegeprozesses. In diesem Rahmen haben Pflegefachpersonen Entscheidungs-, Anordnungs- und Ausführungskompetenz, verbunden mit der Verantwortung. Bei der Anordnung medizinischer Aufgaben haben Pflegefachpersonen Ausführungsverantwortung im formal-rechtlichen Sinn.

Fachliche und berufliche Kompetenz im EQR:

Stufe 4: Probleme lösen unter Einbeziehung von Informationen aus Fachquellen und unter Berücksichtigung einschlägiger sozialer und ethischer Fragen. **Stufe 5**: Antworten auf abstrakte und konkrete Probleme formulieren; Erfahrungen mit operationellen Wechselwirkungen in einem Bereich demonstrieren; auf der Grundlage der Kenntnis einschlägiger sozialer und ethischer Fragen ein Urteil abgeben.

Pflegespezifizierung: Der progressive Fortschritt im Vergleich zur Stufe der Pflegeassistenz ist hier, dass die Problemlösung nicht nur auf vorgegebenen Informationen beruht, sondern es müssen Fachquellen herangezogen werden. Ebenso müssen soziale und ethische Fragestellungen berücksichtigt werden. Diese Anforderungen sind um einiges höher, denn sie erfordern Eigenständigkeit, die Person muss sich selbst Informationen und Kenntnisse erschließen können. Sie muss diese in den Zusammenhang mit den aktuellen Problemen, einschließlich der sich gegenseitig bedingenden Faktoren bringen und innerhalb eines Gesamtkontextes entscheiden. Darüber hinaus ist eine explizite Beurteilungsfähigkeit gefordert in «sozialen und ethischen Fragen ein Urteil abgeben». In pflegespezifischen Situationen heißt das, dass ein Problem im Rahmen der Pflegebedürftigkeit eines Menschen unter verschiedenen Faktoren betrachtet werden muss.

Zum Beispiel möchte ein Patient/Bewohner nicht mehr essen, so sind die Dimensionen zu berücksichtigen: Kann dieser Mensch körperlich nicht mehr, fehlt die Kraft, wie ist die seelische Bedingung, wie ist seine Bewusstseinslage, wie ist die Sinnfrage oder die spirituelle Einstellung dieses Menschen? Biografische Daten sind einzubeziehen, Faktoren der Umwelt sind zu erkennen: Wie ist das soziale Netz dieses Menschen, sind liebende oder bestimmende Angehörige da? Berufspolitische Faktoren sind in Entscheidungen einzubeziehen: Wie ist die rechtliche Grundlage, das berufsethische Pflegeverständnis, die abteilungsbezogenen Normen, in welchen finanziellen, strukturellen und zielbedingten Vorgaben befindet sich die Organisation? Letztlich bestimmen auch die personalen Komponenten der Pflegefachperson, wie sie etwas wahrnimmt, artikuliert, entscheidet und danach ihr Handeln ausrichtet.

Zusammengefasst kann hier die fachliche und berufliche Kompetenz als sehr umfassend und differenziert bezeichnet werden. Die «Problemlösung» erfordert, viele Dimensionen zu berücksichtigen. Die Grundlagen sind Kenntnisse in fachspezifischem Wissen und Fertigkeiten, in dem diese unter Einbeziehung vieler Faktoren in Situationen adäquat umgesetzt werden. Außerdem ist eine breite berufliche Erfahrung notwendig, so dass informelles und nicht-formales Lernen, verbunden mit der Entwicklung von implizitem Wissen und Intuition, zur Entfaltung kommen.

Lernkompetenz im EQR:

Stufe 4: Selbststeuerung des Lernens demonstrieren. **Stufe 5**: Das eigene Lernen bewerten und den Lernbedarf für eine Weiterqualifizierung ermitteln.

Pflegespezifizierung: Heißt es in der Qualifikationsstufe 3 noch «eigenverantwortlich lernen», so ist hier von der «Selbststeuerung des Lernens» die Rede. Was ist der Unterschied? An sich erfordert jedes Lernen, wenn es im Sinne von Erkennen und Verstehen gedacht ist, selbstständiges und eigenverantwortliches Vorgehen. Die Frage ist, inwieweit dieses Lernen durch innere oder äußere Faktoren bestimmt wird. In den EQR-Stufen 1 bis 3 geht es um ein von außen bestimmtes Heranführen zum eigenverantwortlichen Lernen, die intrinsische Motivation kann geweckt werden. In den EQR Stufen 4 und 5 ist dieses bereits entwickelt. Lernende verfügen über ein großes Repertoire von selbstgesteuerter Wissenserschließung. Hierzu liegen in der lernenden Person die autonome Entscheidung und das kognitive Vermögen. Dieser qualitative Moment ist das Entscheidende einer Stufe der Assistenz und einer Stufe des Professionellen.

Die dreijährig ausgebildete Pflegefachkraft kann das für sich selbst nutzen, sie muss es jedoch auch in einer Übertragung zur Anleitung im Rahmen der Patientenedukation und der Schüleranleitung anwenden können. Sie muss in der Lage sein, die jeweiligen Lernprozesse zu beurteilen und davon abgeleitet die weiteren Unterstützungen z. B. zur Rehabilitation des Patienten oder der Schülerin geben zu können. Auch in der Beurteilung des Lernvermögens einer Assistentin ist sie gefordert, denn diese kann im Qualifizierungsprozess die nächste Stufe anstreben.

«Das eigene Lernen bewerten und den Lernbedarf für eine Weiterqualifizierung ermitteln» birgt auch den Anspruch, die eigene berufliche Entwicklung zu verantworten. Das lebenslange Lernen, wie vom EQR fokussiert, enthält diese Komponente der Kompetenz. Die erfolgreich abgeschlossene dreijährige Ausbildung ermöglicht den weiteren Qualifizierungsweg in den tertiären Bildungsbereich. Um die Grenzen des eigenen Lernvermögens einschätzen zu können, ist es wichtig, die Selbstreflexion ausgebildet zu haben. Hier können Lehrende kreative Lernsituationen zur Reflexion gestalten. Dazu gäbe es u. a. auch viele Lernmöglichkeiten, wenn die Prüfungsverfahren mehr weg von der Fremdbeurteilung hin zur Eigenbeurteilung verändert werden würden. Das käme einem Paradigmenwechsel in der Pädagogik gleich und wäre somit auf lange Zeit ausgerichtet.

6.7
EQR Stufe 6

Kenntnisse als Lernergebnisse im EQR:

Stufe 6: Detaillierte theoretische und praktische Fachkenntnisse nutzen. Zum Teil handelt es sich um hoch spezialisiertes Fachwissen, das ein kritisches Verständnis der Theorien und Grundsätze voraussetzt.

Pflegespezifizierung: Die Stufe 6 ist nach dem DBR in die erste akademische Qualifizierung in den Pflegeberufen verortet. Die Kenntnisse werden im Vergleich zur EQR-Stufe 4 und 5 als hoch spezialisiertes Fachwissen beschrieben. Fachkenntnisse sind in Theorie und Praxis detaillierter und knüpfen an die neuesten Erkenntnisse der pflegerelevanten Forschung an. Das heißt, dass Pflegefachpersonen, also Bachelor-Absolventen, auf dem neuesten Stand der Fachliteratur und in der Lage sein müssen, diese international zu recherchieren sowie sie zu aktualisieren und in die Pflegepraxis zu integrieren. Das beinhaltet auch eine Beurteilung des Wissens «hoch spezialisiertes Fachwissen, das ein kritisches Verständnis der Theorien und Grundsätze voraussetzt». Konkret kann das bedeuten, dass für bestimmte Pflegeprobleme in der Abteilung erst der Bedarf für neue Kenntnisse und Verfahren wahrgenommen werden muss. Nach fundierter Abwägung verschiedener Möglichkeiten werden die den Situationen entsprechenden bestmöglichen Theorien oder Konzepte ausgesucht. Diese Situationen sind innerhalb der direkten Pflege verankert, jedoch auch stations- oder abteilungsübergreifend angefordert. Zum Beispiel können Anfragen auftreten, welche Theorien und Konzepte für diese Abteilung eine Grundlage zur Qualitätsentwicklung sind, zur Einführung von neuen Methoden, zur besseren Ressourcennutzung, zur Entwicklung eines Leitbildes, zur Einführung einer Pflegetheorie usw.

Wenn im EQR «spezialisiertes Fachwissen» formuliert ist, so ist hier im Unterschied zu z.B. technischen Berufen zu sehen, dass dieses alleine nicht ausreicht. Das Fachwissen muss in einem Gesamtkontext, in dem es immer um menschliche und soziale Bedingungen geht, eingeordnet werden. Entscheidungen beruhen nicht nur auf einer Anwendung des «bestmöglichen Wissens», sondern müssen immer mehrperspektivisch und mehrdimensional, einschließlich personaler und ethischer Grundsätze getroffen werden.

Fertigkeiten als Lernergebnisse im EQR:

Stufe 6: Beherrschung von Methoden und Instrumenten in einem komplexen Fachgebiet sowie Innovationsfähigkeit bezüglich der eingesetzten

Methoden demonstrieren; Argumente für die Problemlösung finden und vertreten.

Pflegespezifizierung: Fertigkeiten sind im EQR als Umsetzen von Wissen und Anwenden von Methoden ausgewiesen. Handeln, das in einem komplexen Fachgebiet spezialisiert, theoriefundiert und instrumentell sicher ausgeführt wird, liegt im Anforderungsprofil einer Pflegeexpertin. Sie muss nicht nur über spezialisiertes, sondern auch über generalisiertes Wissen verfügen, denn die Beurteilung von Menschen und Situationen im Pflegebereich erfordert ein breites Spektrum an Wissen und Können. Vor allem ist aber auch eine langjährige Basis von Erfahrung, die die Intuition zur Entfaltung bringen kann, als Urteilsgrundlage notwendig.

Hierzu kann auch die «Innovationsfähigkeit» angeführt werden, diese Fähigkeit entwickelt sich über viele Jahre als personale Komponente der Kompetenz. Des Weiteren ist auf dieser Qualifikationsstufe noch explizit «Argumente für die Problemlösung finden und vertreten» angeführt. Das weist über einen direkten Anwendungsbezug hinaus. In den Pflegeberufen könnte das Argumentieren und Vertreten von Patientenproblemen in einem interdisziplinären Bezug bedeuten. Pflegefachpersonen sind auch Anwälte für Patienten. Hier wird die wertegeleitete und ethische Fundierung der Pflege sichtbar. Aber auch berufspolitische Angelegenheiten können argumentativ aufgegriffen werden. Denn die gesellschaftliche Verantwortung ist nicht nur auf den pflegebedürftigen Menschen gerichtet, sondern schließt die Berufsangehörigen ebenfalls ein.

Formale Aspekte: Der Einstieg in die akademische Ausbildung, die auch inzwischen in Deutschland als Bachelor-Studium etabliert ist, erfordert den Sekundarabschluss II oder eine gleichwertige Hochschulzugangsberechtigung. Wie vom DBR empfohlen, sollte auch mit Abschluss der beruflichen Ausbildung die Hochschulzugangsberechtigung erfolgen. Dies ist im Sinne des EQR eine vertikale Durchlässigkeit in Verbindung zum lebenslangen Lernen und der Anerkennung von beruflichen Bildungsqualifikationen. Fast alle EU-Länder haben jahrelange Erfahrung mit akademischer Erstausbildung und deren qualitative Bewährung in der Pflegepraxis. In Deutschland ist hier ein hoher Nachholbedarf. Durch das Kranken- und Altenpflegegesetz ist die Berufsausübung geregelt; so gut diese Regelung ist, so behindert sie durch die Trennung von Kranken-, Kinderkranken- und Altenpflege die akademische Weiterentwicklung in den Pflegeberufen. Auf internationaler Hochschulebene ist dies nicht vorhanden. Außerdem ist die berufsrechtliche Anerkennung an diese Gesetze gebunden. Berufsorganisationen und politische Gremien bemühen sich zur Zeit, auch für die akademische Erstausbildung die berufsrechtliche Anerkennung zu ermöglichen. Dies ist dringend geboten, denn die ersten Bachelor-Pflegefachpersonen sind bereits auf dem Markt, sie sind bezüglich der finanziellen und aufgabenbezogenen Einstufung in einem luftleeren Raum. Anforderungsprofile müssen entwickelt werden, dazu kann der EQR aufgrund der formulierten Qualifikationsstufen gute Dienste leisten. Auch rechtliche Grundlagen sind zu beachten.

Fachliche und berufliche Kompetenz im EQR:

Stufe 6: Relevante Daten in einem Fachgebiet zur Problemlösung zusammentragen und integrieren; Erfahrungen mit operationellen Wechselwirkungen in einem komplexen Umfeld demonstrieren; auf der Grundlage sozialer und ethischer Fragen, die sich bei der Arbeit oder beim Lernen ergeben, ein Urteil abgeben.

Pflegespezifizierung: In den vorhergehenden Qualifikationsstufen ging es um Erkennen und Antworten finden bei Problemlösungen. In der Stufe 6 geht es darum, «relevante Daten zur Problemlösung zusammenzutragen». Hier ist eindeutig eine wissenschaftliche Grundlage vorausgesetzt. Akademisch geschulte Pflegefachpersonen müssen pflegerelevante Datenbanken nicht nur kennen, sondern sie auch geübt handhaben können. Die nächste Anforderung liegt dann in der Integration dieser Daten in den Pflegealltag. Hier müssen die komplexen Pflegesituationen in Bezug zu den wissenschaftlichen Daten gesetzt und dann in einen Entscheidungsprozess gebracht werden. Dies kann als evidenzbasiertes Handeln in der Pflege bezeichnet werden. Die forschungsrelevanten Informationen werden auf die Problemfrage hin analysiert. Die Anwendung beruht nun nicht nur auf der Frage, was die wissenschaftlich nachgewiesene beste Evidenz ist. Die Entscheidungen müssen auf vielen Ebenen der Personen – Patient, Angehörige, therapeutisches Team – getroffen werden. Ebenso fließen Abwägungen von pragmatischen, Sinn gebenden, sozialen, biografischen und ethischen Perspektiven mit in die Entscheidung ein. Damit haben wir Kompetenz in höchster Ausprägung: Die Situationen sind komplex, die Urteile sind unter Berücksichtigung vieler unterschiedlicher Faktoren zu treffen, wissenschaftliche Anforderungen an Evidenz sind zu berücksichtigen. Letztlich sind es die Personen in ihren personalen Komponenten, die sich ausdrücken in: Wahrnehmen, Beurteilen, Artikulieren, Argumentieren, Entscheiden, Handeln und Verantworten, einschließlich der Grenzen von Kompetenz im Sinne von Wissen und Können und Kompetenz im Sinne von Recht und Befugnis.

Bisher wurde der Aspekt «relevante Daten zur Problemlösung zusammenzutragen» nur im Kontext der direkten Pflege angesprochen. Pflege vollzieht sich jedoch auch im Umfeld von Station, Abteilung, Organisation und weiteren gesellschaftlichen Strukturen. Hier übernehmen Bachelor-Absolventen kooperierende und koordinierende Funktionen. Zum Beispiel Steuerung von Aufnahme-/Entlassungsmanagement, Casemanagement, Entwicklung von abteilungsübergreifenden Konzepten, Leitung von Projekten, Implementierung von Expertenstandards. Auch kann hier die Funktion einer Primary Nurse zugeordnet werden.

Die wissenschaftlich qualifizierte Pflegefachkraft kann Forschungsprojekte initiieren, unterstützen und die Ergebnisse in den Anwendungsbezug der direkten Pflege oder in die Einrichtung einbringen.

Selbstständigkeit und Verantwortung im EQR:

Stufe 6: Verantwortung in Bezug auf Verwaltungsdesign, Ressourcen- und Teammanagement in Arbeits- und Lernkontexten demonstrieren, die unvorhersehbar sind und in denen komplexe Probleme mit vielen sich gegenseitig beeinflussenden Faktoren gelöst werden müssen; bei der Entwicklung von Projekten Kreativität und bei Managementprozessen Initiative zeigen, was auch die Unterweisung anderer zur Entwicklung einer Teamleistung umfasst.

Pflegespezifizierung: Die Qualifizierung in der Stufe 6 ist in den Pflegeberufen ganz eindeutig eine professionelle Pflegeausbildung auf akademischem Niveau, also liegt der Schwerpunkt in der wissenschaftlichen Pflegepraxis. Wenn im EQR die «Verantwortung in Bezug auf Verwaltungsdesign» und in «Managementprozessen» formuliert ist, so ist diese Funktion einer Pflegefachperson nicht primär im Managementbereich gedacht. Ihre Selbstständigkeit und ihre Verantwortung liegen eindeutig in der direkten Pflege, also im Rahmen des Pflegeprozesses. Allerdings können Managementprozesse auch als Steuerungsprozesse innerhalb der Pflege benannt werden, dann trifft dies zu. Wenn Managementaufgaben auf der Ebene von mittlerem oder gehobenem Management an Bachelor-Absolventen vergeben werden, so ist dies im Rahmen einer Stabsfunktion denkbar. Hier hat die Pflegemanagerin als Gesamtleitung des Hauses die Anordnungs- und Entscheidungskompetenz, sie wird Aufgaben delegieren und die akademische Pflegefachperson hat Ausführungs- und Beratungsverantwortung. Sie kann Daten liefern, Argumente formulieren und im Auftrag Öffentlichkeitsarbeit leisten, denn dazu ist sie mit ihrer wissenschaftlichen Ausbildung vorbereitet. Hier hat sie auch Selbstständigkeit zu demonstrieren. Zu beachten ist dabei, dass Aufgaben und Verantwortung abgestimmt sind.

Das gilt auch für Initiativen in Bezug auf Pflegequalität, Entwicklung von Konzepten oder Implementierung von Projekten. Die Selbstständigkeit in der Kompetenzausführung muss immer im Sinne des Wissens und Könnens und im Sinne von Recht und Befugnis geklärt sein.

Die Aussage im EQR «…Unterweisung anderer zur Entwicklung einer Teamleistung…» kann bedeuten, dass die Pflegefachperson Anweisungskompetenz für pflegespezifische Fragen im Rahmen des Pflegeteams erhält. Diese beziehen sich auf inhaltliche Aufgabenstellungen, nicht auf dienstrechtliche. In Bezug auf Anleitung von Schülern, Pflegeassistentinnen oder neuen Mitarbeitern hat sie, wie die dreijährig Ausgebildete, selbstständige Aufgaben, allerdings können diese in einem weiteren oder komplexeren Rahmen vergeben werden. Zu beachten ist hier ebenfalls eine klare Ausweisung z. B. in einer Stellen- oder Aufgabenbeschreibung.

Da in der deutschen Pflegepraxis noch sehr wenig Erfahrung mit akademisch qualifizierten Pflegefachpersonen vorhanden ist, sind viele Aspekte zu klären und Anforderungsprofile zu entwickeln. Dabei ist zu beachten, dass Aufgaben, Selbstständigkeit, Verantwortung und Grenzen klar definiert werden, der EQR gibt Abstufungen in den Qualifikationsprofilen vor. Die Spezifizierung für die Pflegeberufe muss bald geleistet werden, denn sowohl Pflegeassistenten sowie akademische Pflegefachpersonen befinden sich zurzeit noch in einem inhaltlich sowie rechtlich unsicheren Raum.

Lernkompetenz im EQR:

Stufe 6: Eigenes Lernen durchgängig bewerten und Lernbedarf feststellen.

Pflegespezifizierung: In dieser Qualifikationsstufe ist das eigenständige, selbstgesteuerte und selbstorganisierte Lernen durch mehrstufige Praxis selbstverständlich geworden. Es ist durch stetige Übung internalisiert. Einbezogen ist hier ebenfalls die Bewertung des eigenen Lernstandes mit der Erfassung des eigenen Weiterentwicklungsbedarfes. Man kann das als wissenschaftliches Lernen bezeichnen, was wiederum die Grundlage für wissenschaftliches Arbeiten voraussetzt. Die Anforderung auf diesem Niveau ist in Bezug auf die eigene Person und in Bezug zu anderen lernenden Personen, lernenden Teams oder «die lernende Organisation». In den Pflegeberufen verstehen sich Entwicklungsprozesse als pflegeethische und berufspolitische Anforderungen. Hier haben die akademisch ausgebildeten Pflegefachpersonen einen besonderen Auftrag. Dieser kann in einer Einrichtung auch explizit formuliert werden, dann handelt es sich um formale Lernprogramme, z. B. in Form von Lerneinheiten oder Kursen in Aus-, Fort- oder Weiterbildung. Auch nicht-formales oder informelles Lernen wird über Personen, Kolleginnen, Vorgesetzte und Mitarbeiter ermöglicht. Der EQR formuliert lebenslanges Lernen, was auf dieser Stufe auch zur professionellen Weiterqualifizierung in ein Masterprogramm führen kann.

7 Kompetenzentwicklung in Lern- und Handlungsdimensionen

Kompetenz ist lehr- und lernbar,
das Wesentliche dazu ist die
Selbstreflexion.

Nachdem in den vorhergehenden Kapiteln die Pflegekompetenz in ihrer Komplexität, also in ihren Phänomenen, Bedingungen, Konsequenzen und ihrem Kontext dargestellt wurde, erfolgt nun die Untersuchung der Frage: Wie kann Kompetenz entwickelt und gefördert werden? Dabei geht es um curriculare und methodisch-didaktische Aspekte, in ihrer Bedeutung von Lernen in der Dimension des pflegerischen Handelns. Der Schwerpunkt liegt darauf, wie Beurteilung und Einschätzung im Sinne der Selbstevaluation entwickelt werden können. Dazu wird die Grundannahme angeführt, dass Wissen allein noch nicht automatisch zu Können führt. Das bedeutet, dass zur Entwicklung einer umfassenden Kompetenz nicht nur der adäquate Lehrstoff in didaktisch richtiger Weise vermittelt werden muss, sondern es müssen wesentliche Elemente der lernenden Person selbst hinzukommen in der Gestalt, dass das eigene Lernen oder Handeln reflektiert und bewertet werden kann. Da das Wissen erst über das Handeln zum Können wird, bedarf es der Bewertung des Handelns, damit es als angemessen, kompetent oder ethisch bezeichnet werden kann. Bewerten und Urteilen kann differenziert und unter verschiedenen Aspekten diskutiert werden. So erfolgt im nächsten Kapitel eine Bearbeitung des Themas auf der Grundlage von neuen neurowissenschaftlichen Erkenntnissen, die aus der Perspektive von Wahrnehmen, Bewerten, Entscheiden und Handeln abgeleitet werden.

An dieser Stelle soll die Entwicklung von Urteilskraft im Kontext von Lernen, Evaluation als methodische Struktur von Reflexion und Selbstreflexion als zentrales Element von Kompetenz, erörtert werden. Als Rahmen dazu dienen die Erkenntnisse aus der Evaluationsforschung, die seit einigen Jahren in den Hochschulen Eingang gefunden haben (Wottawa, Thierau 1998), und der Qualitätssicherung, die auch in den Pflegeorganisationen zunehmend an Bedeutung gewinnt.

Pflegepersonen werden ihr berufliches Handeln später reflektieren können, wenn sie zu reflektieren gelernt haben, deshalb setzt die Ausbildung der Urteilsfähigkeit bereits beim Lernprozess an, indem dieser bewertet wird. Dazu ist allerdings auch notwendig, dass die Lehrpersonen ebenfalls ihre Lehrangebote reflektieren. Damit sind wir bei der Evaluation des Lehr- und Lerngeschehens, das Lehrende und Lernende gemeinsam zur Bewertung ihres Tuns veranlasst. Dabei geht es in erster Linie nicht um Fremdbeurteilung, sondern um die Einschätzung des eigenen Lehren und Lernens, also um die Selbstevaluation.

Vor einer Annäherung an diese Thematik ist es notwendig, das Lernen an sich etwas genauer zu betrachten. Das schulische und außerschulische Lernen ist Gegenstand vieler Forschungen; so kann es hier nicht meine Absicht sein, eine Vertiefung z. B. der Lerntheorien zu geben. Meine Akzentuierung liegt im beruflichen Praxisfeld. Innerhalb dieser Begrenzung werden verschiedene Arten des Lernens vorgestellt, die von Angelo (1992) Lernebenen genannt werden. Danach werden Evaluationsinstrumente diskutiert und diese in den Bereich des Lehrens und Lernens in den Pflegeberufen übertragen bzw. neu entwickelt.

7.1
Verschiedene Ebenen des Lernens

In sozialwissenschaftlichen Untersuchungen kommt dem Lernen ein breiter Raum zu. Unter dem Aspekt, dass Lernen auch immer selbst vom Lernenden bewertet wird, sei hier C. Rogers (1974, S. 13) zitiert: «Es wird vom Lernenden selbst bewertet – er weiß, ob es sein Bedürfnis trifft, ob es zu dem führt, was er wissen will, ob es auf den von ihm erlebten dunklen Fleck der Unwissenheit ein Licht wirft. Wir können sagen, dass der geometrische Ort des Bewertens zweifelsfrei im Lernenden selbst liegt.»

Im Rahmen von Konzepten zur Evaluation im Hochschulbereich führt Angelo (1992, S. 105 ff.) verschiedene Arten des Lernens aus. Es handelt sich um die auch von der Pädagogik und Psychologie beschriebenen Ebenen des deklarativen, prozeduralen und konditionalen Lernens, als vierte Ebene fügt er das reflexive Lernen hinzu. Da Reflektieren innerpsychische Berührungspunkte einer Person mit sich selbst beinhaltet, ist sehr wesentlich die Identität angesprochen. So kann man sagen, dass Reflektieren über das eigene Sein und Handeln eine Auseinandersetzung mit der eigenen Identität bewirkt. Damit diese im Blick eines beruflichen Selbstverständnisses erfolgt, können hier methodische Lehr- und Lernprozesse gestaltet werden. Dazu füge ich die fünfte Lernebene des «identitätsfördernden Lernens» hinzu. Diese Lernebenen werden zwar getrennt betrachtet, müssen jedoch in ihrem Zusammenwirken erkannt werden.

7.1.1
Deklaratives Lernen (Was man lernt)

Das deklarative Lernen stellt diejenige Lernebene dar, die in fast allen schulischen, beruflichen und universitären Einrichtungen mit Abstand am meisten gefördert wird. Deklaratives Lernen beinhaltet das Erlernen von Fakten und Prinzipien eines bestimmten Fachgebietes. Es sind die Inhalte – das «Was» eines Faches oder Berufes. Diese Aussage trifft sicher auch für die deutsche Krankenpflegeausbildung zu. Der Lehrplan ist voll von zu vermittelndem Wissen aus Anatomie, Physiologie, Pharmakologie, Pathologie usw. Es sind Fakten, die auswendig, rein kognitiv gelernt und deklariert (aufgesagt) werden können – von daher die Bezeichnung deklaratives Lernen. Dieses Faktenwissen dient zwar als Grundlage des Berufes, wird jedoch übergewichtig behandelt. Dadurch, dass es relativ einfach zu überprüfen ist, sind die meisten Curricula auf den Erwerb dieses Wissens ausgerichtet. Die Beurteilung erfolgt ausschließlich durch Fremdbeurteilung in den Formen von schriftlichen und mündlichen Prüfungen. Schüler formulieren Fakten, Theorien und vorgegebenes Wissen, sie werden kaum über die Bedeutung dieses Wissens befragt.

7.1.2
Prozedurales Lernen (Wie man lernt)

Dass das Wissen von Fakten und Prinzipien zur Ausübung eines Berufes nicht ausreicht, liegt auf der Hand, es müssen auch Fertigkeiten entwickelt werden. Beim prozeduralen Lernen handelt es sich darum, wie man etwas macht, samt den dazugehörigen Vorgängen und Verfahren. In den Pflegeausbildungen wird sehr viel Wert auf die Demonstration von so genanntem praktischen Wissen gelegt. Die Durchführung von Pflegemaßnahmen wird erklärt und geübt. Schüler haben dann Wissen und mechanistisches Können, um z. B. einem Patienten Essen einzugeben oder ihn zu waschen. Jedoch zu beurteilen, ob diese Maßnahme in dieser Situation für diesen Patienten von Bedeutung ist, ist damit noch nicht gelernt.

7.1.3
Konditionales Lernen (Wo und wann das Gelernte Anwendung findet)

Können in den ersten beiden Ebenen die Lernprozesse relativ einfach gestaltet werden, so wird es in dieser dritten Lernebene schon schwierig, deshalb wird sie auch weniger explizit unterrichtet, obwohl sie doch ein entscheidendes Element im Rahmen einer umfassenden Ausbildung bedeutet.

Beim konditionalen Lernen geht es darum, zu erlernen, wann und wo das erworbene Wissen und die entwickelten Fertigkeiten angewandt werden können. Es geht hier also um die Fähigkeiten des Lernenden, die Konditionen abzuwägen, unter denen die Anwendung deklarativen und prozeduralen Wissens am erfolgreichsten sein kann. Im Klartext handelt es sich beim konditionalen Lernen um die Entwicklung eines guten Urteilsvermögens auf einem bestimmten Gebiet. Das heißt: Wissen, wann und wo man das, was man weiß, am vorteilhaftesten einsetzen kann (Angelo 1992, S. 107 ff.).

Da der Pflegeberuf immer durch Handeln in einmaligen Situationen gekennzeichnet ist, kann dieses Lernen nicht so ohne weiteres durch schulisches Einüben erreicht werden. Konditionales Lehren erfolgt häufig durch Anwendung von Beispielen und Modellen, die jedoch, wie der Begriff Modell schon aussagt, nie die Wirklichkeit an sich treffen. Auch Fallstudien und klinische Ausbildung, zwei Lehrmethoden, die in der Pflegeausbildung noch zu wenig zur Anwendung kommen, zielen unmittelbar auf die Umsetzung des Gelernten in die Praxis, damit verbunden die Entwicklung von Urteilsvermögen eben des konditionalen Handelns. Eine qualitative Wende ereignet sich diesbezüglich in den letzten Jahren, durch die Einführung des situativen Ansatzes in der Pflegepädagogik. Schüler lernen in Theorie und Praxis an, durch und mit Pflegesituationen. So bekommt auch die praktische Ausbildung eine hohe Bedeutung, denn es geht hier immer um die realen Situationen.

7.1.4
Reflektives Lernen (das Warum des Lernens)

Wenn auch nach Angelo die ersten drei Lernebenen an der Hochschule zwar sehr wichtig sein mögen, so reicht die Beherrschung dieser drei Ebenen alleine dennoch nicht aus, um einen Studenten im Rahmen der Erziehungs- und Bildungstradition als liberal ausgebildetes Individuum zu bezeichnen. Die Hochschule muss den Studierenden auch dabei helfen, verstandes- und gefühlsmäßig die notwendigen Voraussetzungen zu entwickeln, damit sie verantwortungsbewusste und zufriedene Bürger werden können. Um die Fähigkeit zu erwerben, sein Leben lang selbstständig weiterzulernen, muss ein Studierender Wege finden, über seine Interessen, Motivationen, Einstellungen und Wertmaßstäbe nachzudenken. Es geht hier also darum zu lernen, über sich selbst nachzudenken, Gründe für Überzeugungen anzugeben und sein Verhalten zu verstehen. In amerikanischen Colleges, so führt Angelo (1992) weiter aus, werde diese Dimension des Lernens im Lehrplan oder in Kursen behandelt, die sich mit der persönlichen Entwicklung beschäftigen. Jedes akademische Fachgebiet konfrontiere die Studierenden mit bestimmten Fragen zu Wertmaßstäben, Überzeugungen und Einstellungen, mit denen sie sich auseinandersetzen müssten, damit sie die «Kultur» dieser Disziplin sowohl verstehen als auch mit ihr umgehen können.

In der Krankenpflegeausbildung könnte man unter diesen Gesichtspunkten das Fach Ethik anführen, ob im Rahmen dieses Fachunterrichtes jedoch die Dimension des reflektierenden Lernens verwirklicht wird, bleibt noch offen. Denn Ethik als Disziplin der Philosophie kann genauso Fakten vermitteln und somit auf der Ebene des deklarativen Lernens bleiben. Jedoch werden, vor allem in der praktischen Ausbildung, Schüler immer auch angehalten, über die Wirkung ihres Handelns nachzudenken. Allerdings erfolgt dies eher sporadisch, weniger systematisch und Konzepte zum methodischen Vorgehen von Reflexion sind in den Schulcurricula kaum zu finden. Im Krankenpflegegesetz, Ausbildungs- und Prüfungsverordnung § 3 (KrPflAPrV 2003), wird eine Reflexion nach der praktischen Prüfung vorgeschrieben: «In einem Prüfungsgespräch hat der Prüfling sein Pflegehandeln zu erläutern und zu begründen sowie die Prüfungssituation zu reflektieren».

7.1.5
Identitätsförderndes Lernen

Richten wir reflektierend den Blick auf uns selbst, quasi in unsere inneren Beweggründe, so stellt sich die Frage, wer bin ich in dieser beruflichen Rolle. Kann ich in meinem Handeln mit meinem Selbst- und Berufsverständnis übereinstimmen. Diese Art der Fragen trifft den innersten Kern einer Person. Es ist letztlich das, was wir mit Identität einer Person benennen. In dieser Identität begründet sich immer unser gesamtes Handeln. Ob bewusst oder unbewusst bestimmt unser Selbstbild, was und wie wir etwas tun. Wenn berufliches Handeln als professionell und damit als bewusstes Handeln gefordert wird, so ergibt sich selbstverständlich, dass hierzu explizite Lernprozesse gestaltet werden müssen. Diese sind in unterschiedlichen Lehr- und Lernarrangements zu finden. Sie können in Konzepten der Evaluation, wie nachfolgend (Kap. 7.3) aufgeführt, mit je differenzierten Anforderungsniveaus geplant werden.

Aus der Sicht von Lernenden geht es um Nachdenken über eigene Erfahrungen, Vorstellungen, Wünsche, Gefühle und Gedanken. Nun könnte man fragen, wozu ist das gut. Pflege vollzieht sich nicht an Objekten, es sind immer Menschen in oft existenziell betroffenen Situationen. Die Pflegeperson steht auch als Person in diesem Geschehen, sie wird konfrontiert mit Hilflosigkeit, Angst, Wut, Abneigung und letztlich auch mit dem Sterben. Wenn sie sich mit diesen Themen nicht auseinandergesetzt hat, wird sie nicht angemessen reagieren können. Lernende müssen von Beginn der Ausbildung an in diese Themen eingeführt werden und zwar nicht nur auf einer kognitiven Lernebene, sondern eben in einer Auseinandersetzung von personaler Berührtheit. Was löst die Pflege eines kranken Menschen in mir aus. Kann ich mich in ihn hinein versetzen und wo sind meine Grenzen. Empathie kann so entwickelt werden, ebenfalls die Ressource und die Kraft, aus der geschöpft werden kann. Lernprozesse dieser Art bedürfen guter schützender Atmosphäre, mit Akzeptanz auch für Rückzugsmöglichkeiten. Denn die Identität, gerade bei sich entwickelnden jungen Menschen kann verletzlich sein, braucht Stärkung, um sich in eine sensible, stabile Berufsidentität auszuformen. Lehren und Lernen kann so gestaltet nicht getrennt werden, das bedeutet, je besser die Lehrenden sich mit ihrer Lehr- und Pflegeidentität beschäftigt haben, um so differenzierter werden sie Lernen und gegenseitiges Entwickeln leben können.

Zusammenfassung und Interpretation

Abschließend kann festgehalten werden, dass Lernen auf unterschiedlichen Ebenen stattfindet, die jedoch zusammenhängen, da sie sich gegenseitig bedingen und aufeinander verweisen. Die Aneignung von Wissen im Sinne von «Was ist das?» und «Wie funktioniert das?» erscheint vom Anspruchsniveau am einfachsten; diese kognitive Leistung ist durch Fleiß, Geschick und ein gutes Gedächtnis zu bewerkstelligen. Konditionales Lernen oder Können bedeutet, die Konditionen abzuwägen, unter denen das Wissen und die Fähigkeiten eingesetzt werden, also «Wo» und «Wann» kommt es zur Anwendung. Dies erfordert dagegen eine Entscheidungsfähigkeit, der eine Urteilsfähigkeit vorausgeht, um die Handlungen situationsgerecht auszuführen. Reflektierendes Lernen bewegt sich auf dem

Boden von eigenen Überzeugungen und Wertmaßstäben, das sicher unter Aspekten der persönlichen Anforderungen sehr anspruchsvoll ist, sich jedoch auch wiederum auf Wissen begründet. Mit höchster Anforderung kann identitätsförderndes Lernen genannt werden, es ist die Ebene einer personalen Auseinandersetzung, erst durch sie kann ein angemessenes Pflege- und Berufsverständnis ausgebildet werden.

7.2
Lernen in den Dimensionen des pflegerischen Handelns

Pflegerisches Handeln konnte in vier Dimensionen dargestellt werden, die sich qualitativ und in einer hierarchischen Stufung voneinander unterscheiden (Kap. 3). Darauf bezogen erfolgt nun die Betrachtung der Lernprozesse.

7.2.1
Regelgeleitetes Handeln

Können Pflegende in dieser Dimension handeln, so beruht das auf den Grundlagen von deklarativen und prozeduralen Lernprozessen. In erster Linie geht es darum zu wissen, welche Inhalte zu diesem Beruf gehören. Die zur Ausübung notwendigen Fähigkeiten und Fertigkeiten werden gelernt. Das Lernen orientiert sich an Vorgaben der Lehrbücher und der Erfahrungen im praktischen Einsatz in den Abteilungen.

Die Lernleistungen werden mit den schulüblichen Tests und Prüfungen abgefragt. Sie beziehen sich auf das Wissen des Stoffgebietes im Sinne des «Was». Durch «Deklarieren», also durch Aufzählen, Beschreiben, Demonstrieren oder Erklären, kann das rein kognitive oder pragmatische Können dargestellt werden.

Der Maßstab der Beurteilung ist immer in Form des Lehrstoffes vorgegeben und bestimmt sich damit außerhalb der lernenden Person. Die Beurteilung ist als Fremdbeurteilung zu bezeichnen. Weist man darauf hin, dass in der Krankenpflegeausbildung das medizinische Wissen noch dominierend unterrichtet wird (laut Aussagen aus den Expertengesprächen), so kann hier sogar von einer doppelten Fremdbestimmung ausgegangen werden. Da in der Pflege das Wissen über die Medizin nie umfassend sein wird – denn es ist ja kein Medizinstudium – wählen Mediziner den zu lernenden Stoff aus und grenzen ihn ab. Demzufolge bleibt in der Pflege das Gefühl des Defizits im Bereich des medizinischen Wissens.

Deklaratives und prozedurales Lernen sind zwar als Grundlage des Lernens in der Pflegeausbildung zu sehen, sie nehmen jedoch einen zu großen Raum ein, denn sie fördern weder die Eigenständigkeit der Lernenden, noch werden sie dem Anspruch auf Professionalität in den Pflegeberufen gerecht. Auch heute wird noch durch historisch bedingte Unterordnung der Pflege eine Entwicklung der autonomen Elemente des Berufes verhindert. Es sind die Lernprozesse selbst, die gleich zu Anfang einer Ausbildung ein System stabilisieren. Vergleichend kann man hier die Untersuchungen von Freire (1991) in «Pädagogik der Unterdrückten» anführen. Darin führt er die Kriterien an, unter denen die Unterdrückten ihre Unterdrücker reproduzieren (auch Hedin 1987).[2] Nochmals verdeutlicht: Theoretisches Wissen ist die Grundlage jedes Berufes. Allerdings stellt sich die Frage, wer wählt das in der Pflegeausbildung anzubietende Wissen aus, aus welchen Disziplinen wird es mit welchem Schwerpunkt unterrichtet. Unter berufspolitischen und pflegeprofessionellen Gesichtspunkten kann man die zunehmende Entwicklung der Pflegewissenschaft mit der Generierung von Pflegewissen nur begrüßen.

7.2.2
Situativ-beurteilendes Handeln

Dem situativ-beurteilenden Handeln liegen konditionale Lernprozesse zugrunde. Das Wissen kommt gezielt zur Anwendung, es wird entschieden, wo und wann etwas getan wird. Durch konditionales Lernen wird die Fähigkeit zur Abschätzung und Beurteilung einer Situation gefördert.

Wenn Pflege nicht nur routinemäßig und regelgeleitet, sondern nach patientenorientierten Anforderungen durchgeführt wird, dann kommt der individuellen Einschätzung der Situation, in der sich ein kranker Mensch befindet, große Bedeutung zu. Es ist nicht nur so, dass ein bestimmtes Wissen adäquat eingesetzt wird, vielmehr geht es den Weg der Wahrneh-

---

2 Hedin, eine amerikanische Krankenschwester, untersucht in ihrer Dissertation den Modellstudiengang für Lehrkräfte der Krankenpflege an der freien Universität in Berlin, der trotz gutem Erfolg 1980 nicht als Regelstudiengang weitergeführt wurde. Es war der erste Versuch einer Akademisierung in Deutschland, der auch am Verhalten von Personen aus der Pflege selbst scheiterte. Als Gründe führt Hedin (1987) einige Merkmale des Verhaltens der Unterdrückten (nach Paulo Freire) an – sie sind in viele Gruppen gespalten und streiten untereinander, sie internalisieren das Bild des Unterdrückers und akzeptieren seine Richtlinien, sie besitzen ein Selbstverständnis von Selbsterniedrigung. Des Weiteren kommt «die Furcht vor der Freiheit» (Fromm 1994) als ein Merkmal des Verhaltens hinzu.

mung des Patienten und der Einstellung auf ihn, und daraus entwickelt sich das, was jetzt am nötigsten ist. Konditionales Wissen und Können ist also das Wesentliche in der Dimension des situativ-beurteilenden Handelns. Benner (1994) beschreibt hier die Pflegeexpertin, die die Situation immer mehr als Ganzes wahrnimmt und direkt auf den Kern der Problemlösung vorstößt. Sie weist auch darauf hin, dass dazu viel Erfahrung und praktisches Wissen notwendig ist.

Demnach kann konditionales Lernen nie als rein theoretisches Konstrukt verstanden werden; Experimente im Unterrichtsraum, Fallbeispiele aus Lehrbüchern sind wichtige Grundlagen, um die lernende Aufmerksamkeit zielgerichtet zu lenken. Der Transfer in eine konkrete Situation jedoch ist damit nicht gewährleistet. Dabei ist die Frage nicht nur, wie Wissen zum Können wird, die Frage ist auch, wie das Können mit den Anforderungen zusammengebracht werden kann.

In handwerklichen Berufen bestimmt sich die Anwendung des Wissens nur aus dem Wissen selbst heraus; ein anzufertigendes Werkstück erfordert keine Berücksichtigung von Faktoren außerhalb seiner selbst. Im Pflegeberuf, auch in anderen sozialen Berufen, wird die Handlung sowohl vom Fachwissen als auch von der Seite der Menschen und den auch außerhalb dieser Situation gelegenen Faktoren bestimmt. Zum Beispiel ist die Körperpflege eines Patienten notwendig, denn so erfordern es das Fachwissen und das Wissen um die Hygiene. Der Patient wehrt sich jedoch vehement, von der Krankenschwester gewaschen zu werden. Welches Wissen kommt nun zur Anwendung?

Bei diesen und ähnlichen alltäglich vorkommenden Pflegesituationen kommen konditionale Lernprozesse, im Sinne von wann und wo setze ich das Wissen ein, leicht an ihre Grenzen. Hier greifen meines Erachtens auch Lernprogramme zu kurz, die mit dem Lernturnus enden: Wissen zu lernen, dieses zu erproben und mehrfach einzuüben. Zwar können auch Trainingsverfahren zur sozialen Kompetenz als «Trockenübungen» wertvolle Basisfertigkeiten vermitteln, sie ermöglichen jedoch keine umfassende Kompetenzentwicklung. Neue didaktische Entwicklungen zum konditionalen Lernen finden sich, vor allem in der Schweiz, im Rahmen des Einsatzes von Simultanpatienten in der Pflegeausbildung eingebettet in die Skillslab-Methode. Hier werden innovative Schritte gegangen und gute Erfahrungen berichtet (Nussbaumer/von Reibnitz 2008, S. 113 ff).

7.2.3
Reflektives Handeln

Der Dimension des reflektiven Handelns von Pflegepersonen, wie diese sehr eindrücklich beschrieben wurden, liegen ganz offensichtlich reflektierende Lernprozesse zugrunde.

Es handelt sich hier um das Vermögen, das eigene Handeln zu hinterfragen, es geht um das «Warum» des Handelns. In Lernsituationen werden Einstellungen, Motivationen oder Wertmaßstäbe, die für den jeweiligen Beruf relevant sind, zur Diskussion gestellt. Das Reflektieren in dem Sinne, dass sie über sich selbst nachdenkt, erfordert für eine Person eine hohe Leistung, die nicht nur kognitiv, sondern auch emotional getragen werden muss. Durch diese beiden Voraussetzungen sind die Grenzen dieser Fähigkeit zu sehen. Besonders in Berufen, die mit Menschen umgehen, ist eine Ausbildung dieser Reflexivität sehr wichtig.

In den Pflegeberufen ist hier dringend eine Etablierung dieser Lernart geboten, und zwar in Formen systematischer Entwicklung des reflexiven Könnens. Es reicht nicht aus, bei auftretenden Problemen oder Überforderungen darüber zu reden, warum so gehandelt wurde. In der Auswertung der Expertengespräche im Rahmen dieser Studie wurde deutlich, dass dies dann oft auch nicht möglich ist, da diesem Können eine fundierte praktische Erfahrung zugrunde gelegt werden muss, die einen langen Lernprozess erfordert.

Gerade im Gesundheitswesen müsste man annehmen, dass Handeln, da es ja immer auch auf einer ethischen Basis beruht, aus der Sicht der eigenen Perspektive reflektiert wird. Dem ist nicht so, wie Raven (1989) in seiner Studie zur professionellen Sozialisation und Moralentwicklung in der Medizin nachweist. Er deckt einen erheblichen Mangel an moralischer Bildung bei Medizinern auf, der im Zusammenhang mit wenig praktizierter reflexiver Diskursfähigkeit steht. Obwohl die Balintgruppen schon seit vielen Jahren ihren Sinn bewiesen haben, werden sie außer in den psychosomatischen Abteilungen fast nicht praktiziert.

Der Reflexionsbedarf in der Pflege scheint mit Hinweis auf die Situationsbeschreibungen sehr hoch zu sein, vor allem dann, wenn Pflegepersonen in Konflikte geraten. Die Not ist dann der Anlass, um über die Situation nachzudenken. Dies erfolgt allerdings dann sehr mangelhaft, da das Reflektieren nicht gelernt wurde.

Zur professionellen Kompetenz gehört das systematische Reflektieren auf verschiedenen Ebenen: über das Angebrachtsein der Pflegemaßnahme, über das Befinden des Patienten, über die optimale Zusammenarbeit und über die eigene Einstellung innerhalb des Pflegebezuges oder der Pflegehandlung. Diesbezügliche Lernprozesse müssen von Beginn der Ausbildung an strukturiert integriert werden, und zwar in Theorie und Praxis. Denn dieses Können wird nur über das tatsächliche Tun erworben; wenn Pflegeschülerinnen angeleitet werden, über eine Situation nicht nur für sich nachzudenken, sondern dies auch in einer Gruppe zu artikulieren, so kann sich diese Komponente von Kompetenz entwickeln.

7.2.4
Aktiv-ethisches Handeln

Dieser Dimension pflegerischen Handelns liegen sehr komplexe Lernprozesse zugrunde. Da die Klassifizierung der verschiedenen Lernarten von Angelo mit der Ebene des reflexiven Lernens beendet wird, erschien es mir notwendig, eine weitere Ebene des Lernens einzuführen. Diese nenne ich «identitätsförderndes Lernen».

In den Beschreibungen von Pflegesituationen konnte gezeigt werden, dass die Kompetenz, aktiv-ethisch zu handeln, als Ausdruck der Person in ihrer Gesamtheit in Erscheinung tritt. Eine Pflegeperson muss nicht nur Werte reflektieren, sondern darüber hinaus persönlich so stark sein, dass sie in aktiver Weise Handlungen vollzieht, die oft außerhalb der Norm stehen und für den Patienten eine Hilfestellung beinhalten. Diese Anforderungen entstammen einem unsichtbaren Bereich der Pflege; werden sie nicht durch die Kompetenz der Pflegeperson angenommen, so bleiben sie unbeachtet.

Diesem Handeln liegen Komponenten der personalen Kompetenz zugrunde wie die Fähigkeit, urteilen zu können, entscheiden zu können, sich selbst sicher zu sein; es muss sich also um eine Person handeln, die autonom und mit sich selbst identisch ist. Unter dem Aspekt des Lernens bedeutet das, dass eine Entwicklung der beruflichen Identität hin zu Selbstständigkeit, Reife und Selbstbewusstsein stattgefunden hat, wodurch es einer Person möglich ist, in hohem Maße berufliche Verantwortung zu übernehmen. In diesen Ausführungen liegt die Bedeutung der beruflichen Identität begründet, die es in expliziter Weise in der Pflege zu fördern gilt. Dass dies bereits bei Beginn der Ausbildung von größter Wichtigkeit erscheint, soll ein Beispiel verdeutlichen: In einem der Expertengespräche berichtet eine Lehrperson von einer Schülerin, die in ihrem ersten praktischen Einsatz auf einer Station nach zwei Wochen in die Schule zurückkam und erklärte, sie sei eigentlich krank gewesen, aber sie habe nicht wegbleiben können, denn sonst wäre die Station zusammengebrochen.

Wird diese Tatsache auf dem Hintergrund des Wissens über die Identitätsentwicklung diskutiert, so stellen sich erschreckende Fragen. Welches

Über-Ich entwickelt eine Schülerin, die in den ersten zwei Wochen ihrer praktischen Ausbildung meint, ohne sie komme eine ganze Station zum Erliegen? Bahnt sich hier nicht schon die Grundproblematik des Helfer-Syndroms (Schmidbauer 1992) eines überhöhten Ich-Ideals an, dem konsequenterweise nur Depression und Ohnmacht gegenüberstehen können? Und welche Arbeitsstrukturen finden sich auf der anderen Seite vor, die die Sozialisation von jungen Krankenschwestern bedingen?

Der Entwicklung einer adäquaten beruflichen Identität muss größte Aufmerksamkeit gewidmet werden. Bevor hier nun Lernprozesse für Schüler gestaltet werden können, ist es sinnvoll, Theoriekonzepte über Identitätsentwicklung erst einmal auch in die Lehrerausbildung zu integrieren. Dabei ist anzumerken, dass die Lehrpersonen in den Pflegeberufen selbst keine geschlossene Identität aufweisen. Das Selbstverständnis in den Lehrberufen zeigt sich mit Entwicklungen von unterschiedlichen Studiengängen sehr heterogen. In der Praxis stehen weitergebildete Unterrichtsschwestern akademisch gebildeten Lehrkräften gegenüber. Im Krankenpflegegesetz (KrPflG 2003) wird die akademische Qualifikation für Lehrende in den Gesundheits- und Krankenpflegeberufen gefordert.

7.2.5
Zusammenfassung und Interpretation

Es konnten verschiedene Arten des Lernens aufgezeigt werden, die im Rahmen der Hochschulevaluation expliziert wurden. Diese sind mit den Ergebnissen aus dem empirischen Teil der Arbeit, den vier Dimensionen des pflegerischen Handelns, in Zusammenhang gebracht worden, wobei eine fünfte Lernkategorie, das identitätsfördernde Lernen, hinzugefügt wurde.

Deklaratives und prozedurales Lernen fördert Wissen und dessen Anwendung. Damit wird die Grundlage beruflichen Könnens gebildet, das jedoch nicht ausreicht, um autonome Handlungskompetenz zu entwickeln. Konditionales Lernen erfordert eine eigene Urteilsbildung und Entscheidungsfähigkeit. Wird Wissen und Können in dieser Dimension entwickelt, so können diese als zentrale Elemente einer Profession bezeichnet werden. Im Pflegeberuf, der immer auch einen ethischen Bezug aufweist, kommen über die Ebene des reflexiven Lernens Qualitäten von Reflexivität hinzu, durch die erst ethisches Handeln begründbar wird.

Identitätsförderndes Lernen ermöglicht erst die höchste Ausformung von Kompetenz, wie sie von einer autonom mit sich selbst identisch handelnden Person gestaltet werden kann. Denn Kompetenz als Zusammenwirken verschiedener Komponenten beinhaltet auch eine aktiv zu vollziehende Syntheseleistung einer Person bezüglich ihrer eigenen Identität. Das bedeutet, dass sie verschiedenen, oft auch widersprüchlichen Anforderungen von Seiten der Patientenerwartungen oder institutionellen Vorgaben ausgesetzt ist und diese auch mit ihren eigenen Vorstellungen in Einklang bringen muss.

Abschließend werden entsprechend den Dimensionen des pflegerischen Handelns die verschiedenen Lernebenen (Tab. 7-1) integriert dargestellt:

Tabelle 7-1: Lernebenen pflegerischen Handelns

1. Regelgeleitetes Handeln	– deklaratives Lernen
	– prozedurales Lernen
2. Situativ-beurteilendes Handeln	– konditionales Lernen
3. Reflektives Handeln	– reflektives Lernen
4. Aktiv-ethisches Handeln	– identitätsförderndes Lernen

So wie die Stufen des Handelns in einer hierarchischen Ordnung zu sehen sind, so können auch die Lernebenen als aufeinander aufbauend betrachtet werden.

Trotz dieser analytischen Trennung muss das Zusammenwirken dieser verschiedenen Dimensionen gesehen werden, die sich auch gegenseitig bedingen. Deklaratives Wissen und Können bilden die Grundlage, auf der berufliche Identität aufbauen kann. Eine sichere Identität ihrerseits ermöglicht es einer Person, ihr Wissen zu erweitern, ohne dabei in eine Krise zu kommen, oder diese wiederum bewältigen zu können.

Allen Dimensionen liegt ein entscheidendes Element von Urteilsvermögen zugrunde, sei es im Bereich der Fähigkeiten oder der Kompetenz. Dieser Annahme folgend, wird im weiteren Verlauf besondere Aufmerksamkeit auf die Entwicklung der Urteilskraft gelegt.

7.3
Kompetenzentwicklung durch Ausbildung von Urteilskraft

In den einleitenden Worten dieses Kapitels wurde auf die zentrale Bedeutung der Urteilskraft als Element zwischen dem erlernten Wissen und einer tatsächlichen Anwendung in einer konkreten Situation hingewiesen. In diesem Verständnis kann auch innerhalb des pflegerischen Handelns dem Beurteilen, Bewerten und Einschätzen eine sehr wichtige Größe zugeordnet werden. Wie nun können diese Komponenten von Kompetenz entwickelt oder gefördert werden?

So wie das Wissen erst durch Handeln zum Können wird, so kann das Urteilsvermögen einer Person auch erst durch tätiges Praktizieren ausgebildet werden. Wenn Pflegepersonen veranlasst werden, ihr eigenes Tun in reflexiver Weise zu hinterfragen und auf der Basis des beruflichen Wissens zu bewerten, so kann sich diese Ressource ausbilden, wobei das ständige Üben und Verarbeiten der Erfahrungen ebenso von Bedeutung sind. Es ist oft nicht zu verstehen, dass von einer Krankenschwester nach dem Examen plötzlich verlangt wird, sie solle selbstständig entscheiden, wenn sie bis dahin drei Jahre lang nur mit deklarativem und prozeduralem Lernen und Wissen konfrontiert wurde.

Wo wäre die Gelegenheit besser, konditionales und reflektierendes Üben einzusetzen, als während des Lernprozesses selbst, nämlich in Ausbildung, Weiterbildung und der inzwischen begonnenen Hochschulbildung? Und wo besser könnte die Bildung von Urteilsvermögen entfaltet werden als in den Lernprozessen der Selbstevaluation? Deshalb erfolgt im weiteren Schritt eine kurze Einführung zum Thema der Selbstevaluation, bevor danach die Entwicklung von Evaluationsinstrumenten vorgestellt wird.

7.3.1
Zur Selbstevaluation

Evaluation (Bewertung) bedeutet den Prozess der Beurteilung eines Produktes, Prozesses oder eines Programms (Wottawa, Thierau 1998). Werden dazu wissenschaftliche Methoden verwendet, so spricht man von Evaluationsforschung. Der Begriff weist inzwischen in der Literatur eine Vielfalt von Bedeutungen auf, wie Erfolgskontrolle, Begleitforschung, Qualitätssicherung (Heiner 1996) oder im Managementbereich Controlling. Stets handelt es sich um Beurteilungen in systematischer Form. Eine Selbstevaluation kann Teil eines Gesamtevaluationsverfahrens sein oder als Eigenprogramm bestehen. In ihr geht es um Bewertungsmaßnahmen, die die Personen selbst über ihr eigenes Handeln oder Lernen vornehmen. Die Selbst- (interne) Evaluation kann von der Fremd- (externen) Evaluation unterschieden werden.

Zum Wesen der Selbstevaluation gehört die Selbstreflexion, womit die stetige Auseinandersetzung mit den Voraussetzungen und Bedingungen des je eigenen professionellen Handelns gemeint ist. In diesem Zusammenhang rückt die Supervision als Reflexion der alltäglichen Arbeit sehr in die Nähe der Selbstevaluation.

7.4
Notwendigkeit der Evaluation

Da Kompetenz nur in transaktionalen und relationalen Bezügen verstanden werden kann, muss ihre Entwicklung auch immer in diese Zusammenhänge gesetzt werden. Pflegepersonen erfahren und lernen im praktischen beruflichen Kontext ihre Kompetenz und ihre Identität intensiver als in schulischen Lernprozessen.

Gerade deshalb erscheint es notwendig, der theoretischen Vermittlung in der Ausbildung und in Weiterbildungen mehr Aufmerksamkeit hinsichtlich der Entwicklung von Urteils- und Reflexionsvermögen zu widmen. Denn dieses Vermögen bestimmt wesentlich die Kompetenz einer Person.

Dem wurde vor allem im letzten Teil dieser Arbeit durch Hinweise zur Evaluation von Lehre und Lernen Rechnung getragen. Es sind nicht nur die Lerninhalte, die für die Förderung beruflicher Kompetenz ausschlaggebend sind, sondern vor allem die Art und Weise der Gestaltung der Lernprozesse, in deren Mittelpunkt die Ausbildung der Urteilsfähigkeit steht. Diese wiederum ist eng verknüpft mit den Prozessen des Reflektierens.

Erst das kognitive und emotionale Durchdringen einer Situation, sei es als Fallbeispiel in der Praxis, als theoretisches Problem oder als geplante Lernkonstruktion, ermöglicht eine Erweiterung der theoretischen Erfassung. Horizonte erweitern sich, Urteile werden differenzierter und Entscheidungsspielräume können eröffnet werden.

Kompetenz kann nicht als Training von Einzelfähigkeiten entwickelt werden, diese sind zwar auch notwendig, umfassen jedoch nie eine Situation, wie sie sich in ihren Phänomenen im beruflichen Alltag darstellt. Ist es stets die Person in ihrer Gesamtheit, die sich kompetent verhält, so wird das Augenmerk auf zentrale Momente von personalen Fähigkeiten gelenkt. Im Ausbilden der eigenen Urteilsfähigkeit kann eine Person sich insgesamt weiterentwickeln, denn erst das Einschätzen und Beurteilen ermöglicht eine Korrektur, so wie das Nachdenken über eine Handlung die Verfestigung der Erfahrung ermöglicht.

Allerdings müssen diese Prozesse im schulischen Rahmen systematisiert werden. Dazu ist ebenso die Reflexion der Lerngestaltung seitens der Lehrenden erforderlich. In diesem Sinn werden von mir in dieser Arbeit Evaluationsinstrumente entwickelt, diese sind als Optimierung der Eigenreflexion zu sehen. Ihre Bedeutung liegt auf der Ebene einer Bewertung des eigenen Handelns – hier des Lernens – und muss deshalb von der Ebene der Evaluation der Lehre an sich unterschieden werden.

Als zentraler Punkt einer Weiterentwicklung des Urteilsvermögens von Pflegepersonen wird die Selbstevaluation gesehen. Sie kann nicht nur als strukturierte Lernprozesse in Aus-, Fort- und Weiterbildung sowie der Hochschulbildung organisiert werden, sondern auch im Praxisfeld. Erst ein umfassendes Praktizieren und Auswerten der Erfahrungen ermöglichen die Weiterentwicklung der Kompetenz. Selbstverständlich kann die Evaluation/Selbstevaluation als Instrument einer generellen Weiterentwicklung von Qualität auch in anderen Bezugsrahmen zum Beispiel im Management einer Organisation verankert werden.

Auf diesem Hintergrund werden nun einige Evaluationsinstrumente entwickelt, die im Bereich der Pflege in Aus-, Fort- und Weiterbildung sowie im Hochschulbereich Anwendung finden können.

7.5
Evaluationsinstrumente

In Schulen und Weiterbildungsorganisationen der Pflege – wie auch in anderen schulischen Einrichtungen – werden zur individuellen Leistungsbeurteilung Prüfungen und Tests am Ende eines Schuljahres oder zum Abschluss eines Faches abgehalten. Die Benotungen erfolgen – im Sinne einer Fremdbeurteilung – durch die Lehrkräfte. Schüler oder Studierende können danach zufrieden oder nicht zufrieden sein, jedenfalls haben sie keinen Einfluss auf das bereits Abgeschlossene.

Beabsichtigt man aber, das Lehren und Lernen im aktuellen Prozess zu beeinflussen, ist es sinnvoll, Bewertungsverfahren vor, während und unmittelbar nach einer Lehrveranstaltung einzusetzen. Diese Verfahren können mündlich oder schriftlich stattfinden, sie sind kurz, prägnant und zielen bei den Lernenden auf die Eigeneinschätzung des Wissens ab, bei den Lehrenden zur Überprüfung ihrer Lehrmethodik. Sie sind ohne Noten und in der Regel anonym. Dadurch unterscheiden sich diese Verfahren von den herkömmlichen Prüfungssystemen und werden von mir, da sie immer beurteilenden Charakter haben, Evaluationsinstrumente genannt. Sie können dem Bereich der formativen Evaluation zugeordnet werden.

Im Wesentlichen handelt es sich hier um ein Meta-Verfahren, da das Ziel auf die Entfaltung der Urteilskraft ausgerichtet ist. Denn, wie bereits vermerkt wurde, bedingt das erlernte Wissen selbst noch keine Kompetenz, es ist Voraussetzung dazu. Erst im tätigen Vollzug, im Handeln, zeigt sich – im Performanzverständnis – das Können. Diese Transformationsleistung geht immer meist implizit mit Einschätzung und Bewertung einher. So ist für das zielgerichtete menschliche Handeln die Bewertung von

Handlungsalternativen eine wesentliche Voraussetzung. Dass Menschen das Tun – vor allem das der anderen – die Produkte, Entscheidungen oder Ereignisse usw. grundsätzlich bewerten, kann als menschliches Phänomen gesehen werden, das meistens unbewusst stattfindet. Gelingt es nun in Lernprozessen, dieses Urteilen mehr in das Licht der Bewusstheit zu rücken, besteht die große Chance zur persönlichen Weiterentwicklung und zur Ausprägung beruflicher Kompetenz.

Evaluationsinstrumente können auf allen Ebenen des Lernens eingesetzt werden. Ein Beispiel aus dem Bereich des deklarativen Lernens soll verdeutlichen, wie einfach das in Form einer Frage gestaltet werden kann und welche Ziele damit verfolgt werden können.

Zu Beginn einer zweitägigen Fortbildungsveranstaltung zum Thema «Aktuelles zur Haut- und Körperpflege» kann die Seminarleiterin ein «Basis-Paper» in schriftlicher Form von den Teilnehmern erstellen lassen. Die Frage lautet: «Bitte zählen Sie die verschiedenen Arten des Waschens auf.»

Die Antworten werden kurz gefasst und anonym abgegeben. Der darin liegende Sinn für die Lehrende: Sie kann sich sehr schnell einen Überblick darüber verschaffen, auf welchem Wissensstand (deklarativen Wissens) die Gruppe steht. Sind Teilnehmer bereits mit alternativen Pflegemethoden vertraut, so kann sie ihren Unterrichtsstoff vertieft einsetzen. Sie kann die Heterogenität der Gruppe einschätzen und didaktische Mittel wählen, um Über- oder Unterforderung zu vermeiden. Sie weckt Interesse am Thema und erhöht die Motivation, fördert Eigeninitiative und knüpft am Wissens- und Erfahrungsstand der Lernenden an.

Der darin liegende Sinn für die Lernenden: Sie werden von Anfang an in das Seminargeschehen miteinbezogen. Ihre Praxiserfahrungen werden ernst genommen. Sie können ihren eigenen Wissensstand einschätzen, in nachfolgenden Diskussionen auch mit dem Wissensstand der anderen vergleichen. Geringes Wissen führt nicht zur Bloßstellung in der Gruppe. Es wird ein Bezug des Themas zu dem eigenen Wissen hergestellt, dadurch wird die Lernende als Person mit in den Lernprozess integriert.

An diesem Beispiel konnte gezeigt werden, was ein Evaluationsinstrument ist und wie einfach es eingesetzt werden kann. Im nächsten Abschnitt erfolgt die Entwicklung weiterer Evaluationsinstrumente in einer Differenzierung zu den verschiedenen Lernebenen und den Dimensionen des pflegerischen Handelns.

7.5.1
Entwicklung von Evaluationsinstrumenten

Evaluationsinstrumente (EI) werden in erster Linie für die Lehrpersonen zur Unterstützung der Lehrgestaltung und für die Lernenden zur eigenen Bewertung ihrer Leistung entwickelt. Auch wenn sie im Rahmen von Selbstevaluation definiert werden, so beinhalten sie trotzdem auch eine Bewertung der jeweils anderen Seite. Lehrer können den Wissensstand der Studierenden und die Studierenden z. B. das Stoffangebot oder didaktische Methoden der Lehrenden beurteilen. Die Beurteilung erfolgt immer auf der Basis von Eigeninitiative, in Form von Rückmeldung, die in akzeptierender Form gestaltet wird. Dadurch, dass immer wieder das Einschätzen, auch in wertender Weise, als Lernsituation betont wird, kann sich das Urteilsvermögen einer Person weiterentwickeln.

7.5.2
Evaluationsinstrumente als kurze Einsatzverfahren

Diese EI dienen der Effektivitätsleistung der einzelnen Lehrveranstaltungen. Sie können vor, während oder nach einer Unterrichtsmaßnahme eingesetzt werden. Dabei spielt es keine Rolle, ob es sich um Ausbildung, Weiterbildung oder um einen Studiengang handelt. Die Lehrenden werden diese Instrumente in Absprache mit den Lernenden einsetzen, den Sinn und das Verfahren erklären und je nach Bedarf die Fragen modifizieren.

7.5.3
EI für den Anfang der Lehrveranstaltungen

Zu Beginn einer Lehrveranstaltung, eines neuen Stoffgebietes oder eines Seminars kann ein so genanntes Basis-Paper eingesetzt werden. Damit werden entweder das Vorwissen, die Vorerfahrungen oder die Erwartungen ermittelt.

Basis-Paper zum Vorwissen: Dies wird als Frage bezüglich des geplanten Unterrichtsstoffes gestellt. In schriftlicher Form kann es vertiefter bearbeitet und auch für den Vergleich am Ende der Lehrveranstaltung verwendet werden. Es ist in der Lernebene des deklarativen oder prozeduralen Lernens einzuordnen.

Basis-Paper zur Vorerfahrung: Diese Frage kann in direkter Form als Vorerfahrung zu dem entsprechenden Thema formuliert werden, und zwar entweder als generelle Erfahrung (als nein oder ja) oder differenziert durch eine offene Frage «Welche Erfahrungen haben Sie zu…?» Sind positive Antworten im Bereich des prozeduralen Wissens vorhanden, wenn z. B. viele Teilnehmer bereits die Pflegeplanung praktizieren, so können diese mit ihren Erfahrungen in den Unterricht aktiv einbezogen werden. Erfahrene Krankenschwestern geben ihr Wissen weiter, dieses kann dann im Sinne der Identitätsförderung wirken.

Allerdings bedeutet das auch für die Lehrenden, die Fähigkeit zur flexiblen Methodengestaltung zu haben. Auch Schüler bringen oft viele Erfahrungen mit, die sie aber nicht einbringen können. Sie langweilen sich dann und werden als interesselos bezeichnet.

Diese Frage nach den Vorerfahrungen kann auch in Bereichen des reflexiven Lernens gestellt werden, z. B. zu Erfahrungen im Umgang mit sterbenden Menschen oder zu ethischen Dilemmata. Dabei ist die Bereitschaft aller erforderlich, in eine vertiefte Reflexion einzutreten. Es muss Zeit eingeplant werden.

Basis-Paper zu den Erwartungen: Mit der Frage «Welche Erwartungen haben Sie an diese Veranstaltung, diesen Unterrichtsblock oder dieses Seminar?» können manche enttäuschenden Endergebnisse vermieden werden. Nicht immer ist die Themenausschreibung für alle gleich verständlich. Unausgesprochene Erwartungen können sich als Lernblockaden herausstellen. Kurzum, auch wenn diese Frage in mündlicher Form gestellt wird, erweist sie sich oft als sehr sinnvoll. Durch eigene Erfahrungen aus meiner langjährigen Unterrichtspraxis konnte gerade mit Hilfe von Erwartungsklärungen der Unterricht sehr teilnehmerorientiert ausgerichtet werden. Denn berufstätige Erwachsene wissen oft genau, was sie noch an Wissen brauchen. Aus Sicht der Seminarleitung erfordert das jedoch auch das Ernstnehmen von Aussagen und die Bereitschaft, Vorschläge der Teilnehmer mit zu berücksichtigen.

Aus Sicht der Lernenden wird durch diese Frage sehr anspruchsvoll das Reflexionsvermögen angesprochen, auch wenn das auf den ersten Blick nicht so erscheinen mag. Menschen haben grundsätzlich immer Erwartungen, meistens sind sie jedoch sehr tief vergraben. Werden sie darauf angesprochen, so können sie vielfach keine Antwort finden. Aussagen wie «Es ist mir egal» oder «Ich habe keine Erwartungen» stimmen oft einfach nicht. Es ist ungewohnt, mit solchen Fragen konfrontiert zu sein, und oft sind die Antworten auch der Ausdruck mangelnder Fähigkeit zu reflektieren. Manchmal steht auch die Angst vor der Ehrlichkeit dahinter. Wenn ein Teilnehmer zugibt, in diese Fortbildung gekommen zu sein, um sich von der Station drei Tage zu erholen, oder dass er von seinen Vorgesetzten geschickt wurde, so sind das wichtige Informationen, die, gut in die Lernsituation integriert, sehr wertvoll sein können.

Um diese Reflexionsprozesse in Gang zu bringen, ist es gut möglich, diese Fragen in Gruppen erarbeiten zu lassen. Der Austausch im kleinen Kreis ermöglicht Offenheit von Anfang an. Wird die Frage schriftlich gestellt, ist die Anonymität wichtig, allerdings kann dann keine individuelle Klärung stattfinden.

Längerfristige Weiterbildungsmaßnahmen können damit begonnen werden, dass die Teilnehmer die Erwartungen an sich selbst und die erstrebten Ziele individuell (evtl. schriftlich) formulieren. Zwischendurch erfolgen Einschätzungen, Korrekturen und am Ende eine Überprüfung der erreichten Ziele. Diese Maßnahmen müssen aber von den Lehrpersonen systematisch mit guter Unterstützung für die Teilnehmer geplant werden, sonst bleibt es bei guten Vorsätzen. Wird in diesem Sinne Lernen gestaltet, so ist dies individuell äußerst intensiv. In einer zweijährigen Weiterbildungsmaßnahme formulierten die Teilnehmer am Anfang schriftlich ihre eigenen Erwartungen und Ziele an sich selbst in Form eines Briefes, der verschlossen wurde. Nach zwei Jahren war das Erstaunen über Veränderungen sehr groß. Denn Entwicklungen werden der Person selbst ja kaum bewusst, außer sie werden explizit reflektiert.

Zusammengefasst bieten Basis-Paper zu Beginn eines Lernprozesses gute Klärungsmöglichkeiten hinsichtlich des Wissensstandes, der Vorerfahrungen und der Erwartungen. Die Unterrichtsgestaltung wird daraufhin abgestimmt, die Lernenden werden als Erwachsene integriert und übernehmen damit auch Verantwortung. Für Lehrende kann der Einsatz dieser EI eine Herausforderung bedeuten, ihren Unterricht teilnehmerzentriert zu gestalten und damit auch sich selbst weiterzuentwickeln.

7.5.4
EI für den laufenden Lehr- und Lernprozess

Um das Lernen in aktueller Situation zu reflektieren, können sogenannte Prozess-Paper eingesetzt werden. Dabei handelt es sich wiederum, wie bei den Basis-Paper, um kurze, klare Fragen, die schriftlich gestellt und anonym beantwortet werden. Sie ermöglichen der Lehrperson einen schnellen Überblick, je nach Inhalt oder Problemen wird es jedoch auch notwendig sein, der Gruppe die Information als Ganzes zu geben und in eine Diskussion einzutreten. Wenn die Lehrperson Transparenz selbst lebt, so kann das im Sinne der Vorbildfunktion für Schüler eine gute Lernerfahrung bedeuten.

Prozess-Paper bei Lernblockaden: Lernblockaden werden auf sehr feiner Ebene oft von allen Beteiligten wahrgenommen, jedoch weiß man selten einen Weg, damit gut zurechtzukommen. Kann die Lehrende dies thematisieren, ist das schon sehr viel wert. Auch einzelne Teilnehmer einer Lerngruppe haben manchmal viel Sensibilität, vor allem wenn die Unterrichtsgestaltung hier Offenheit zulässt oder dies auch bewusst als Wahrnehmung geschult wird. Das kann hiermit durch Verwendung eines Prozess-Papers sehr lernnah ermöglicht werden durch eine Frage, wie «Was hindert im Moment die Konzentration?» oder «Wie erleben Sie gerade jetzt unsere Lernsituation?» Die Frage kann natürlich je nach Notwendigkeit modifiziert werden, sie muss jedoch offen gestellt sein.

Prozess-Paper bei Problemen oder Störungen: Die Aufarbeitung von Problemen oder Störungen können denen der Lernblockaden sehr ähnlich sein. Wenn zuerst die Ursache ans Tageslicht gebracht werden konnte, wird sich zeigen, welcher Weg am besten zu einer Lösung führt. Beabsichtigen Lehrende, verstärkt mit dieser Form der Prozess-Paper zu arbeiten, so empfehle ich, sich mit den Grundlagen der Themenzentrierten Interaktion (TZI) von Ruth Cohn (2004) vertraut zu machen.

Meine eigenen Unterrichtserfahrungen zeigten, dass das Ansprechen – mündlich oder schriftlich – von Störungen sehr hilfreich war, eine Veränderung in die momentane Lernsituation zu bringen. Oft waren es kleine didaktische Änderungen, die Theorie war zu anstrengend, oder es war einfach eine Pause nötig, nach der mit neuer Kraft wieder volle Konzentration möglich war. In längerfristigen Lerngruppen lohnt es sich, den Teilnehmern auch die Grundsätze der TZI zu vermitteln. Lernen kann dann tatsächlich «lebendig» gestaltet werden, Verantwortung liegt bei allen und Autonomie kann sich ausbilden. Auch das Lernen, das oft mit negativen Vorerfahrungen verbunden ist, wird mit Freude erlebt, und eine Bestätigung für die Lehrende zur eigenen Sinn- und Identitätsförderung kann ja auch nicht schaden.

Prozess-Paper zur Wissensbilanz: Eine andere Begründung zum Einsatz eines Prozess-Papers kann in der Erfassung des bisherigen Lernstoffes ihren Zweck haben. Es werden Fragen auf die Lehrinhalte bezogen gestellt. Diese Maßnahme liegt nun wieder mehr im Bereich des deklarativen Lernens. Eine quasi inhaltliche Zwischenbilanz ermöglicht es, die weitere Unterrichtsintensität zu planen. Vielleicht müssen Inhalte wiederholt oder es muss mit anderen Methoden mehr Vertiefung angestrebt werden. Eine sehr prägnante Frage kann sein: «Beschreiben Sie bitte, was Sie bisher nicht verstanden haben. » Diese natürlich unübliche Prüfungsfrage ermittelt im Rahmen der Arbeit mit Evaluationsinstrumenten sehr schnell und konkret den Bedarf an Klärung. Je nach erreichtem Verständnisgrad in der Klasse können Schüler, die die Theorie verstanden haben, sie ihren Mitschülern erklären. Mit dieser didaktischen Gestaltung kann Konkurrenzdenken abgebaut, Kommunikation, Kooperation und

Anleitungsfähigkeit gefördert werden. Lernen vollzieht sich damit auf verschiedenen Ebenen, wobei die Lehrperson auch entlastet sein kann.

Prozess-Paper zur Kreativität: Menschen haben grundsätzlich auch ein Bedürfnis nach ästhetischer Gestaltung, vor allem weil die üblichen Lernformen sehr linkshirnlastig sind und Lernende einseitig kognitiv beansprucht werden. Deshalb können im Sinne der Ganzheitlichkeit auch schöpferische Potentiale gefördert werden.

Eine kurze Anleitung dazu könnte lauten: «Bitte finden Sie für das in der letzten Stunde unterrichtete Thema (je nach Inhalt) ein Symbol.» Oder: «Wie könnte das eben Besprochene auch anders (mit kreativen Methoden) dargestellt werden?» Es sind hier der Fantasie der Lehrperson sowie der Lernenden keine Grenzen gesetzt. Gerade im Pflegeberuf, der durch viel Schwere und Ernsthaftigkeit charakterisiert ist, ist es sinnvoll, andere Formen des Ausgleiches zu lernen. In entspannter Atmosphäre und mit der Kunst, den positiven Eustress zu nützen, lässt sich manches leichter erarbeiten und lernen.

7.5.5
EI zum Abschluss der Lehrveranstaltungen

Am Ende von Weiterbildungsmaßnahmen oder Unterrichtseinheiten können so genannte Kontroll-Paper eingesetzt werden, um Lernergebnisse festzustellen. Diese Maßnahmen unterscheiden sich von herkömmlichen Tests und Prüfungen dadurch, dass sie ausschließlich der Eigenkontrolle dienen und nicht benotet werden. Die Reflexion darüber dient den Lehrenden sowie den Lernenden. Der Vorteil der Eigenbewertung liegt in der Förderung der Selbstbestimmung. Lernende können selbstverantwortlich urteilen, wo sie stehen und was sie noch brauchen. Wie sonst soll Urteilskraft ausgebildet werden als durch ständiges Üben – die Eigenreflexion wird zu etwas Selbstverständlichem.

Kontroll-Paper zu Fragen, was an Wissen vorhanden ist: Diese Fragen umfassen vorwiegend deklaratives und prozedurales Wissen. Sie können jedoch auch etwas anspruchsvoller gestellt werden, indem zum Beispiel nach dem Wesentlichen des behandelten Themas, der Theorie oder des behandelten Stoffes gefragt wird. Damit könnte die Fähigkeit, Prioritäten zu sehen oder Wesentliches zu erkennen, geschult werden. Warum müssen Lehrer stundenlang Detailwissen in Klausuren auswerten und benoten? Einzelheiten werden wieder vergessen. Wie im Leben, so kommt es auch im beruflichen Können darauf an, das Wichtige zu wissen. Wenn zu den Auswertungen in dieser Form noch genug Zeit eingeplant wird, ermöglicht dies nochmals eine Vertiefung auf der konditionalen Wissensebene; nämlich den direkten Bezug dazu, wann und wo der Einsatz dieses Wissens in der Praxis angebracht ist.

Kontroll-Paper zu Fragen, was an Wissen verstanden worden ist: In diesem Fragenkomplex lässt sich nochmals mehr differenzieren, und zwar auf einer Sinn- oder Bedeutungsebene, auf der die Lerndimension des reflexiven und identitätsfördernden Lernens angesprochen ist. «Welche Bedeutung haben diese Lerninhalte (einer Theorie oder des Lernstoffes) für Sie selbst?» Mit dieser Frage wird der Sinnbezug hergestellt. Wären nur annähernd diese Fragen in der Geschichte der Pflegeausbildung gestellt worden, so müssten sich heute vielleicht Schüler nicht mit Auswendiglernen von morphologischen Strukturen der Spirochäten beschäftigen, was außer für einen Mikrobiologen für niemanden sonst Sinn macht. Auch die Fremdbestimmung in der Pflege wäre vielleicht schon früher erkannt und reflektiert worden.

Antworten auf diese und ähnliche Fragen können auch für Lehrende eine gute Informationsquelle sein, um eventuell den Schwerpunkt von Inhalten in zukünftigen Lehrveranstaltungen adäquater zu verlagern. Im Studiengang Pflegemanagement an der Fachhochschule Nürnberg wurde von mir die Frage nach der Bedeutung der Pflegetheorien für die Studierenden selbst gestellt, mit der Absicht, den Stand des reflexiven Wissens zu beurteilen. Durch die fundierten Antworten und die Vielfalt, mit der die Bedeutung reflektiert wurde, konnte das Ergebnis dieser Lehrveranstaltung gut beurteilt werden. Um einen noch genaueren Verlauf der Wissensveränderung zu bekommen, könnte die gleiche auch am Anfang gestellte Frage interessante Vergleichsmöglichkeiten am Ende ergeben. Fragen auf der Bedeutungsebene sind vor allem dann zu empfehlen, wenn der Unterrichtsstoff von seinen Inhalten her Probleme aufweist. Damit könnte auch eine gute Sensibilisierung für ethische Inhalte in der Pflege ermöglicht werden.

Kontroll-Paper als Feedback: Diese Form der Rückmeldung ist bereits in einigen Fort- oder Weiterbildungsinstitutionen fester Bestand. Es gibt vorgefertigte Rückmeldebogen, die auch als Nachweis der Effektivität für die Institutsleitung oder den Träger im Rahmen der Qualitätssicherung gelten können. Da sie anonym sind, wird der Datenschutz beachtet.

Mündliche Rückmeldungen am Ende einer Unterrichtseinheit können unter dem Aspekt des Erfahrungsaustausches nochmals eine Lernqualität auf der Meta-Ebene bedeuten. Teilnehmer, die in einzelnen Phasen Schwierigkeiten hatten, erleben, dass andere Teilnehmer gerade diese Elemente des Unterrichts für sehr wertvoll hielten. Hier, meine ich, können Lernende ihr Vermögen, zu relativieren, weiterentwickeln und sie lernen auch, Diskrepanzen auszuhalten. Nicht «das» an sich ist gut, sondern es ist immer in Bezug zu meiner Bewertung gut. Nicht nur schwarz-weiß zu sehen, sondern differenzieren zu können und das «Anders-Sein» des anderen zu verstehen ist doch gerade in der Pflege sehr wichtig.

Wird diese Form der mündlichen Rückmeldung gewählt, so sind schriftliche Strukturhilfen sinnvoll. Also Fragen wie etwa «Was war das Wichtigste für Sie in diesem Seminar?» «Was war das Schwierigste?» «Was hat Sie positiv oder negativ überrascht?» «Was hat noch gefehlt?» «Was nehmen Sie für sich persönlich oder für die Arbeit mit?»

7.5.6
Zusammenfassung

Zusammenfassen lässt sich, dass Evaluationsinstrumente auf der Basis von entsprechenden Fragestellungen den Reflexionsprozess für Lehrende und Lernende sowohl in Gang setzen als auch vertiefen können. Basis-Paper am Beginn einer Unterrichtseinheit bringen wertvolle Informationen, um die Vorerfahrungen einzubeziehen. Mit wenigen Ausnahmen haben alle Fachschulen und Universitäten in der Bundesrepublik als Eingangsvoraussetzungen eine abgeschlossene Berufsausbildung und Erfahrung in der Pflege. Die neuen Bachelor-Studiengänge sind überwiegend als duale Studiengänge konzipiert, also in Kooperation mit der Ausbildung. Erst die Integration dieser Erfahrungen lässt ein Studium effektiv sein, da unrelevante Stoffvermittlung oder nicht-adäquate Didaktik vermieden werden kann.

Prozess-Paper ermöglichen nicht nur die Entwicklung selbstbestimmter Beurteilung durch Üben der Eigenwahrnehmung, sondern auch das Artikulieren von Fremdwahrnehmung kann in einer akzeptierenden Weise des Lernprozesses gestaltet werden. Als formative Evaluation sind Anpassungsmaßnahmen möglich, damit kann die Leistung des Lernens effektiver werden. Kontroll-Paper zielen hauptsächlich auf Einschätzung des erreichten Lernstandes für den Einzelnen, was auch sinnvoll vor Prüfungen ist und der Institution eventuell zur Begründung der Finanzierung dienen kann.

Die einzelnen Evaluationsinstrumente sind so beschrieben, dass sie auf allen Ebenen des Lernens, also vom deklarativen bis zum reflexiven und identitätsfördernden Wissen Erkenntnisse bringen. Lehrpersonen können je nach ihrem individuellen Lehrstil für sich eine Auswahl treffen und damit Erfahrungen sammeln.

Lernende sollten, in der Achtung, dass sie Erwachsene (auch Schülerinnen sind dies) mit oft jahrelanger Berufserfahrung sind, im Sinne der Entwicklung von mehr Autonomie, auch in der Planungsphase der Evaluationsmaßnahmen mit integriert werden.

Die bisher entwickelten Evaluationsinstrumente bezogen sich ausschließlich auf die direkte Unterrichtsvermittlung, nämlich vor, während und nach der Veranstaltung. Im weiteren Verlauf werden Evaluationsprogramme als größere eigenständige Maßnahmen oder Lerneinheiten vorgestellt.

7.6
Evaluationsinstrumente als längerfristige Programme

Lernprozesse können vielfältig gestaltet werden, sie werden intensiver, je systematischer und längerfristiger sie durchgeführt werden. In den nun folgenden Maßnahmen geht es nicht um Lernen im Sinne von Wissensvermittlung, sondern um die Reflexion des Wissens, der Erfahrungen und des beruflichen Handelns.

Damit werden vorwiegend die Ebenen des konditionalen, reflexiven und identitätsfördernden Wissens und Könnens angesprochen. Es sind die Dimensionen des situativ-beurteilenden, des selbstreflektierenden und des aktiv-ethischen pflegerischen Handelns. In diesen Dimensionen kommt Kompetenz als Syntheseleistung, auch der eigenen Person mit sich selbst, zur Ausprägung.

Pflegepersonen können hier (Kap. 3) vertieft wahrnehmen, empathisch sein, ethisch entscheiden, autonom handeln und ihre Identität ausbalancieren.

Diese Kompetenz als Idealkonstrukt ist nicht statisch, indem eine Person sie nun «hat», vielmehr geht es um den Prozess des unaufhörlichen Lernens, Werdens und Bewegens auf ein Ziel hin. In diesem Sinn sind die Evaluationsprogramme einzuordnen, sie beinhalten im Wesentlichen die Kommunikation mit anderen, das Nachdenken, Einschätzen und Beurteilen.

7.6.1
Reflexionsgruppen

In allen längerfristigen Einrichtungen, also in der Ausbildung, der Weiterbildung und im Studium der Pflege erscheint es sinnvoll, Gruppen zur Reflexion bestimmter Themen einzurichten (Johns 2004). Diese müssen systematisiert, begründet und von einer in Gruppenleitung oder Beratung erfahrenen Pflegeperson geleitet werden.

Diese Gruppen können sich im Bereich der Theorie oder der Praxis etablieren. In der Theorie sind sie im Curriculum verankert. Hier müssen die gruppendynamischen Aspekte des Zusammenfindens der Teilnehmer zeitlich nicht so berücksichtigt werden, da die Lerngruppe bereits besteht. Themen werden gemeinsam festgelegt, die Anwesenheit ist verbindlich, da es sich nicht um eine Supervisionsgruppe handelt. Themen können sein: Erfahrungsaustausch aus den Praxisphasen, Besprechung von Praxisaufgaben im Rahmen der Curriculumsvorgaben, Reflexion und Vertiefung bestimmter Unterrichtsinhalte, Erfahrungsaustausch und Planung bestimmter Transferabsichten, besonders im Rahmen von Stationsleitungslehrgängen, z. B. Einführung der Pflegeplanung, Umsetzung von Qualitätssicherungsmaßnahmen oder andere Aufgaben von Leitungen. Erfahrungen zeigen, dass gerade Leitungen ihr neu erworbenes Wissen in der Abteilung zu schnell umsetzen wollen und an verschiedenen Problemen scheitern. Die Chance, Umsetzungsstrategien in einem kleinen Kreis, individuell zugeschnitten, zu besprechen, erhöht den Erfolg.

Besonders wichtig ist ein Austauschgremium für Schülerinnen in der Ausbildung. Diese werden in den jungen Jahren mit Problemen auf den Stationen konfrontiert, die meines Erachtens oft an die Grenzen des Zumutbaren stoßen. Man denke an das Beispiel, dass eine Schülerin nach zwei Wochen Praxiseinsatz den Eindruck bekommt, ohne sie breche die Station zusammen. Gerade in diesem Alter bedarf die (berufliche) Identitätsentwicklung einer verantwortungsvollen Führung, und Überlastungen müssen vermieden werden.

Nicht nur von Seiten der Schule sind geplante Reflexionsgruppen zu installieren, sondern auch in der Praxis selbst müssen sie eingerichtet werden. Hier sind Leitungen in ihrer Verantwortung angesprochen, Zeit und andere Ressourcen zu gewähren (Borsi, Schröck 1995).[3] In manchen Häusern sind bereits Qualitätszirkel eingeführt, die ähnliche Funktionen übernehmen können. Besonders zu empfehlen sind Reflexionsgruppen in Umbruchzeiten einer Abteilung, bei der Einführung neuer Maßnahmen und bei immer wiederkehrenden Problemen ethischer oder belastender Art.

---

3 Im Zusammenhang mit der Aufarbeitung der Patiententötungen in einem Westfälischen Krankenhaus schreibt Dörner über die Notwendigkeit für Pflegende, Zeit zum Reflektieren zu erhalten sowie Gelegenheit, Reflektieren zu lernen (Borsi, Schröck 1995, S. 282).

7.6.2
Supervisionsgruppen

In vielen Pflegeorganisationen ist Supervision bereits als fester Bestand zum Beruf gehörend etabliert[4]. Mit unterschiedlichen Konzepten und Methoden zielt sie auf die Reflexion beruflichen Handelns und wird insbesondere bei Problemen und Belastungen in Anspruch genommen. Sie wird in der Pflege nicht alle Probleme lösen können, kann aber Handlungsspielräume freisetzen und zumindest einen Teil zur Entlastung der Pflegenden beitragen. Da es hinsichtlich der «helfenden Berufe», in deren Entwicklung auch die Supervision verankert ist, genügend Literatur (Rapp-Giesecke 2003) gibt, wird zur weiteren Vertiefung auf diese verwiesen.

Unter dem Aspekt des reflexiven und identitätsfördernden Lernens kann der Supervision große Bedeutung zugemessen werden. Deshalb erscheint es sinnvoll, den Schülern bereits in der Ausbildung Erfahrungen in dieser Form des Reflektierens zu ermöglichen. Im Unterschied zu einer reinen Reflexionsgruppe kann in einer Supervisionsgruppe der Lernprozess systematischer durchgeführt werden. Ausbildungsinhalte und Praxiserfahrungen können konkret auf persönlichkeitsfördernde Aspekte hin thematisiert werden, um die Schülerinnen bei der Entwicklung ihrer beruflichen Identität, die sehr stark auch mit der noch persönlichen Entwicklung in diesen Zeiten zwischen dem 16. und 20. Lebensjahr verbunden ist, zu unterstützen. Da Supervision psychologisch gesehen oft tiefere Ebenen der Person ansprechen kann, ist es ganz wichtig, die Voraussetzungen von Freiwilligkeit, Vertrauensbasis und anderen Bedingungen zu klären. Grundsätzlich darf Supervision nur von dazu ausgebildeten Personen gegeben werden. Da die Bezeichnung Supervision selbst nicht geschützt ist, sind Angebote auf ihre Verantwortbarkeit hin genau zu prüfen.

Da Supervision als Lernen in einer kleinen Gruppe (6–8 Personen) auch auf ganz individuelle Fragestellungen eingehen kann, ist sie natürlich sehr effektiv. In bestimmten Weiterbildungsmaßnahmen muss Lernen mit die-

---

4 Am Klinikum Nürnberg wurde 1986 im Rahmen eines Gesamtkonzeptes (Olbrich, C. 1986) zur Fort- und Weiterbildung die Supervision eingeführt. Rege Teilnahme vor allem auf den unteren Leitungsebenen entfachten nach einigen Jahren ihre Wirkung in heftigen Diskussionen zu machtbedingten Auseinandersetzungen um die Supervision selbst. Erst durch eine Entscheidung im Stadtrat wurde die Supervision erneut legitimiert und zusätzlich eine neue Supervisionsstelle geschaffen.

sem Anspruch verbunden werden.[5] Damit ist sie, zum Curriculum gehörend, verpflichtend zu planen und in die sogenannte aus- und weiterbildungsbezogene Supervision einzuordnen. Wenn jemand sich für diese Weiterbildung entscheidet, muss er für sich diese Vorbedingungen klären. Obwohl das «Einlernen» in die Arbeitsformen der Supervisionsgruppe anfänglich nicht leicht war, erklärten Weiterbildungsteilnehmerinnen diese Lernphasen als sehr intensiv und wichtig.

Veränderte Anforderungen an Leitungspersonen in der Pflege durch Wissen und Verstehen neuer Denkmodelle aus den Naturwissenschaften, die die Management-Praxis revolutionieren (Wheatley 1997), bedingen auch veränderte Lernformen. Schließlich soll der Pflegemanager, wie Ruth Schröck meint, nicht nur Fachwissen erwerben, sondern Führungskompetenz (auch durch Training), die «in den meisten Hochschulen einen weit abgeschlagenen zweiten Platz nach dem Erwerb unterschiedlich kategorisierten Fachwissens einnimmt» (Borsi, Schröck 1995, S. 307).

Führungskompetenz heißt für eine Person, selbst diskursfähig zu sein und darüber hinaus innerhalb der Organisation diskursfördernde Strukturen mitzugestalten. In Anbetracht der fast ausschließlich deklarativen und prozeduralen Lernformen in Ausbildung und Weiterbildung, einschließlich der diskursfeindlichen Kommunikation im Krankenhaus, ist das eine fast nicht zu bewältigende Anforderung. Um so dringender erscheint es, gerade an den Fachhochschulen, besonders auch für Pflegemanagement, Supervision nicht nur zur Problembewältigung und zum Austausch der Praxiserfahrungen, sondern explizit als «weiterbildungsbezogene» Form einzurichten, in der dann, im Curriculum verankert, Führungswissen in der Umsetzung (nicht allgemein) bezüglich der Ressourcen der einzelnen Lernenden geübt werden kann.

Abschließend kann festgehalten werden, dass Supervision, als Lehr- und Lernform definiert, in den verschiedenen Bereichen der Pflegeausbildung, in einigen Weiterbildungen (Beratung in der Pflege, Psychosomatik, Onkologie, Psychiatrie und vor allem Stationsleitungslehrgängen) und den Hochschulen den Lernprozess im Sinne des Erwerbs reflexiver Kompetenz ermöglicht. Als Angebot für die in der Praxis tätigen Pflegenden dient sie der Reflexion des alltäglichen Handelns, um damit vielleicht eine Entwicklung vom regelgeleiteten zum aktiv-ethischen Handeln zu fördern.

---

5 Zum Beispiel wurden für die zweijährige Weiterbildung «Beratung in der Pflege» am Institut für Fort- und Weiterbildung am Klinikum Nürnberg diese Anforderungen gestellt (Olbrich 1995).

7.6.3
Narrative Gruppen

In ihrer Studie zu den Stufen der Pflegekompetenz stellt P. Benner fest, dass Pflegende sehr viel klinisches Know-how haben, sich dessen aber oft nicht bewusst sind. Es gilt, Strategien zu finden, mit Hilfe derer dieses klinische Wissen sichtbar gemacht werden kann (Benner 1994, S. 27). Unter diesen Gesichtspunkten empfiehlt sie das «Erzählen von Pflegegeschichten». Damit verbindet sie auch die Bedeutung einer systematisch entwickelten Sprache, die in der Pflege notwendig wird und zur Verbesserung der Arbeit von Pflegeexpertinnen führt.

Vorhandenes Erfahrungswissen garantiert nicht automatisch auch das Können. Deshalb kann Kompetenz über Erfahrungslernen in der Pflegepraxis gefördert werden. Differenziertes Erfahrungslernen stützt sich auf breites und fundiertes theoretisches Wissen, das durch reflektierte Erlebnisse aus der Praxis verfeinert, vertieft oder verworfen wird (Kesselring 1994). Auch Krohwinkel (1992) unterstreicht ein reflektierendes Erfahrungslernen in Anwendung des Pflegeprozesses.

In ihrem Modell (ebd., S. 64) stellt sie den Lernprozess wie folgt dar:

1. Praxiserfahrungen

2. Reflektieren von eigener Praxis und neuen Erkenntnissen

3. neues Problembewusstsein

4. Erarbeiten von Problemlösungen

5. aktives Erproben in der Praxis

6. Evaluieren der Erfahrung

7. neue Praxiserfahrungen.

Dieses Modell ist entsprechend dem Regelkreis konzipiert, also kreis- und spiralförmig zu interpretieren: Am Anfang stehen die Praxiserfahrungen, werden diese reflektiert, entsteht neues Problembewusstsein, nach Erprobung und Evaluierung kommt es zu neuen Erfahrungen, die dann wieder als Ausgangspunkt eines neuen Prozesses gedacht werden können.

Diese stichpunktartigen Hinweise auf eine theoretische Fundierung der Reflexion von Praxiswissen und Erfahrungen, die von den Autorinnen unter pragmatischen Ausführungen nicht weiter konkretisiert wurden, sollen zur Betonung dessen ausreichen. Die meines Erachtens wichtigeren Hinweise liegen nun in der konkreten Umsetzung in der Pflegepraxis. Welche Strukturen können dazu gefunden werden?

Vergleichbar mit den Reflexionsgruppen und Supervisionsgruppen können Gruppen zu «Pflegegeschichten» eingeführt werden, wobei ich die Bezeichnung «Pflegegeschichten» in der Übersetzung von Benner unter dem Aspekt der Akzeptanz in der deutschen Krankenhaus- und Pflegesituation für nicht sehr glücklich halte. Die Bezeichnung «Gruppen zum narrativen Lernen» könnte auf größeres Verständnis bei den Pflegenden selbst, den Vorgesetzten und anderen Berufsgruppen zielen. In der Praxis kann sich ja dann die Abkürzung zur «Narrativen Gruppe» einbürgern. Doch was ist das Wesen einer narrativen Gruppe, und wie unterscheidet sie sich von den anderen beiden Gruppen?

Die wesentliche Unterscheidung ist inhaltlicher Art. Strukturen und Formen können von Reflexions- oder Supervisionsgruppen übernommen werden. Das heißt, dass bestimmte Bedingungen zur Systematik vereinbart und erfüllt werden müssen: definierter Personenkreis, zeitliches und räumliches Kontinuum, Finanzierung, Schweigepflicht nach außen, erfahrene Gruppenleitung, Unterstützung durch Vorgesetzte. Die Verbindlichkeit muss nicht so streng wie in der Supervision gehandhabt werden.

Inhaltlich ist die Gruppe auf die Schilderung von Pflegesituationen gerichtet, die gut oder weniger gut gemeistert worden sind, mit dem Ziel, aus diesen Erfahrungen gemeinsam zu lernen. Diese Schilderungen unterscheiden sich von Übergabeberichten oder so genannten Fallbesprechungen dadurch, dass sie einen «erzählenden» Charakter aufweisen. Es kommt nicht auf Fakten, Diagnose- oder Therapieinformationen an wie in anderen Berichten. Es kommt darauf an, die Pflegesituation aus dem subjektiven Erleben heraus zu erzählen. Eindrücke, Handlungen und Erfahrungen werden möglichst wertfrei geschildert, sie bekommen dadurch eine Bedeutung, die von dem einzelnen oder der Gruppe erkannt werden kann. Diese Bedeutungserhellung kann auf verschiedenen Ebenen ablaufen: Praktisches Pflegewissen (Benner 1994) kann sichtbar werden. Die Wirkung von Pflege, die ja oft auch im Verborgenen liegt, kann bewusst werden. Die Einsicht in die eigene Pflegekompetenz wird sich mit zunehmendem Ausmaß auf die berufliche Identität im Sinne einer Stärkung auswirken. Kommunikative und diskursive Kompetenz kann weiterentwickelt werden.

Insgesamt können aus der Pflege ihre eigentlichen Inhalte in dieser bisher nicht praktizierten Weise expliziert werden. Das, was wesentlich die Disziplin «Pflege» charakterisiert, wird in Worte gefasst, gewinnt durch Bewertung an Bedeutung und fördert auch damit die berufliche Entwicklung der Pflegepersonen. Durch diesen inhaltlichen Bezug zur Pflege eines Patienten unterscheidet sich eine narrative Gruppe ganz deutlich von einer Reflexions- oder Supervisionsgruppe. Hinsichtlich der Lernebenen ist sie auf die Förderung des reflexiven und identitätsstärkenden Wissens und Könnens ausgerichtet.

7.6.4
EI als schriftliche Fragebögen zur formativen und summativen Evaluation

Die bisher vorgestellten Evaluationsinstrumente bieten eine Strukturhilfe zur Beurteilung und Reflexion der Lernprozesse, entweder aus dem schulischen Bereich oder der praktischen Tätigkeit. Sie sind als kurzfristige Fragenaktion (Paper), aber auch als längerfristige systematische Programme (Gruppen) zu handhaben. Im letzten Abschnitt geht es nun um detaillierte Fragebögen, die zur formativen und summativen Evaluation des Studienganges Pflegewissenschaft an der Universität Witten/Herdecke entwickelt wurden.

In einem Gesamtkonzept wurden Begründungen, Ziele und Verfahrensweisen festgelegt. Die Studierenden wurden durch Informationsgespräche in die gesamten Evaluationsprozesse einbezogen.

Zu Beginn des Studiums 1996 füllten die Studierenden den ersten für den Anfang konzipierten Fragebogen aus. Dieser wurde von mir als externer Evaluatorin ausgewertet und mit den hauptamtlichen Dozenten und den Studierenden besprochen. Ziel dieser Anfangserhebung war schwerpunktmäßig, die Ziele, Erwartungen und bisherigen Erfahrungen mit der Universität und dem Auswahlverfahren der Studierenden zu ermitteln.

Zentrales Element dieser Evaluation ist die Selbstevaluation, die inzwischen anhand mehrerer Fragebögen durchgeführt wird. Sie ist innerhalb der Lehrveranstaltungen eigenverantwortlich angelegt, erfordert zu Beginn die Besprechung und Festlegung, wie die Auswertungen erfolgen sollen. Der Fragebogen für die Lehrenden dient der Einschätzung der eigenen Lehreffizienz.

Die Fragebögen der Studierenden dienen diesen zur Bewertung der Lernsituation einschließlich ihres eigenen Lernens. Insgesamt sollen durch die Abstimmungen und gemeinsamen Auswertungen Chancen zu Veränderungen und Anpassung gegeben sein. Damit wird, laut Ziel der formativen Evaluation, die Optimierung des Lehrens und Lernens angestrebt.

Ein so genannter übergreifender Fragebogen kommt, je nach Zeitplanung, nach Abschluss von mehreren Semestern zum Einsatz, mit dem Ziel, übergreifende Daten zu ermitteln, wie Koordinierung des Lehrplans, Ressourcen der Universität, Dozentenkontakte, Handhabung der Selbstevaluation usw. Dieser wird wiederum extern ausgewertet. Mit den Ergebnissen können inhaltliche Planungen, Organisation, Konflikte und Korrekturbedarf eingeschätzt und eventuell effektiver gestaltet werden.

Nach Abschluss des Studiums erfolgt eine Erhebung zur Gesamteffektivität einschließlich der Berufschancen der Absolventen. Mit dieser kurzen Übersicht war beabsichtigt, ein systematisch geplantes und bereits in der Anwendung befindliches Evaluationsprogramm vorzustellen. Es beruht nicht nur auf der von der deutschen Hochschulrektorenkonferenz (Stand 1995) geforderten Evaluation der Hochschulen, sondern auf dem internen Interesse, durch Bewerten der Lehr- und Lernprozesse zu deren Qualität und damit auch zur Kompetenzförderung beizutragen.

Auf eine andere, ebenfalls systematisch und mit wissenschaftlichen Methoden durchgeführte, bereits abgeschlossene Evaluationsmaßnahme soll noch hingewiesen werden. Diese wurde im Rahmen der Leitungsqualifizierung im ambulanten Pflegedienst als Selbstevaluationsprojekt von Sturm (1997) durchgeführt. Darin werden die Bezüge der Entwicklung von Handlungskompetenzen mit den durchgeführten Lernformen und Lernmethoden, im Rahmen der Erwachsenenbildung angelegt, deutlich. Die Studie ist in der momentanen Pflegelandschaft noch ein Novum und fordert zur Nachahmung auf.

7.6.5
Zusammenfassung

Als Evaluationsinstrumente in Form längerfristiger Programme können Reflexions-, Supervisions- und narrative Gruppen bezeichnet werden. In ihrer äußeren Gestaltung ähneln sie sich, da sie systematisch mit Berücksichtigung bestimmter Bedingungen durchgeführt werden. Ihre Unterscheidung liegt im inhaltlichen Bereich. Während in der Supervision individuelle Belastungen und Handlungsprobleme den Schwerpunkt bestimmen, werden in einer Reflexionsgruppe vereinbarte Themen aus der Theorie oder Praxis diskutiert. Narrative Gruppen richten ihre Inhalte ausschließlich auf Pflegesituationen von Patienten, wobei diese Erfahrungen im narrativen, also erzählenden Stil berichtet werden. In der so gestalteten Lernsituation können deren Bedeutungen erkannt werden, und die Weiterentwicklung ist sinnvoll auf die Kompetenz einer Person als Ganzes gerichtet. Wenn diese Gruppen im Rahmen von Selbstevaluation definiert werden, so bedeutet das, dass im Zentrum des Lernens immer die Eigenreflexion steht. Diese beinhaltet das Wahrnehmen, Einschätzen, Beurteilen und Bewerten auf ganz verschiedenen Ebenen. Durch diesen kontinuierlichen Prozess des Übens kann das Urteilsvermögen einer Person insgesamt gefördert werden. Urteilskraft, so wurde anfangs betont, sei das Bindeglied zwischen Wissen an sich und dessen Umsetzung im Pflegealltag. Erst das Einschätzen innerhalb einer beruflichen Situation aktiviert das dazu notwendige Wissen und führt damit zur Qualität der Handlung.

Des Weiteren wurde ein längerfristiges Evaluationsprogramm aus dem Konzept der Universität Witten/Herdecke durch einen Ausschnitt aus den Fragebögen zur Selbstevaluation vorgestellt. Andere Anforderungen als in mündlicher Reflexion innerhalb von Gruppen stellen sich durch schriftliche Vorgaben. Beurteilungen müssen gezielter und konkret erfolgen, der Begründungsaspekt kann hervorgehoben werden. Die aufgrund der Auswertungen erfolgenden Konsequenzen können wieder zu Lernzwecken verwendet werden und bringen so unter Umständen einen Lerngewinn einer Organisation insgesamt, der wiederum dokumentiert werden kann.

In diesem Sinne sind Evaluationsinstrumente (Übersicht: Abb. 7-1 auf S. 208) als strukturelle Hilfen gedacht, durch die Pflegepersonen ihre eigene Kompetenz beurteilen und weiterentwickeln können. Denn «sie haben ein Recht darauf, als Lernende und Beschäftigte einer Organisation entsprechend ihrer Leistungspotentiale unter Berücksichtigung der Selbstbewertung gefördert und eingesetzt zu werden» (Borsi/Schröck, 1995, S. 281).

Kurze Einsatzverfahren

Am Anfang der Lehrveranstaltung

Basis-Paper
- zum Vorwissen
- zu Vorerfahrungen
- zu Erwartungen

In der laufenden Lehrveranstaltung

Prozess-Paper
- zu Lernblockaden
- zu Problemen/Störungen
- zur Wissensbilanz
- zur Kreativität

Zum Abschluß der Lehrveranstaltung

Kontroll-Paper
- zum Wissensstand
- zum Wissensverständnis
- als Feedback

Längerfristige Programme

mündlich
- Supervisionsgruppe
- Reflexionsgruppe
- Narrative Gruppe

schriftlich
- Fragebögen

Abbildung 7-1: Übersicht der Evaluationsinstrumente

8 Individuelle Kompetenz-entwicklung

Kompetenz beginnt bei der
Wahrnehmung, sie gibt die
Richtung von bewusstem Handeln an.

Wie in den Kapiteln 1 und 2 beschrieben, stellt sich Kompetenz sehr differenziert und auf unterschiedlichen Abstraktionsniveaus dar; sie ist selbst nicht direkt erfassbar und wird in neueren Diskursen als Disposition und mit dem Prinzip der Selbstorganisation formuliert. Nähert man sich nun der Frage nach der Entwicklung der Kompetenz, so kann dies unter der Perspektive der einzelnen Person und der Perspektive von Gruppen, Teams oder einer Organisation, also einer institutionellen Kompetenz, gesehen werden. Hier könnte man das auch als kollektive Kompetenzentwicklung bezeichnen, sie «… resultiert nicht aus der bloßen Addition individueller Kompetenzen, sondern aus transformierbaren kollektiven, reflexiven Lernprozessen» (Schmidt 2005, S. 187). Betrachten wir in einer ersten Ausführung die Kompetenzentwicklung einer Person, so möchte ich die Definition als Ergebnis meiner Untersuchung zur Pflegekompetenz zugrunde legen. Pflegekompetenz umfasst nicht nur einzelne Komponenten beruflichen Handelns, sondern ist Ausdruck einzelner Komponenten der Person in ihrer Gesamtheit. Sie gestaltet sich in einem Zusammenwirken mit dem Patienten, einschließlich des Umfeldes beider Personen (Kap. 4). Es ist also immer die Person selbst, die sich im Zusammenwirken ihrer Potentiale ausdrückt. Kompetenz ist die Stärke der Person. Kompetenz ist immer auch in Bezug zur Umwelt, hier in konkreten Pflegesituationen, zu sehen. Diese transaktionalen und relationalen Komponenten werden vorerst in der Betrachtung zurückgestellt, sie werden in der Ausführung zur institutionellen Kompetenzentwicklung wieder aufgegriffen.

Pflegekompetenz drückt sich im pflegerischen Handeln aus. Betrachten wir dieses genauer, so erkennen wir grundlegende Faktoren jeglichen Handelns: Dem Handeln geht Entscheidung voraus, jede Entscheidung wird aufgrund einer Einschätzung oder Bewertung getroffen, jede Bewertung beruht auf Wahrnehmung. Diese Prozesse gestalten sich bewusst und unbewusst. Sie können auch im Sinne einer Spirale (Abb. 8-1) gesehen werden. Denn im Entscheiden und Handeln erfolgt wiederum eine neue Wahrnehmung, diese wiederum ist die Grundlage, auf der eine neue Handlung erfolgt. So können diese Faktoren nur als Prozess und sich gegenseitig bedingend erkannt werden. Wie kann sich Wahrnehmen, Bewerten, Entscheiden und Handeln stärker im Bewusstsein einer Person entfalten? Gehen wir dieser Frage nach, so stärken wir die Disposition im Sinne von selbstreflexivem Erkennen und ermöglichen letztlich mehr Bewusstsein und damit Stärke der Person in ihrer Gesamtheit. Die Aussagen zur Entwicklung dieser Faktoren setzten grundlegendes Verständnis von neuen Erkenntnissen aus der Neurowissenschaft voraus. Deshalb erfolgen zuerst Ausführungen zum Grundlagenwissen, Aspekte zur Entwicklung und Integration schließen sich an.

8.1
Wahrnehmen

Alle Lebewesen entwickeln sich und können sich in der Welt zurechtfinden, das liegt in ihrem Potential der Wahrnehmung. In der ICNP wird die Wahrnehmung wie folgt beschrieben: «unspezifische Bezeichnung für die Fähigkeit der Aufnahme von haptischen, taktilen, olfaktorischen, optischen oder akustischen Informationen und der Verarbeitung durch das Gehirn» (Pschyrembel Wörterbuch Pflege 2003).

Grundlegende Bedeutung der Wahrnehmung

Über die Wahrnehmung erschließen wir uns die Welt, wir sehen die Wirklichkeit und meinen, diese direkt in ihrer Objektivität so zu sehen. Nun hat uns dazu die Physik, als eine der exaktesten Naturwissenschaften im letzten Jahrhundert, bahnbrechende neue Erkenntnisse geliefert. Ein Elektron zum Beispiel offenbart sich bei der einen Beobachtungsmethode als Teilchen, bei einer anderen als Welle, also in zwei gänzlich verschiedenen Formen. Das heißt, die objektive Welt um uns gibt es nicht. Im klassisch-mechanistischen Weltbild nahm man an, dass dem Leben letztlich klar bestimmbare Atome als kleinste, unzerstörbare Bausteine zugrunde liegen. Diese wären im Sinne von Objekten materiell und zeitlich unveränderlich.

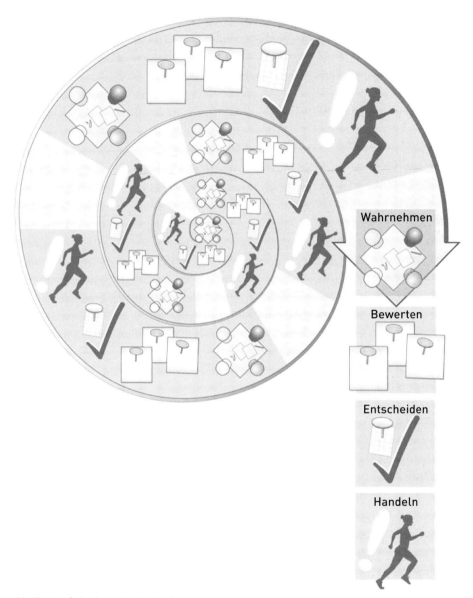

Abbildung 8-1: Kompetenzspirale

«Aus quantenmechanischer Sicht gibt es also keine zeitlich durchgängig existierende objektivierbare Welt, sondern diese ereignet sich gewissermaßen in jedem Augenblick neu» (Dürr 2003). Es liegt also am Beobachter (Forscher), wie die Wirklichkeit gesehen wird. Das Gleiche gilt nun auch für uns, wie wir den Alltag wahrnehmen.

Der Vorgang der Wahrnehmung ist höchst komplex, individuell und von vielen Faktoren abhängig. Deshalb ist es sinnvoll, die Wahrnehmung selbst als physikalischen Prozess, wie er von der Neurowissenschaft zurzeit sehr intensiv erforscht wird, zu betrachten.

Neurowissenschaftliche Erkenntnisse

Aus der Anatomie und Physiologie kennen wir die Funktion der Sinnesorgane. Unsere Augen nehmen ausschließlich Lichtwellen, unsere Ohren ausschließlich Schallwellen einer bestimmten Frequenz wahr. Diese, wie auch bei allen anderen Sinnen, werden als elektrische Reize, sogenannte Erregungspotentiale, an das Gehirn geleitet.

Das Gehirn hat also die Fähigkeit, die Wahrnehmung der Außenwelt in das Nervensystem «einzuspuren», denn es werden durch Moleküle die Nervenfasern modifiziert und Spuren angelegt. Synapsen (Nervenenden) entstehen neu und die gesamte Vernetzung der Nervenstruktur erweitert sich. So ist es dem Gehirn möglich, über die Wahrnehmung das Gedächtnis zu bilden. Die hier gespeicherten Erfahrungen können wieder abgerufen werden. Werden wiederholt gleiche oder ähnliche Erfahrungen in das Gedächtnis eingraviert, so kann das als Lernprozess bezeichnet werden.

Die Plastizität des Gehirns

Aus neueren Befunden der experimentellen Biologie geht das Phänomen der Plastizität des Gehirns hervor. Das heißt, dass das Gehirn ein äußerst flexibles und dynamisches Organ ist, das in ständiger Beziehung zur Umgebung steht und eine hohe Anpassung und Veränderung leistet. Früher war man der Meinung, die Nervenzellen würden sich kaum erneuern. Heute weiß man, dass die Wahrnehmung in der Form von Informationsübertragung auf der Ebene der feinsten Elemente das Nervensystem aktiviert. Die Verbindungen zwischen den Neuronen werden ständig erneuert und verändert. Nun stellt man sich vor, dass die Effektivität der Leistung auf den von außen kommenden Informationen beruht. Dem ist nicht so, denn das Gehirn ist mit sich selbst verbunden und Informationsübertragungen finden in erster Linie innerhalb der Neuronenverbindungen statt. «Das Gehirn verarbeitet ungeheure Mengen an Informationen, die über insgesamt vier Millionen Nervenfasern ein- und ausgehen. Dieser großen Anzahl von Verbindungen des Gehirns mit der Umwelt steht eine noch größere Anzahl innerer Verbindungen gegenüber. Setzt man die Zahl der Verbindungen der Neuronen des Gehirns und der Verbindungen des Gehirns zur Außenwelt ins Verhältnis, so ergibt sich, dass auf jede Faser, die in die Großhirnrinde hineingeht oder sie verlässt, 10 Millionen innere Verbindungen kommen. Kurz: Wir sind, neurobiologisch gesprochen, vor allem mit uns selbst beschäftigt.» (Spitzer 2007, S. 54, Roth 2001, S. 214). Diese internen Prozesse bedeuten eine Höchstleistung an Kreativität, die das Gehirn vor allem ohne unser bewusstes Zutun vollbringt. So entstehen Denken und Handeln letztlich über eine innere Selbstverarbeitung, auf deren Voraussetzung die Wahrnehmung aus der Außenwelt, die als Erfahrungen gespeichert werden, beruht. Die Plastizität des Gehirnes beweist, dass das Nervensystem offen für Veränderungen und für den Zufall bleibt und dass es durch die Erfahrungen modelliert wird.

Diese Plastizität zeigt auch, dass jedes Individuum aufgrund der Gesamtheit der erlebten Erfahrungen einzigartig und unvorhersagbar bleibt. Auf diesem Hintergrund ist die alleinige genetische Determination des Menschen nicht mehr haltbar. Denn der Mensch hat die Potentiale von Entwicklung, Veränderung und Wachstum in sich. Die Bildung der Individualität ist auf der Grundlage der Plastizität zu sehen, wobei die grundsätzliche Offenheit und Veränderung des Individuums als «zur Freiheit bestimmt» gesehen werden kann (Ansermet/Magistretti 2005, S. 17 f).

Wahrnehmung aus konstruktivistischer Sicht

Der Konstruktivismus ist zwar eine Erkenntnistheorie, aber eigentlich eine Art zu denken (Glaserfeld 1997). Er besagt, dass wir die Wirklichkeit nie im Sinne einer direkten Abbildung wahrnehmen, sondern immer in einer Konstruktion, die das Gehirn leistet. Wir konstruieren unsere Wirklichkeit. Wenn man dazu die oben angeführten physikalischen Prozesse der Sinnesorgane heranzieht, so ist das zu verstehen. Denn es gelangen ausschließlich Impulse, die als elektrische Reize zu beschreiben sind, in das Gehirn. Diese werden in den Nervenfasern als solche weitergeleitet und verändern mit molekularen Prozessen unsere Nervenstrukturen. Wie auf dieser biochemischen Grundlage für uns Menschen Erfahrungen, Gedanken und Gefühle entstehen, bleibt letztlich ein Geheimnis. Jedoch können neurobiologische Forschungen manchen Schleier dazu lüften.

Die Leistung des Gehirns wird als rekursiv und selbstreferenziell (auf sich selbst bezogen) beschrieben, darunter wird eine Selbstorganisation verstanden. Was von außen wahrgenommen wird, dient lediglich als Impuls. Diese Impulse ermöglichen dem Gehirn aufgrund seiner eigenen neuralen Strukturen, Prozesse durchzuführen, die sich rückbezüglich, also auf sich selbst beziehen. Die Strukturen selbst sind die Grundlagen der Selbstorganisation. In der Neurobiologie wird das von Maturana und Varela (1987, S. 36) so beschrieben. Lebewesen sind «autopoietische Organisationen», sie erzeugen sich dauernd selbst. Als Beispiel wird eine Zelle angeführt, die sich aus sich selbst heraus teilen kann. Auch das Gehirn arbeitet mit diesen Prinzipien, es bezieht sich immer auf das schon Vorhandene, also die Erfahrungen, die neuronal eingespurt sind. Neue Impulse von außen aktivieren in einer unvorstellbaren Größe die Netzwerke und ermöglichen damit zum Beispiel unsere Gedanken und die Vorstellungen der Wirklichkeit in einer Innen- und Außenwelt. Diese «Konstruktion» der Welt beruht auf Wahrnehmung, die die existenzielle Grundlage für Leben, Entwicklung und letztlich für das Bereitstellen von Potentialen ist, was wir mit Kompetenz bezeichnen.

Wahrnehmungsprozesse

Unter Wahrnehmung verstehen wir die Aufnahme der Reize aus der Umwelt. Das Angebot der Umgebung ist für die Ausprägung der Wahrnehmungsfähigkeit selbst und der gesamten Entwicklung eines Menschen von ausschlaggebender Bedeutung. Hierzu sind in der psychologischen Literatur viele Beispiele vorhanden wie die Wahrnehmungsdeprivation, die Entfaltung des Lebens behindert. So braucht das Kind vom ersten Tag an eine die Wahrnehmung anregende Umgebung, die Eltern bieten die Vielfalt des Lebens in sicherer, vertrauensvoller Weise. Durch die Fähigkeit des Gehirns, die Reize der Umwelt aufzunehmen und zu speichern, werden Erfahrungen möglich. Diese sind in den ersten Lebensjahren vollständig unbewusst. Erwachsene können sich in der Regel erst ab dem 4. Lebensjahr erinnern. Die gesamte sinnliche Erfahrung wird in inneren Prozessen des Gehirns in einer zunehmenden Differenzierung ausgeprägt und kann bewusst als Denken, Fühlen und Erinnerung abgerufen werden. In diesen tieferen Schichten kann das menschliche Potential der Kompetenz gesehen werden. Hier kann man die Bedeutung der Wahrnehmung an sich, aber auch ihre Gestaltungsmöglichkeit erkennen. Wahrnehmung gestaltet sich immer selektiv und viabel (lebensdienlich).

Würde unser Wahrnehmungssystem alle Reize der Umwelt aufnehmen, so könnte es nicht bestehen. Es muss selektieren können, das heißt, es werden nur bestimmte Reize aufgenommen. Das Gehirn wählt aus und zwar in selbstbezüglicher Weise, das, was es bereits kennt und wo Erfahrungen angeknüpft werden können. Nehmen wir an, ein Kind macht Erfahrungen im Greifen auf der motorischen Ebene der taktilen Sinne. Alle Neuronen der motorischen Regionen des Gehirnes sind aktiv und feuern. Mit immer wiederkehrenden Greifbewegungen werden diese Erfahrungen in das neuronale Netz eingraviert. Die Nervenbahnen und Synapsen haben sich gebildet und gefestigt. In immer weiteren Differenzierungen wird die Erfahrung des Begreifens (ursprünglich mit der Hand) nun mit Entwicklung der Abstraktionsfähigkeit (etwa ab dem 12. Lebensjahr) auch zur kognitiven Leistung ausgeprägt. Wir können Theorien begreifen und Erkenntnisse generieren. Diese kognitiven Leistungen von Wahrnehmen, Erinnern, Denken und Fühlen entwickeln sich immer aufgrund der bereits vorhandenen Strukturen. Die gesamten Prozesse unterliegen dem Prinzip der Viabilität, dem Leben dienend. Das heißt, wahrgenommen und verarbeitet werden die Dinge, die überlebenswichtig sind. «Wahrnehmen, Denken, Lernen sind ‹lebensdienlich›, sie ermöglichen es, sich in der Welt zu orientieren und ‹erfolgreich› zu handeln. Viabel heißt gangbar, passend, brauchbar, funktional.» (Siebert 2003, S. 192). Von diesem Prinzip des Lebens wird die gesamte Evolution getragen, dies übersteigt bei weitem die kognitiven Strukturen im Verständnis von Verstand und Bewusstsein des einzelnen Menschen.

Betrachten wir nun die Selektion im Wahrnehmungsprozess. Wir wissen, dass wenn zwei Menschen das Gleiche sehen, sie doch unterschiedlich etwas anderes wahrnehmen können. Dies ist mit den oben genannten Ausführungen gut zu verstehen. Jede Person hat ihre eigenen Erfahrungen, knüpft an Bekanntes an und nimmt das wahr, was ihr zum Beispiel biografisch bedingt wichtig ist oder emotional viabel erscheint. Dass Wahrnehmung subjektiv ist und Wirklichkeit konstruiert wird, beruht auf einem breiten Spektrum von Erfahrungen, das sind u. a. emotionale Erlebnisse, Verhaltensmuster aus dem Elternhaus, Lernerfolge, kulturelle Besonderheiten. Auch das individuelle Empfinden zählt dazu: Wünsche, Sehnsüchte, Erwartungen, Motivationen, körperlicher Zustand z. B. Krankheit. Soziale Erfahrungen beeinflussen die Wahrnehmung, dazu zählen: Konventionen der Lebenswelt, Übernahme von Rollenkonzepten, Vorbilder, Feindbilder und Sündenböcke (Reich 2005, S. 21).

8.1.1
Erweitern der Wahrnehmung

Wissen wir um grundsätzliche Gegebenheiten von Wahrnehmungsprozessen, so können wir diese bewusst in unser alltägliches und berufliches Erleben einordnen. Betrachten wir die Erkenntnis einer nicht vorhandenen Objektivität unserer Wahrnehmung, so wird das erst einmal nicht einfach sein, dies anzunehmen. Ein immer wieder sich bewusst machen, dass die «Tatsachen» auch anders sein können, nötigt uns, gründlicher und differenzierter zu betrachten. Wir werden gezwungen – vorausgesetzt wir nehmen das ernst – mit uns selbst und mit anderen Menschen abzugleichen, neue Informationen einzuholen und einen Konsens zu finden.

Im pflegerischen Handeln wissen wir, dass unsere Wahrnehmung mit der Vorerfahrung und der Erwartung an den Patienten verbunden ist. Wir überprüfen diese in der Rückkoppelung zum Patienten. Damit werden Vorurteile und Missverständnisse reduziert. Das Wissen um die Plastizität des Gehirns ermutigt uns immer wieder, Neues aufzunehmen und Veränderungen zuzulassen. Kompetenz ist nicht statisch, sie offenbart sich immer wieder in Bewegung und Anpassung. Mit diesem Wissen und diesen Erfahrungen können wir offener und flexibler den beruflichen Anforderungen begegnen. Wir erweitern unser Wahrnehmungsrepertoire und initiieren das auch bei anderen. Wir wissen, dass unser Gehirn sich mit den gemachten Erfahrungen entwickelt, also suchen wir die Erfahrungen und bieten Lernenden oder Kolleginnen neue Erfahrungen an. Wir wissen um die Rückbezüglichkeit (selbstreferenziell) unserer neuronalen Leistung, damit können wir die gemachte Wahrnehmung zum Beispiel auf den eigenen biografischen Hintergrund anders einordnen, auch in der Einschätzung von Mitlernenden oder Patienten.

Die Wahrnehmung erweitert sich mit dem Phänomen der Aufmerksamkeit. Aus der Gehirnforschung weiß man, dass bestimmte neuronale Regionen für die Steuerung der Aufmerksamkeit zuständig sind. Gelingt es einem Lebewesen, auf ein Objekt aufmerksam zu werden, so erhöht sich die Chance, genau diese Aspekte neuronal zu verankern, damit gewinnt es an Bedeutung und festigt sich im Gedächtnis als Erfahrung. Diese Vorgänge werden als Lernen bezeichnet und bilden die Grundlage zur Entwicklung der Kompetenz. Wir kennen derartige Phänomene aus unserem Alltag. Wir haben uns zum Beispiel neue Schuhe gekauft, nun sehen wir plötzlich vorher nicht wahrgenommene Schuhgeschäfte mit vielleicht den gleichen oder noch schöneren Schuhen. Die Aufmerksamkeit spielt also eine große Rolle bei Entwicklungsprozessen. Stellen wir uns die didaktische Frage, wie wir in Lehr- und Lernprozessen die Aufmerksamkeit erhöhen können, so werden wir dazu Antworten auf verschiedenen Ebenen finden. Eine Person kann ihre innere Sammlung durch Motivation, Interesse oder Entspannung erreichen. Äußere Faktoren wie Ruhe, Akzeptanz oder Ermutigung erhöhen die Konzentration. Auch Informationshinweise und -angebote, Theorien und zum Beispiel neue Forschungsergebnisse lenken die Aufmerksamkeit und tragen damit zur Erweiterung der Wahrnehmung bei. «Aufmerksam» möchte ich an dieser Stelle machen: Lernen ist nicht die Wissensübernahme, sondern Wissen wird angeboten, wird als Impuls verstanden und setzt den Selbstorganisationsprozess des Gehirns in Gang.

Im konstruktivistischen Verständnis wird die Wahrnehmung nicht als etwas Isoliertes betrachtet, sondern stets in einer Vernetzung von größeren Einheiten. Was wir erkennen, ist ausschließlich abhängig von unseren inneren, durch Erfahrung gewonnenen kognitiven Konzepten. Diese sind in Anlehnung an Maturana und Varela (1987) in autopoietischer Organisation von jedem Menschen individuell «konstruiert». Man könnte dies wie einen Regelkreis beschreiben. Auf der Grundlage biologischer Erfahrungen haben wir ein Konzept (eine konkrete oder abstrakte Vorstellung) im Kopf, davon ausgehend wird die Aufmerksamkeit gelenkt. Eine selektiv bestimmte Wahrnehmung ist möglich und generiert eine neue Erfahrung. Diese neue Erfahrung bestätigt unser Konzept oder modifiziert es und bildet damit wiederum die Grundlage für weitere Wahrnehmung, womit wir einen Lernprozess als Grundlage der Entwicklung beschrieben haben. Diese Prozesse können mit zunehmender selbstreflexiver Fähigkeit eines Menschen immer mehr Bewusstsein erreichen. Der Grad von Bewusstsein korrespondiert mit Kompetenz, wie sie auf hohem Abstraktionsniveau definiert wird.

Zusammenfassend kann man festhalten: Entwickelt eine Person zunehmend Kompetenz, die sich auch auf einer Performanzebene ausdrückt, so beruht diese Entwicklung auf der anthropologischen Grundlage einer Disposition zur Wahrnehmung. Entwicklung generell bedeutet hier, diese Disposition zur Entfaltung zu bringen. Vielfältige sinnliche Angebote zur Wahrnehmung ermöglichen dem Gehirn, sich in seiner Plastizität zu entwickeln, wobei Menschen ihre Potentiale noch vollständiger ausschöpfen könnten. In einer beruflichen Kompetenzentwicklung müssen die Angebote in der entsprechenden Relevanz vorhanden sein. Berufsanfänger, aber auch Berufserfahrene lernen ständig aufgrund ihrer bisher erworbenen Erfahrung, die gekoppelt mit der Aufmerksamkeit und Wahrnehmung immer wieder neue kognitive Strukturen ermöglicht.

8.2
Bewerten

So wie wir über die Wahrnehmung in stetiger Verbindung mit unserer Umwelt sind, so bewerten wir diese auch stetig. Wir nehmen unsere tägliche Nahrung zu uns und bewerten diese als wohlschmeckend oder nicht wohlschmeckend. Wir begegnen Menschen und schätzen sie sympathisch oder nicht sympathisch ein. Diese Bewertungsprozesse sind tief in uns angelegt, sie sind unbewusst und bilden die Grundlage unserer Existenz. Letztlich verfügen alle Lebewesen über diese Potentiale, sie können unterscheiden, ob diese Pflanze zur Ernährung dient oder giftig ist, ob dieses Mitwesen ein Feind oder Freund ist, ob es sich zur Fortpflanzung eignet oder nicht. Unser hochkomplexes menschliches Leben hat diese Wahrnehmungs- und Bewertungsmechanismen im Laufe der Entwicklung zu höchster Differenzierung gebracht. Grundlage ist unser Gehirn in seiner ungeheuren neuronalen Vernetzung und seiner Plastizität. Insbesondere ist das limbische System dafür zuständig, dass wir die Dinge der Außenwelt, aber auch der Innenwelt bewerten und so einordnen können, dass unser Leben handhabbar und sinngebend sein kann.

Neurowissenschaftliche Grundlagen

Zum limbischen System gehören mehrere Zentren, die sich im Mittelhirn, dem stammesgeschichtlich älteren Teilen des Kleinhirns sowie dem Übergang zum Kortex befinden. Dieses System ist in einer neuronalen Vernetzung von vegetativen Funktionen (Hypothalamus), Entstehung von Gefühlen (Amygdala), Gedächtnisorganisation (Hippocampus) und Aufmerksamkeits- und Bewusstseinssteuerung (basales Vorderhirn).

Die limbischen Funktionen sind diejenigen Strukturen, «die mit emotional-affektiven Zuständen in Verbindung mit Vorstellungen, Gedächtnisleistungen, Bewertung, Auswahl und Steuerung von Handlungen zu tun haben, und zwar unabhängig davon, ob diese Leistungen und Zustände bewusst oder unbewusst ablaufen» (Roth 2001, S. 232 f).

Bewertungen können in ihrem Wesen selbst nicht beschrieben werden, jedoch haben Neurowissenschaftler dank der bildgebenden Untersuchungsverfahren sehr genau die Orte und die Aktivitäten der Nerven untersucht. Die über die Sinnesorgane eintretenden Reize aktivieren lokal festzustellende Nervenregionen und humorale Ausschüttungen. Der Reiz als solcher wird zuerst registriert, dann erfolgt zeitverzögert eine bewertungsbezogene Verarbeitung (Grawe 2004, S. 260 f). Der Reiz wird erkannt und danach bewertet. Wie dieser Reiz bewertet wird, hängt nicht von seinen objektiven Merkmalen ab, sondern von den Vorerfahrungen und dem momentanen Zustand des Individuums. Von Bedeutung ist auch der kulturelle Hintergrund, denn Bewertungen sind gelernt und können sich auch ändern. Bestimmte Motive der Person, z. B. Zugehörigkeit, Wünsche oder Selbstwertmotive, bestimmen die Bewertung mit. Der Reiz, der über die Sinnesorgane in das Gehirn gelangt, bleibt immer gleich. Auf dem weiteren Weg der weit vernetzten Gehirnregionen werden zunehmend die Bewertungen transformiert, ein hochkomplexer Vorgang mit weitreichenden Konsequenzen für unser Denken, unsere Entscheidungen und Handlungen.

Bewertungen aus konstruktivistischer Sicht

Wie wir etwas in unserem alltäglichen und beruflichen Leben bewerten, ist höchst individuell. Im konstruktivistischen Denken gehen wir davon aus, dass alle Vorstellungen von uns und unserer Umwelt nur in den Köpfen der Menschen existieren und «dass das denkende Subjekt sein Wissen nur auf der Grundlage eigener Erfahrungen konstruieren kann» (Glaserfeld 1997, S. 22). Erfahrungen generieren sich über eine erste Dimension von Wahrnehmung, dies ist unweigerlich mit deren Bewertungen verknüpft. Denn wir nehmen z.B. das wahr, was wir in unserem Bewerten als wichtig erachten. Wichtig erachten wir das, was uns bekannt ist und was wir bereits in früheren Erfahrungen erkannt und eingeordnet hatten. In bewussten Denkoperationen können wir dies in Sprache umsetzen und darüber reflektieren. Aus der Perspektive der Plastizität des Gehirns sind diese Wahrnehmungs- und Bewertungsprozesse jedoch automatisch, sie funktionieren auch ohne unser bewusstes Zutun. Denn sie sind überlebenswichtig, die Neurowissenschaftler sagen viabel. Würde es nicht möglich sein, die wichtigen Dinge von den unwichtigen zu unterscheiden, so wären wir im Alltag nicht handlungsfähig und im Beruf nicht professionell. Außerdem spielt die Aufmerksamkeit eine entscheidende Rolle. In Teilen des limbischen Systems kann man eine interne Steuerung der Aufmerksamkeit finden. Hier werden affektiv-emotionale Zustände registriert, die einer Bewertung unterliegen und somit Bedeutung für den weiteren Bearbeitungsprozess von Fühlen, Denken und Handeln erhalten. Diese Erkenntnisse wurden durch Menschen, die eine Zerstörung der Gehirnanteile durch Unfall oder Krankheit erfahren hatten, gewonnen. «Läsionen im dorsalen Kortex führen zum Verlust des divergierenden Denkens, der umweltgesteuerten Verhaltenskontrolle»… (Roth 2001, S. 202). Wenn das eigene Handeln nicht mehr eingeschätzt werden kann, so entstehen Risiken in lebenssichernder und ethischer Weise.

Bedeutung der Gefühle

Einen besonderen Stellenwert nehmen Emotionen und Gefühle ein. Sie sind das Mittel, die Umwelt innerhalb und in der Umgebung des Organismus zu beurteilen sowie angemessen und passend darauf zu reagieren. Nach Damasio gehen die Emotionen den Gefühlen voraus, Emotionen treten auf der Bühne des Körpers auf, die Gefühle auf der Bühne des Geistes. So können wir die Gefühle als mentale Erscheinungen erkennen. Beide sind jedoch in einem kontinuierlichen Prozess verbunden, so dass wir im Alltagsverständnis beide nicht trennen müssen. Emotionen bezeichnet er als einen komplexen Ablauf von chemischen und neuralen

Reaktionen, die das Gehirn produziert, wenn es einen emotional besetzten Stimulus entdeckt. Das kann ein Objekt oder eine Erinnerung daran sein. Die Reaktionen laufen automatisch ab. Das Ergebnis dieser Reaktionen ist eine zeitweilige Veränderung des Zustands des Körpers selbst und des Zustands der Hirnstrukturen, die den Körper kartieren und das Substrat des Denkens bilden. Letztlich führen diese Reaktionen direkt oder indirekt zu Bedingungen, die dem Überleben und Wohlbefinden des Organismus dienen (Damasio 2005). Innerhalb dieses komplexen Ablaufes steht am Anfang eine Einschätzungs-Beurteilungs-Phase. Diese Einschätzungsphase führt erst zur Emotion, «denn Emotionen ohne Einschätzungsphase sind völlig bedeutungslos. Wir könnten dann kaum noch erkennen, wie schön und erstaunlich intelligent Emotionen sein und wie gut sie für uns Probleme lösen können» (ebd. S. 67).

In diesen kurzen Ausführungen kann die Bedeutung der Bewertungsprozesse innerhalb der Generierung von Gefühlen erkannt werden. Gefühle steuern unser tägliches Leben, sie sind die Grundlage von Entscheidungen. Auf der Ebene der Emotionen laufen diese in biologischen Strukturen unbewusst ab, auf der Ebene der Gefühle können wir kognitiv Einsicht gewinnen. Wir können Gefühle erkennen, sie verbalisieren und durch Selbstreflexion Einfluss nehmen.

Bewertungen als Hypothesen

Nützen wir unsere kognitiven Potentiale, so können wir über Wahrnehmen und Bewerten zu gedanklichen Vorstellungen gelangen. Werden diese Vorstellungen als Annahmen im Sinne von Einschätzungen und Beurteilungen einer Situation gekennzeichnet, so entwickeln wir Hypothesen. Das Alltagsverhalten der Menschen basiert immer auf Vorstellungen, Vorurteilen und Abwägungen, die wir Dingen, Personen und Situationen meist unbewusst beimessen. Im Vertrauen auf unsere «innere Weisheit» bestimmen diese Vorurteile unser Handeln im besten Verständnis von uns selbst und den uns umgebenden sozialen Kontakten.

Professionelles Handeln verlangt jedoch bewusste Reflexion, das heißt Vorannahmen, Einschätzungen, Bewertungen und Beurteilungen werden als Hypothesen formuliert. Diese können dann bestätigt oder verworfen werden. Hiermit ermöglichen wir eine Korrektur, denn wie im konstruktivistischen Denksystem unterliegen alle Wahrnehmungen und Bewertungen höchst subjektiven Bedingungen. Bewertungen sind immer abhängig von biografischen, lebensweltlichen, emotionalen und lernbedingten Erfahrungen.

8.2.1
Klarer werden im Bewerten

Gehen wir davon aus, dass Wahrnehmen nicht nur das Fundament des Lebens ist, sondern jeglichem beruflichen Handeln zugrunde liegt. So müssen wir auch davon ausgehen, dass jede Wahrnehmung immer mit einer Bewertung (bewusst oder unbewusst) verbunden ist. Erst im Bewerten eines Phänomens bekommt dies Bedeutung. Wenn wir wahrnehmen, dieses jedoch nicht einschätzen oder einordnen können, so wird es entweder vom Gehirn nicht registriert oder es führt zur Verwirrung. Setzen wir in diesen Vorgängen unsere bewussten Überlegungen mit ein, so können wir von Beurteilung sprechen. Es sind also Beurteilungsprozesse, auf die letztlich jedes kompetente Verhalten zurückzuführen ist. Vorausgesetzt wir verorten berufliche Kompetenz in die Dimension von Bewusstsein im Denken und Handeln. Mit Bewusstsein ist nicht nur rationale, sondern auch emotionale und intuitive Intelligenz (Goleman 1996) gemeint. Mit Blick auf die Entwicklung der Kompetenz stellt sich nun die Frage, wie eine Person mehr Klarheit in ihrem Bewertungs- und Beurteilungsvermögen erreichen kann. Grundlegend dazu ist das Wissen um diese Prozesse aus den neurobiologischen und konstruktivistischen Zusammenhängen, daraus erfolgt eine Auseinandersetzung und Anerkennung von neuen Erkenntnissen. Beziehen sich diese neuen Erkenntnisse auf Bewerten und Beurteilen, so betreten wir den Bereich des Selbstverständnisses einer Person und damit der Selbstbewertung. Dies verlangt eine hohe Anforderung an Selbstreflexion. Jedem Lernprozess muss eine Offenheit zugrunde gelegt werden. Erstreckt sich diese auf das Bewerten des eigenen Lernens, wie ab den Qualifikationsstufen 5 und 6 des EQR gefordert, so ist das nicht selbstverständlich und muss explizit gelehrt und gelernt werden. Die Anforderung an selbstreflektierendes Denken, also das Beurteilen der eigenen Bewertungsstrukturen, bewegt sich auf der Metaebene. Kompetenz wird auf dieser Ebene mit hohem Abstraktionsniveau gesehen.

Mit jedem Bewertungsvorgang sind emotionale (eher unbewusst) und gefühlsmäßige (eher bewusst) Bedingungen verbunden. Soll Weiterentwicklung im Beurteilungsvermögen erreicht werden, so geht es darum, dass eine Person mehr Klarheit in diesen Prozessen erfährt. Wie erreicht sie das? Ausschließlich in der Auseinandersetzung mit den eigenen Gefühlen, den Normen und den Werten, diese müssen wahrgenommen, angenommen und durchdacht werden. Die ausschlaggebende Komponente ist wiederum die Bereitschaft und Fähigkeit zur Selbstreflexion. Das kann in Grenzen eine individuelle Lernleistung sein, ist jedoch in einer Erweiterung auch als Fremdwahrnehmung und Unterstützung von anderen Menschen, Kolleginnen im Team oder von Lehrpersonen abhängig. Dem Umgang mit Gefühlen kommt in der Pflege hohe Bedeutung zu (Kap. 4). Erst wenn dieser in einem institutionalisierten Rahmen und individuell reflektiert wird, kann dieser Umgang als professionell und kompetent bezeichnet werden. In diesem Sinne kann auch der Umgang mit Intuition angeführt werden. Intuition beruht auf implizitem Wissen. Gelingt es, dieses immer wieder über Bewusstwerden zu aktualisieren, so vertieft das die Wahrnehmungs- und Beurteilungsfähigkeit in einer Situation. Dazu ist Lerngestaltung im didaktisch situativen Ansatz sinnvoll. Also Lernen mit Situationen oder Fallbeispielen, die in der Theorie zu Lernsituationen gestaltet werden. Effektiver sind konkret erlebte Praxissituationen, die reflektiert zu vertieften Erkenntnissen führen können. Auch Pflegepersonen mit langjähriger Berufspraxis sollten sich immer wieder mit ihren Wahrnehmungen im Hinblick auf Werte und Urteile selbstreflexiv auseinandersetzen.

Ein explizites Lernen zur Ausbildung von mehr Klarheit im Bewerten bildet die Hypothesengenerierung im Verständnis der Hermeneutik. Beurteilungsaspekte werden als Hypothesen formuliert, diese werden immer wieder erneut hinterfragt, bestätigt oder verworfen. Die Wahrnehmung wird beschreibend festgehalten und von der nachfolgenden Bewertung getrennt. Neue Informationen, Erfahrungen, Erwartungen, Beobachtungen und Einschätzungen werden zirkulär immer wieder abgeglichen. In solch gestalteten Lernprozessen kann Kompetenz zur Beurteilungsfähigkeit entwickelt werden. Die Lernenden sind zur ständigen Überprüfung ihrer Wahrnehmung und Bewertung angehalten. Wichtig dabei ist eine möglichst wertfreie Lernkultur, in der Hypothesen, die ja immer individuell sind, formuliert werden können. Damit ist die Anerkennung der subjektiven Bedingungen bei Einschätzungsprozessen gegeben. Das Lernen an und mit Hypothesen führt auch zur Erweiterung von kommunikativen Komponenten der Kompetenz. Im Konzept der Idiolektik (Bindernagel u. a. 2008) werden Hypothesen, die sich im Gespräch einstellen, bewusst zurückgehalten und im späteren Gesprächsverlauf verifiziert oder falsifiziert. Dies geschieht immer durch die andere Person. Das heißt, der professionelle Umgang mit Hypothesen erfordert die Überprüfung durch den Patienten oder Kunden. Werden Hypothesen nicht im Verhaltenszusammenhang, sondern aufgrund von erfassten Parametern gebildet, so ist ein Abgleich mit Beobachtungsstandards beziehungsweise Beurteilungsstandards oder anderen Personen notwendig.

Zusammenfassend kann man festhalten: Den Bewertungen kommt hohe Bedeutung zu, denn jede weitere Entscheidung und Handlung wird durch sie bestimmt. Kompetenzentwicklung heißt folglich zu mehr Klarheit zu kommen, zum Beispiel durch bessere Begründung oder mehr Bewusstsein im Umgang mit Bewerten und Beurteilen. Eine wesentliche Komponente spielt die Selbstreflexion und die stetige Überprüfung durch andere Menschen. Als methodisches Instrument kann die Hypothesengenerierung dazu sehr dienlich sein.

8.3
Entscheiden

Unser Alltag ist geprägt von ständigen Entscheidungen, was wir morgens anziehen, was wir mittags essen oder abends lesen. Immerwährend sind wir gezwungen uns zu entscheiden, oftmals haben wir das Gefühl, wir sind «Frau» unserer Entscheidungen oder sie sind uns von anderen vorgegeben. Im Beruf sprechen wir von professionellen Entscheidungsprozessen oder von intuitiver Entscheidung in akuten, für Patienten lebensbedrohlichen Situationen.

Entscheiden können ist eine bestimmende Komponente der Kompetenz. Wie Wahrnehmen und Bewerten nicht voneinander getrennt werden können, so ist die Entscheidung ebenfalls nur in einem prozessualen Zusammenwirken zu verstehen. Um diese Prozesse besser verstehen zu können, müssen wir wiederum die neurobiologischen Grundlagen unseres Gehirns betrachten.

Neurowissenschaftliche Grundlagen zur Entscheidung

Die sehr bekannt gewordenen Untersuchungen des Neurobiologen Libets zeigen, dass Entscheidungen eindeutig vorbewusst getroffen werden. Wie können wir uns das vorstellen?

Bei Experimenten wurden Versuchspersonen darauf trainiert, innerhalb einer gegebenen Zeit spontan den Entschluss zu fassen, einen Finger der rechten oder linken Hand zu beugen oder in weiteren Untersuchungen einen Knopf zu drücken. Gleichzeitig wurden über das EEG die vielfältigen Aktionspotentiale der Regionen des Gehirns, die für diese Ausführungen zuständig sind, aufgezeichnet. Man nahm an, dass zuerst der willentliche Entschluss einer Handlung vorliegt und danach kausal bedingt die Bewegungen der Handlung, die dann in den Aktionen der Neurone sichtbar werden, folgen. Nun zeigte sich jedoch (das wurde modifiziert in späteren Untersuchungen wiederum bestätigt) genau das Gegenteil, die Aktivitäten im Gehirn begannen eindeutig vor der bewussten Entscheidung der Versuchsperson. «Wir müssen also davon ausgehen, dass das Gefühl, dass wir das, was wir jetzt tun, kurz zuvor gewollt haben, ebenso eine Täuschung ist wie die Annahmen, dass dieser Willensakt die Tat ursächlich bedingt.» (Roth 2001, S. 443). Das bedeutet, dass unsere Entscheidungen immer schon in einer weiten neuronalen Netzverbindung vorbereitet werden. In den verschiedenen Teilen des Gehirns «arbeiten» kognitiv-rationale Elemente (präfrontaler Kortex), die uns bewusst sein können und affektiv-emotionale Elemente (limbisches System), die uns weitgehend unbewusst sind, eng zusammen.

Implizite und explizite Entscheidungen

Implizite und explizite Prozesse gehen auf zwei grundverschiedene Gedächtnisformen zurück (Grawe 2004, S. 123). Unsere Wahrnehmungen werden als Erfahrungen in das Gedächtnis eingespeist, das heißt, sie werden als neuronale Spuren an bestimmten Orten von Nerven und Synapsen festgelegt. Das geschieht erst einmal automatisch und unbewusst. Müssten wir diese Prozesse selbst steuern, so hätte die Menschheit längst vor Millionen von Jahren ihre Entwicklung beendet. Das Gedächtnis speichert also implizites Wissen. Ebenso ist unser Gedächtnis in der Lage, Dinge bewusst aufzunehmen. Dieses explizite Wissen kann erinnert und sprachlich ausgedrückt werden, deshalb auch deklaratives Wissen. Dieser explizite Modus ist uns möglich, denn wir sind auch rational denkende und bewusste Menschen. In bewussten Prozessen ist es uns möglich, Wissen aus den impliziten Bereichen zugänglich zu machen. Wir reflektieren und erschließen uns so vorher unbewusste Informationen. Dieses gelingt umso besser, je mehr die Aufmerksamkeit dahin gelenkt wird, was beim Lernen geschieht.

Übertragen wir diese zwei Grundfähigkeiten in den Bereich des Lernens, so lernen wir implizit, ohne unser bewusstes Zutun. Die grundlegende Ausrichtung dazu ist die Viabilität, wir lernen das, was uns lebensdienlich ist. Wir lernen auch explizit. Unsere Rationalität ermöglicht uns bewusst, denkend zu entscheiden und somit bestimmte Informationen aufzunehmen. Auf diesem Wege gewinnen wir Erfahrungen, Erkenntnisse und Wissen. Unsere gesamte Pädagogik ist darauf ausgerichtet, wobei diese erst seit neuerer Zeit die Bedeutung der impliziten Vorgänge für Lernende zunehmend erkennt.

Betrachten wir nun diese komplexen Entscheidungsprozesse, so können wir in einer ersten Phase feststellen, dass ein Wunsch oder ein Ziel auftaucht. Das kann ein äußerer Anlass sein, wir nehmen z. B. den Duft guten Essens wahr und bekommen Hunger. Ein innerer Impuls veranlasst uns ein bestimmtes Ziel zu verfolgen, vielleicht eine lang geplante Reise in die Tat umzusetzen. Neurobiologisch sind hier sensorische und kognitive Zentren aktiviert. Wir können bewusst wahrnehmen und denkend unsere Ziele anstreben. Unser deklaratives Gedächtnis erinnert uns an frühere Situationen, in denen wir ähnliche Absichten bereits erfolgreich gemeistert hatten. Gleichzeitig sind jedoch auch alle im impliziten Gedächtnis gespeicherten Erfahrungen unbewusst aktiviert. Neurobiologisch ist hier das limbische System aktiv. Die in der eigenen Biografie erlebten Erfahrungen, die ebenfalls gespeichert sind, werden wirksam. Es können starke Emotionen sein, die ehemals die Lebenssituationen begleiteten und die heute in Verbindung mit den Wünschen und Zielen wieder aktiviert werden. Je nach positiven oder negativen Erfahrungen wirken sie aktuell zur Zielerreichung aktivierend oder hemmend. Die Bewertungen, die im limbischen System stattfinden, haben hohe viable Bedeutung. Das heißt, sie wirken im Sinne einer Zensur, dadurch kommen bestimmte Wünsche und Ziele vielleicht nicht bis in unser Bewusstsein. Andererseits sind wir «getrieben» von Wünschen und Zielen, die uns sehr verborgen bleiben. Mit anderen Worten kann man festhalten, dass Entscheidungen sowohl aus kognitiven als auch emotionalen Anteilen bestehen. Ein höchst komplexer Informationsaustausch in unserem Neuronennetzwerk bedingt die «Konstruktion» von Wahrnehmen, Bewerten, Entscheiden und Handeln.

Emotionen und Gefühle haben ausschlaggebende Bedeutung bei Entscheidungen. Diese Erkenntnisse konnte der Neurologe Damasio (2007) an Patienten, die Schädigungen in bestimmten Gehirnregionen erlitten hatten, gewinnen. Er stellte fest, dass Menschen, die nicht mehr auf ihre emotional gespeicherten Erfahrungen (implizites Wissen) zurückgreifen konnten, Fehlentscheidungen trafen. Die Menschen hatten keinen Mangel an kognitiven Fähigkeiten, sie konnten normal wahrnehmen, sprechen, sich Dinge merken, sie konnten denken und die alltäglichen Aufgaben wahrnehmen. Sie hatten allerdings Beeinträchtigungen in emotionalen Bereichen, sie konnten wenig bis nichts fühlen. Sie spürten selbst nicht, ob sie traurig oder freudig waren, sie hatten weder ein Gefühl für andere Menschen noch Mitleid. Zu Gefühlen wie Verlegenheit, Scham oder Schuld hatten sie keinen Zugang mehr. Diese Beeinträchtigungen wirkten sich so gravierend auf ihre täglichen Lebensbedingungen aus, dass sie keine Beziehungen mehr aufrechterhalten konnten, berufliche Situationen nicht mehr adäquat einschätzen konnten, schließlich erfolgte der soziale Abstieg mit Vereinsamung und Verarmung. Die Ursache beschreibt Damasio wie folgt: «Die Läsion verursacht zwei einander ergänzende

Beeinträchtigungen. Sie zerstört die Region, die die Emotionen auslöst, das heißt die Region, von der normalerweise die Befehle für den Abruf sozialer Emotionen ausgehen; und sie zerstört die unmittelbar benachbarte Region, die das Substrat bildet für die erworbene Assoziation zwischen bestimmten Kategorien von Situationen und der Emotionen, die eine ideale Handlungsanleitung hinsichtlich künftiger Konsequenzen darstellt.» (Damasio 2007, S. 177 f).

Kann ein Mensch keine Verbindung mehr zwischen den früher erlebten Erfahrungen und den damit verbundenen und gespeicherten Emotionen herstellen, so können diese Erfahrungen in aktuellen Situationen heute nicht mehr abgerufen werden. Die Erinnerung zum Beispiel an die Ergebnisse einer Lösung, ob positiv oder negativ, steht zur Beurteilung für heute zu treffende Entscheidungen nicht mehr zur Verfügung. Das bedeutet, die Handlungsergebnisse aus der Vergangenheit bestimmen unsere Vorausplanungen für die Zukunft. Die Rolle der Emotionen und Gefühle bei Entscheidungen ist nicht nur eine mitwirkende, sondern sie ist unentbehrlich.

Zurückgreifend auf die oben angeführten beiden Gedächtnisleistungen von impliziten und expliziten Funktionssystemen unseres Gehirns, können Entscheidungsprozesse dazu in Bezug gesetzt werden. Werden wir mit einer Situation konfrontiert, die eine Entscheidung verlangt, so setzt das Vorstellungen über die Situation und deren Bewältigung frei. Unsere bewussten kognitiven Denkprozesse werden aktiviert. Unser zur Verfügung stehendes Wissen ermöglicht uns, rational die Optionen abzuwägen. Parallel werden, meist unbewusst, die früher in ähnlichen Situationen erfahrenen emotionalen Gedächtnisinhalte aktiviert. Damit erfahren bestimmte Aspekte eine Aufmerksamkeit, die je nach Stärke Einfluss auf die Entscheidung nehmen. Auch kann der Abruf emotionaler Erlebnisinhalte, offen oder verdeckt, direkt auf die Denkstrategien einwirken und somit die Entscheidung bestimmen. Manchmal kann dieser Weg mit Ausschluss der Denkoperationen auch direkt zu einer Entscheidung führen. Dies ist oft der Fall, wenn lebenswichtige Reaktionen schnell und sinnvoll getroffen werden müssen. Wir erleben dann oft ein «Bauchgefühl», das uns zur Handlung veranlasst hat. Auch intuitive berufliche Handlungen können hier zugeordnet werden.

Die Komplexität der Entscheidungsprozesse beinhaltet beide Funktionssysteme, diese operieren mit bewussten und unbewussten Anteilen. Damit haben wir eine sehr große Bandbreite von Möglichkeiten, um Entscheidungen zu treffen. Im konstruktivistischen Sinne liegt hier die Offenheit und nicht Vorhersagbarkeit von Entscheidungen und Handlungen. Wir sind als Person höchst individuell, einmalig und begründen dies mit unseren kognitiven und emotionalen Potentialen, die neurologisch fundiert und in ihrer Gesamtheit mehr als die Summe der Teile sind.

8.3.1
Sicherer werden im Entscheiden

Entscheiden können ist die bestimmende Komponente des professionellen Handelns. Entscheidungsprozesse unterliegen vielfältigen Bedingungen, die nicht nur kausal, also mit Ursache und Wirkung, zu erklären sind. Sie enthalten unvorhersagbare Momente und sind in ihren Konsequenzen nicht gänzlich kontrollierbar. Denn sie werden von impliziten, emotionalen und expliziten, rationalen Impulsen getragen, wie das durch die oben angeführten neurobiologischen Grundlagen zu erkennen ist. Was bedeutet das für die Entwicklung der Entscheidungsfähigkeit? Zuerst geht es wohl um die grundsätzliche Anerkennung dieser Komplexität, einschließlich der Tatsache der nicht vollständigen Abwägbarkeit von Konsequenzen. Jede Entscheidung trägt das Risiko einer Fehlentscheidung. Mit dieser Ausgangsposition kommt die personale Stärke des Mutes mit in den Entscheidungsprozess. Der Mut alleine ist noch nicht ausreichend, es bedarf gründlicher Reflexion, in der viele Komponenten von evidenzbasiertem Wissen bis zu ethischen, emotionalen und rationalen Aspekten einbezogen werden. Dieser Abwägungsprozess vor einer Entscheidung wird in der Pflege in Kooperation mit dem Team getragen. Letztlich ist jedoch jede Entscheidung eine höchst individuelle und gestaltet sich in der Dimension von aktiv-ethischem Handeln. Hierzu kann auf die verschiedenen Pflegesituationen im Kapitel 4 hingewiesen werden.

Wie kann eine Person mehr Sicherheit gewinnen? Es ist ein stetiges Einüben von tatsächlich ausgeführten Entscheidungen. Dieses muss als durchgängiger Lernprozess auf allen Ebenen der Ausbildung angeboten werden, beginnend beim Lernen selbst. Wenn Schüler Optionen zu Inhalten, Methoden, Strukturen, Zeiten, Ergebnissen und Prüfungen ihres eigenen Lernens haben, so sind sie angehalten, immer wieder neu zu entscheiden. Sie übernehmen für sich selbst Verantwortung und entwickeln damit die Fähigkeit, Entscheidungen zu treffen. Aus den neurowissenschaftlichen Erkenntnissen wissen wir, dass Lernen eigentlich nur so funktioniert, nämlich selbstgesteuert. Hierin liegt auch das zentrale Anliegen des Europäischen Qualifikationsrahmens, über die Selbstorganisation des Lernens zum lebenslangen Lernen zu kommen. Dies gelingt, wenn Personen selbstverantwortlich entscheidungsfähig sind. Um auf der

Ebene der Ausbildung zu bleiben, bedeutet das auch, dass Schüler scheitern können und diese Komponente der Kompetenz, die im pflegeprofessionellen Anspruch erforderlich ist, nicht erreichen. Der erste Weg, Sicherheit im Entscheiden zu lernen, ist Verantwortung für sich selbst zu übernehmen.

Nun sind Entscheidungen im Pflegealltag sehr komplex und unterliegen hohen ethischen Kriterien. Der Prozess einer Entscheidungsfindung wird hier im Team durchgeführt werden müssen. Hierzu sind viele Komponenten wie Wissen, Erfahrungen, Wahrnehmen und Hypothesen bilden können nötig, die als Grundlage zum Konsens führen. Nicht nur Kooperation, sondern auch gegenseitiges Akzeptieren im Sinne einer Lern- und Arbeitskultur, die Entscheidungen mittragen und Fehler zulassen, sind wichtig. Entscheidungsfähigkeit entwickelt sich in gegenseitigen Bedingungen, wobei, wie uns die Neurowissenschaften lehren, die impliziten, unbewussten und gefühlsmäßigen Anteile sehr hoch sind. Deshalb gehört die Reflexion und Selbstreflexion unbedingt als beständige Konstante zu Entscheidungsprozessen. Oft wird es sinnvoll, eine institutionelle Reflexionsstruktur zu haben. Dies kann in Form von Supervision sein oder einfach eine Person, die von «außen» mit einer anderen Wahrnehmung auf das Geschehen sieht.

Zusammenfassend kann man festhalten: Entscheidungen werden ständig getroffen, sie unterliegen vielfältigen, vor allem auch unbewussten Bedingungen. Mehr Sicherheit können Pflegepersonen erreichen, wenn sie sich diesen Erkenntnissen kognitiv nähern und sich auch emotional damit auseinandersetzen. Entscheiden können muss man lernen und zwar in realen Situationen. Das bedeutet auch, an Fehlentscheidungen zu wachsen. Zu professionellen Entscheidungen im Pflegebereich gehört oft persönlicher Mut. Dieser wird umso mehr entwickelt werden, je größer eine Akzeptanz und Unterstützung seitens des Umfeldes gegeben ist. Ethische Aspekte erfordern von einer Person oft hohe Entscheidungskompetenz, die sich als aktiv-ethisches Handeln zeigt.

8.4

Handeln

Unter Handeln versteht man im Allgemeinen die Tatsache, dass wir unsere Absichten, Ziele oder vorgegebenen Aufgaben in eine reelle Tat umsetzen. Handeln führt in der Regel zu sichtbaren Ergebnissen. Damit haben wir eine verkürzte, auf wenige Kriterien beschränkte Beschreibung von

Handeln. Handeln als Grundphänomen des Menschen umfasst jedoch fast alle Bereiche des Lebens. Wir handeln unbewusst, vielleicht von Trieben oder tief verborgenen Wünschen und Emotionen getrieben. Wir handeln kognitiv rational mit der Absicht, ein Ziel zu erreichen. Unser Handeln ist geleitet von Grundbedürfnissen nach Anerkennung, Orientierung oder Selbstwerterhöhung. Auch Sprache ist Handeln; wir bringen Absichten, Gedanken, Empfindungen zum Ausdruck, damit bewirken wir etwas. Auch Wahrnehmen, Bewerten und Entscheiden gehört in das Verständnis von Handeln. Selbst das Erkennen ist Handeln. «Erkennen ist effektive Handlung, das heißt, operationale Effektivität im Existenzbereich des Lebewesens.» (Maturana/Varela 1987). Handlungsprozesse und Denkprozesse sind eng miteinander verknüpft, so kommt Aebli (1993) zu der Formulierung: «Denken ist das Ordnen des Tuns.» Wir sehen die weite Dimension des Handelns, deshalb verwundert es nicht, dass die Wissenschaft vielfältige Theorien und Aspekte zum Handeln von Menschen und Tieren hervorgebracht hat. Hier sei auf die weitere Literatur verwiesen.

Neurobiologische Grundlagen des Handelns

Unser Gehirn besitzt in seiner enormen Plastizität die Fähigkeit, Dinge der Umwelt zu erkennen, sie zu ordnen und damit sinnvolle Handlungen zu ermöglichen. In unserem Alltag sind wir ständig von vielfältigen Sinneseindrücken umgeben. Hätten wir keine ordnenden Strukturen, so würden wir im Chaos der Entscheidungsmöglichkeiten versinken. Der präfrontale Kortex (Stirnhirn) ist der Gehirnanteil, in dem die Potentiale des zielgerichteten Handelns liegen. Hier finden wir das rationale und reflexive Denkvermögen, das uns Menschen vom Tier unterscheidet. Er macht den größten Anteil (29 %) des Gehirns insgesamt aus. Er ist stammesgeschichtlich die jüngste Entwicklung. Die älteren Gehirnanteile wie Teile des Großhirns, des Kleinhirns und des limbischen Systems sind die Grundlagen unseres Lebens überhaupt. Das so genannte autonome Nervensystem lässt die Lebewesen ohne ihr bewusstes Zutun sich entwickeln und fortpflanzen. Dort verankerte Emotionen bewerten und steuern die Vorgänge, die lebensdienlich sind. Die sich in den letzten Jahrtausenden zunehmend vergrößernde und differenzierende Großhirnrinde ermöglicht die Entwicklung des Menschen als ein sich selbst erkennendes Wesen. Nun könnte man meinen, diese neuen Potentiale der Menschheit stünden in der Bedeutung der Lebensgestaltung ganz oben. Dem ist nicht so, denn die in tieferen Schichten liegenden emotionalen Anteile des Gehirns wirken sehr stark bei allen Lebensprozessen mit. Wie ist das zu erklären? Der präfrontale Kortex ist extrem gut vernetzt mit allen anderen Hirnteilen. Zwischen den jüngeren (rationalen) und den älteren (emotionalen) Nervensystemen findet in höchster Flexibilität Zusammenarbeit statt. Neurowissenschaftler kommen diesen Erkenntnissen immer näher, die Forschung entschleiert bahnbrechendes Wissen über diese neuronalen Funktionen im Gehirn. Möglich ist das durch die Technik der Computertomografie.

Zielgerichtetes Handeln

Die Grundlagen, Ziele in einer Hierarchie zu strukturieren und sie nach Prioritäten im Handeln zu verwirklichen, liegen im präfrontalen Kortex (PFC). Um dies in einem Bild auszudrücken, stelle man sich vor, dass unzählige «Fäden» aus den tieferen Schichten des Gehirns nach oben verlaufend im PFC gebündelt werden. Auf diesen Wegen werden Zwischenstufen und Schaltkreise durchlaufen. Es entstehen Regeln, nach welcher Wichtigkeit die einzelnen Impulse weitergeleitet oder gehemmt werden. Die Impulse kommen aus den unterschiedlichsten Arealen des Gehirns, z. B. lange abgespeicherte Informationen aus dem Langzeitgedächtnis, affektive und emotionale Erfahrungen aus den Bereichen des limbischen Systems. Diese werden immer erneut nach aktueller Relevanz bewertet. Aspekte der Motivation greifen in dieses Ensemble der Informationsverarbeitung ein. Hierbei feuern die entsprechenden Neuronen und aktivieren damit Aufmerksamkeit. So werden bestimmte Aspekte quantitativ verstärkt, andere werden selektiv eingestuft. Ausgewiesene Areale des Gehirns (Dopaminneuronen) reagieren besonders, wenn Ziele positiv umgesetzt wurden oder in einer anderen Form eine Belohnung stattgefunden hat. Dies wiederum wirkt auf spätere Selektionskriterien im Sinne einer Verstärkung dieser gemachten Erfahrungen. Es werden Zielhierarchien mit differenzierten Rückmeldungsprozessen über den Erfolg der Ziele ausgebildet.

Wir haben insgesamt eine multimodale Steuerung und Verarbeitung (Grawe 2004, S. 110 f). Sehr interessant ist die Tatsache, dass im PFC fast keine Informationen als Außenreize von den Sinnesorganen auf direktem Wege kommen, alle Informationen stammen aus dem Gehirn selbst und wirken nur in einer Gemeinsamkeit. Das heißt, die Neuronen reagieren nur auf Reize, die gleichzeitig kommen und die auf vielfältige Weise vorbereitet bzw. aufbereitet wurden. Durch diese wechselseitigen Verbindungen innerhalb des PFC können auch längerfristige Ziele aufrechterhalten werden. Insgesamt verfügt der Kortex über eine unwahrscheinlich hohe Zahl von intrakortikalen Verknüpfungen. Roth schätzt diese auf mindestens fünfhundert Billionen. Hinzu kommen noch Kombinationsmöglichkeiten, so dass unser Gehirn fast «unendliche» Potentiale besitzt.

Der Binnenverknüpfung des Gehirns steht eine im Verhältnis verschwindende kleine Zahl der Verbindungen nach außen (also zu unserer Umwelt) gegenüber. «Auf eine afferente und efferente Faser kommen rund fünf Millionen intrakortikale Fasern.» (Roth 2001, S. 214). Mit anderen Worten ausgedrückt bedeutet das, dass unser Gehirn in erster Linie aus sich selbst heraus arbeitet. Man könnte auch sagen, die Leistung von zielgerichteten Handlungen, die uns Menschen möglich sind, beruht fast ausschließlich auf der Selbstorganisation und Selbststeuerung des Gehirns. Hier kann auf die Forschung von Maturana und Valera verwiesen werden, die die Selbstorganisation (Autopoiesis) aller Lebewesen zugrunde legt. Auch die Verbindung zum Konstruktivismus kann angeführt werden. Menschen konstruieren ihre Wirklichkeit selbst.

Willentliches Handeln

Stellen wir uns nun die Frage, wie bewusst willentlich wir unsere Handlungen selbst ausführen können, so zeigen uns die neurowissenschaftlichen Untersuchungsergebnisse, dass unsere subjektive Vorstellung eines freien Willens so nicht stimmt. Zur Erinnerung sei nochmals auf die Untersuchung von Libert hingewiesen. Wenn Sie sich nun vorstellen, in einem willentlichen Entschluss einen Finger einer Hand zu heben, so treten exakt messbar alle die dazugehörigen Aktionspotentiale zeitlich bereits vor Ihrem Entschluss in den entsprechenden Gehirnarealen auf. Das heißt, bevor Sie den Entschluss zu einer Handlung fassen, sind bereits alle Vorbereitungen dazu schon getroffen. Ihr Gehirn hat autonom die Handlung initiiert, gesteuert und auf den Weg gebracht. «Was wir denken, entscheiden und tun, wird nicht von unseren bewussten Prozessen bestimmt, sondern von Prozessen, die zuvor ohne Bewusstsein abgelaufen sind.» (Grawe 2004, S. 120). Nun sind wir als Menschen jedoch auch zum rationalen Denken fähig, wir nehmen Gefühle auch kognitiv wahr, wir können selbst abstrakte Gedanken erkennen und subjektive Erfahrungen verbalisieren. Dies sind alles uns bewusste Vorgänge, aufgrund dieser wir annehmen, wir wären die Verursacher dieser Prozesse. Genau genommen ist unser rationales Denken ein Mitsteuerungspotential. Unser gedachter Wille wird in den hochkomplexen Vorgängen der Lebens- und Handlungssteuerung mitaufgenommen. Er wird, wie viele andere Elemente der Wahrnehmung oder der biografischen Erfahrungen, bewertet und integriert. Der Willensakt, den wir bewusst wahrnehmen, ist eine Art Erkennungsleistung, er steht am Ende des Prozesses. «Der Willensakt (Entschluss) wird mit dem subjektiven Erleben abgeschlossen, nicht eingeleitet» (ebd. S. 122).

Diese Ergebnisse lösen in der Tat viele Diskussionen aus. Die Frage nach dem freien Willen tritt wieder stärker in die wissenschaftliche Auseinandersetzung (vgl. Roth 2001, S. 443). Betrachten wir die handlungssteuernden Prozesse und erkennen an, dass diese von uns nicht bewussten Determinanten bedingt werden. Bedenken wir, dass wir uns unter diesen Bedingungen seit unserer gesamten Evolution entwickeln, so können wir im Vertrauen auf die Entwicklung der Menschheit schauen. Unsere unbewussten Prozesse dienen dem Leben. Die Viabilität ist ein wichtiges Kriterium, wie Neurobiologen formuliert haben (Maturana/ Varela 1997). Betrachten wir uns als Individuen in unserer Identität, so sind wir nicht nur rationale Menschen, sondern erkennen auch unsere Emotionalität und unsere Intuition an. Je nach Menschenbild, dem wir nahe stehen, können wir unser Unbewusstes als etwas in uns Integratives erkennen. Im Pflegeverständnis sprechen wir uns oft für eine Ganzheitlichkeit aus. Beinhaltet das nicht alle Anteile des Menschseins für uns und für andere?

Empathisches Handeln

Empathisch sein heißt, mit anderen Menschen mitfühlen, sich in sie hineinversetzen zu können. Dieses Phänomen ist uns allen bekannt, wir lassen uns durch Lachen oder Weinen von anderen anstecken. Wenn Patienten Schmerzen haben, so können wir uns das nicht nur vorstellen, sondern wir erleben oder empfinden auch körperlich Ähnliches wie dieser Mensch. Wir begegnen Menschen und fühlen mit ihnen. Diese Tatsache wird auch als Resonanz beschrieben. Es ist die Fähigkeit mitzuschwingen, sich auf einen anderen Menschen einzuschwingen. Wie eine Saite eines Musikinstrumentes, das die anderen Saiten zum Mitschwingen bringt. Wie ist das möglich?

Ein italienisches Forscherteam untersuchte an Affen, wie das Gehirn die Planung und Ausführung zielgerichteter Handlungen steuert. Dabei wurden die Handlungen der Tiere z. B. beim Greifen nach einer Banane oder nach einer Nuss in Form einer elektronischen Verkabelung aufgezeichnet. Man konnte genau die neuronalen Netzwerke lokalisieren, die von der Handlung aktiviert wurden. Mit einer Greifbewegung werden ganze Handlungsprogramme einer motorischen Muskelaktivität in Gang gesetzt. Nun ergab sich durch Zufall in der Versuchsanordnung, dass die Gehirnaktivitäten eines Affen, der nur beobachtete, wie sein Artgenosse nach einer Banane griff, aufgezeichnet wurden. Man stellte mit großem Erstaunen fest, dass das gesamte Handlungsprogramm hier genauso ablief, wie wenn dieser selbst die Handlung ausgeführt hätte. «Die Beobachtung einer durch einen anderen vollzogenen Handlung aktiviert im Beobachter, in diesem Fall dem Affen, ein eigenes neurobiologisches Programm, und zwar genau das Programm, das die beobachtete Handlung bei ihm selbst zur Ausführung bringen könnte.» (Bauer 2005, S. 23). Die hierfür verantwortlichen Neuronen werden Spiegelneuronen genannt.

Diese Spiegelungsphänomene lassen sich auch bei Menschen mittels Kernspintomografie nachweisen. Wenn eine Person eine andere Person beobachtet, so löst das in ihr ähnliche gedankliche und emotionale Empfindungen aus, wie sie bei der beobachteten Person vorhanden sind. Spiegelneuronen ermöglichen also eine Resonanz, sie sind die Basis dafür, dass wir uns in andere einfühlen und mitfühlen können. Sie sind vielleicht auch eine Erklärung, warum wir einen Menschen sympathisch oder unsympathisch finden. Bestimmte Empfindungen werden in uns, meist unbewusst, durch Signale des anderen ausgelöst. So reagieren wir im sozialen Kontext mit Gefühlen, die wiederum als unsere biografischen Erfahrungen in unser Gehirn eingraviert werden. Erst mit der Entdeckung der Spiegelneuronen sind Erklärungsmodelle für Empathie und Intuition möglich geworden.

Die Wahrnehmung der emotionalen Empfindungen von anderen Menschen wird auch als emotionale Intelligenz bezeichnet (Goleman 1997). Sie ermöglicht uns, das Leben im zwischenmenschlichen Zusammensein besser zu gestalten, bis hin zu größerem beruflichem Erfolg. Denn wer durch gute Einfühlung Situationen besser erkennen kann, kann adäquater handeln und Beziehungen verantwortungsvoller, das heißt auch konfliktfreier leben. Allerdings muss diese Fähigkeit auch schon frühzeitig in der Kindheit gelernt und im Erwachsenenalter weiterentwickelt werden.

8.4.1
Integratives Handeln

Handeln und Handlungskompetenz in ihren komplexen Strukturen und Bedingungen zu beschreiben, ist fast nicht möglich. Wir können jedoch über neuere Forschungen einen Einblick in die vernetzte Funktionsweise des Gehirns in seiner, nur mit Ehrfurcht zu betrachtenden Leistung gewinnen. Es gelingt uns trotzdem, wenn auch in abstrakter Form, Erkenntnisse zu formulieren, die zur Entwicklung von professionellem Handeln dienlich sind.

Betrachten wir die neuronalen Aktivitäten zum zielgerichteten Handeln, dann erkennen wir eine unwahrscheinlich große Anzahl von Impulsen aus den unterschiedlichsten Bereichen des Gehirns, die wie ein Ensemble in ihrem Zusammenwirken einer Person sinnvolles Handeln ermöglicht.

Fragen wir nach der Kompetenz, so kann diese nur als höchste Leistung einer Integration angesehen werden. Fragen wir weiter, auf was eine derartige Integrationsleistung beruhen könnte, so kommen wir zur Selbstorganisation. Jedes Individuum hat evolutionär die Disposition, sich handelnd zu entwickeln und sich selbst zu erhalten. Fragen wir nun wiederum weiter, wie Kompetenz als Disposition zum integrativen Handeln und zur Selbstorganisation gefördert und entwickelt werden kann. So kann man darauf antworten. Es ist die Fähigkeit des Menschen, eben über diese Prozesse Erkenntnisse zu gewinnen. Das wesentliche Moment dazu ist die Selbsterkenntnis. Sie ermöglicht dem Menschen, sich selbst in seinem Handeln zu erkennen. Damit ist auf einem sehr hohen Abstraktionsniveau Kompetenz in ihrer Entwicklung formuliert.

Um nun etwas konkreter in die pflegerische Handlungsdimension einzutreten möchte ich die Anforderungen an Handeln in der Übertragung zum pflegerischen Handeln aus dem Europäischen Qualifikationsrahmen anführen.

Handeln wird als Kompetenz zur Übernahme von Verantwortung festgelegt.

Auf den beruflichen Stufen von 4 und 5 lautet diese: Selbstständiges Tätigwerden innerhalb der Handlungsparameter von Arbeitskontexten, die in der Regel bekannt sind, sich jedoch ändern können. Leiten in Arbeitskontexten, in denen nicht vorhersehbare Änderungen auftreten. Stufe 6 (akademische Qualifikation): Leitung komplexer beruflicher Tätigkeiten und Übernahme von Entscheidungsverantwortung in nicht vorhersagbaren Arbeits- oder Lernkontexten. Unternehmen wir den Versuch, die bei diesen Anforderungen liegenden Potentiale zu erkennen, so zeigen diese eine Bandbreite auf allen Ebenen von kognitiver, emotionaler, pragmatischer und ethischer Leistung. Man könnte auch andere Kategorien von Handeln wie wissensbasiert, willentlich, zielgerichtet, empathisch, motivational, lösungsorientiert oder kreativ zur Beschreibung heranziehen. Zum Handeln zählt ebenfalls Denken in seiner konkreten und abstrakten Form, ebenso kommunikatives Handeln als Ausdruck der Aktivitäten einer Person. Wesentlich ist hier, dass diese Aspekte nicht additiv, sondern integrativ zu sehen sind. Ziehen wir zum Vergleich die aufgrund meiner Untersuchung formulierte Definition von Kompetenz heran, so lautet diese: Pflegekompetenz ist das Zusammenwirken der Komponenten einer Person einschließlich ihres Umfeldes. Wir sehen auch hier die Grundlagen von Zusammenführen, Zusammenwirken, Integrieren und auch letztlich Transformieren. Das heißt, einzelne Potentiale in eine Gesamtheit zu überführen, denn Handeln kann sich nur als komplexes Geschehen ausdrücken.

Betrachten wir die einzelnen Komponenten auf einer weniger abstrakten Ebene, so könnte selbstständiges Tätigwerden bedeuten, dass erst einmal die Tätigkeitsbereiche der Pflege selbstständig erfasst werden können und müssen. Dazu gehört die formale Kompetenz, nämlich wo sind institutionell und berufspolitisch die Grenzen von Recht und Befugnis. Inhaltlich gesehen könnte hier der gesamte Pflegeprozess verortet sein. Also das Erfassen des Pflegebedarfs, die Ziel- und Maßnahmenplanung, die Evaluation. Das beinhaltet eigenständige Absprachen und Aushandlungsprozesse mit Patienten, Kunden oder Bewohnern. Das beinhaltet auch selbstständiges Kooperieren mit anderen Berufsgruppen. Selbstständiges Tätigwerden setzt innerhalb einer Person Potentiale wie fachlich und persönlich sicher zu sein, abstrakte oder konkrete Lösungen im Blick zu haben, auf Erfahrungen zurückgreifen können, Ergebnisse und Grenzen abschätzen zu können und vielleicht auch mutig zu sein, voraus. Auch Diskrepanzen aushalten können, denn selbstständiges Handeln ruft oft Machtansprüche von anderen auf den Plan. Letztlich braucht man eine gut fundierte Identität, also mit sich selbst stimmig sein, um sicher handeln zu können.

Selbstständiges Tätigwerden in Arbeitskontexten, die sich ändern können oder in denen nicht vorhersagbare Änderungen auftreten können. Welche Komponenten der Kompetenz braucht eine Person, um diesen Anforderungen gerecht werden zu können? Sicher sind es auch die Persönlichkeitsanteile, die als Grundlage zum selbstständigen Tätigwerden vorausgesetzt werden. Darüber hinaus muss eine Person jedoch ein breites Spektrum von über den eigenen Bereich hinausgehendem Wissen und Können besitzen, denn unvorhersehbare Änderungen können neue, weniger erprobte Maßnahmen oder ganz neue kreative Lösungen erfordern. Vielleicht muss sie spontane Entscheidungen treffen, die man nicht im Team vorher abstimmen konnte. Man muss bereit sein, Konsequenzen zu tragen, die ebenfalls nicht auf Sicherheit beruhen. Ich denke auch, dass eine grundsätzliche Bereitschaft zur Offenheit ein wichtiges Potential zum Handeln bei nicht vorhersagbaren Änderungen ist.

Leiten als pflegerisches Handeln auf diesem Qualifikationsniveau bedeutet nicht in erster Linie Managementfunktion, dies ist eine Masterqualifikation. Leiten heißt führen, anleiten, beraten, beaufsichtigen, beurteilen von Personen wie pflegeabhängige Menschen und Lernende im beruflichen Kontext.

Berufliches Handeln als Übernahme von Entscheidungsverantwortung. Welche Kompetenzentwicklung muss diesem Anspruch vorausgehen?

In einer Kurzfassung könnte man formulieren, dass alle beruflichen Grundlagen an Wissen und Können vorausgesetzt werden. Im erweiterten Sinne sind Persönlichkeitsanteile, wie «persönlich stark sein», wie sie in der Beschreibung von Pflegekompetenz zu finden sind, notwendig. Verantwortung in Pflegeentscheidungen zu übernehmen heißt vor allem auch, die ethische Dimension mitberücksichtigt zu haben. Denn Kompetenz im aktiv-ethischen Handeln heißt, als Person so stark zu sein, dass die erkannten Werte innerhalb der Pflege auch aktiv handelnd oder kommunikativ ausgedrückt werden können. Diesem Handeln liegen Entscheidungen, die mutig getroffen werden, zugrunde, verbunden mit der Verantwortung, vor allem, wenn die Pflegeperson ohne Unterstützung durch das Team gehandelt hat (Kap. 3). Reflektierte Erfahrungen derartiger Situationen festigen zukünftige Handlungsentscheidungen.

Zusammenfassend kann man festhalten: Handlungen in sozialen Berufen sind immer komplex, hinzukommen die Anforderungen von Handeln in nicht vorhersehbaren Arbeitskontexten. Die dazu notwendigen Komponenten der Kompetenz können nur in einer Bandbreite von kognitiven, emotionalen, pragmatischen und ethischen Handlungsparameter gesehen werden. Die eigentliche Leistung ist hier die Integration. Diese erfolgt mit allen Potentialen einer ungeheuer großen Anzahl von Vernetzungsstrukturen des Gehirns und kann nur in der Form von Selbstorganisation verstanden werden. Wir Menschen haben die Disposition zum integrierten Handeln und dies wird von Kompetenzforschern als Kompetenz bezeichnet. Fragen wir nach der Entwicklung in den Performanzbereich dieser Disposition, so kann die Selbsterkenntnis und Selbstreflexion als bestimmendes Charakteristikum genannt werden.

Betrachten wir Wahrnehmen, Bewerten, Entscheiden und Handeln als aufeinander aufbauende und sich gegenseitig bedingende Prozesse, so können wird diese auch im Sinne einer Spirale (Abb. 8-1) erkennen. Aufgrund unserer Wahrnehmung bewerten wir, die Bewertungen führen zu Entscheidungen und infolge dieser handeln wir. Im Handeln nehmen wir neue Eindrücke wahr, diese wiederum sind die Grundlagen zu neuen Entscheidungen und zu neuen Handlungen.

9 Institutionelle Kompetenzentwicklung

**Kompetenz in der Institution beruht auf
der Entwicklung der inneren Werte aller
in ihr lebenden und arbeitenden Menschen.**

In den bisherigen Ausführungen zur Pflegekompetenz wurde diese fast ausschließlich aus der Sicht der einzelnen Person betrachtet. Ebenso findet sich bis in den letzten Jahren in der gesamten Literatur zum Thema der Kompetenz diese unter der Perspektive der Individuen. Erst mit Beginn einer politisch und wirtschaftlich intendierten intensiven Forschung rückt der soziale und kollektive Aspekt von Kompetenz, insbesondere von Unternehmen, in den Blick (ABWF 2006). Zur Begriffsklärung: Mit kollektiver Kompetenz kann man die Gesamtheit aller Potentiale und Komponenten von Kompetenz, wie Kenntnisse, Fertigkeiten, Verantwortung und Selbstständigkeit bezeichnen, die eine Gruppe von Menschen auszeichnet. Die institutionelle Kompetenz ist im Kontext einer beruflichen Institution verortet, sie unterliegt deren jeweiliger Ausrichtung und Zielsetzung.

Kompetenz als anthropologische Grundausstattung des Menschen muss auch immer im Lichte der Sozialität gesehen werden. Das epistemische Subjekt ist von vornherein ein Soziales, denn kognitive, emotionale oder kommunikative Fähigkeiten sind für sich genommen nicht nur von Einzelnen erkennbar, sondern diese Kompetenzen sind grundlegend auf Sozialität angelegt (Kap. 2.3). Noch grundlegender wird die Bezogenheit des Individuums auf seine Umwelt von der Neurobiologie in der strukturellen Koppelung formuliert. Der einzelne Mensch kann mit seinen Mitmenschen als Einheit gesehen werden, in dieser sind alle aufeinander angewiesen. Veränderung und Entwicklung ergibt sich aus der gegen-

seitigen Beeinflussung (reziproke Perturbation). Aus dieser unabding-
baren Einheit von Mensch und Umwelt leitet sich eine neue Sicht der
Ethik ab. «Diese Verknüpfung aller Menschen miteinander ist letztlich
die Grundlage aller Ethik.» (Maturana, Varela 1987, S. 265).

Kommen wir auf die Fragen der Kompetenz zurück, so wird die Bedeutung der gemeinsamen Entwicklung sehr eindrücklich klar. So können
wir sagen, Kompetenz kann und muss zwar vom Individuum her betrachtet werden, kann jedoch nicht getrennt werden von den gesellschaftlichen und umweltbezogenen Bedingungen des Lebens. Im Kontext der beruflichen Entwicklung treten damit die Organisationen von
Bildungs- und Arbeitseinrichtungen in den Vordergrund. Betrachten wir
damit die institutionelle Kompetenz, so können wir hier noch differenzieren. Die Bedingungen der Organisationen, in denen Menschen lernen
und arbeiten, tragen zur Entfaltung der Potentiale von Kompetenz einer
einzelnen Person bei. Aus Sicht der Organisation bestimmen diese vielfältigen Potentiale von den in ihr arbeitenden Menschen die Gesamtheit
der Kompetenz in dieser Einrichtung. Diese Gesamtheit ist mehr als die
Summe ihrer Teile. So wissen wir aus psychologischen Untersuchungen,
dass das Ergebnis einer Gruppe insgesamt höhere Werte als die Ergebnisse von Einzelnen haben können. Allerdings sind entsprechende Voraussetzungen notwendig, um in einer Einrichtung auch Kreativität und
Synergieeffekte zu ermöglichen. Diese beginnen beim Führungsstil und
enden nicht zuletzt bei der Motivation von einzelnen Mitarbeitern. Halten
wir fest: Institutionelle Kompetenz umfasst alle Potentiale von allen Mitarbeitern einer Institution, sie ist ein kollektives Geschehen mit je eigener
Dynamik, die durch Offenheit und Unvorhersehbarkeit charakterisiert
ist. Institutionelle Kompetenz muss wie die individuelle Kompetenz entwickelt werden.

Auch Pflege findet in Institutionen statt. Pflegekompetenz wurde von mir
im Verständnis von transaktional und relational definiert. Das bedeutet,
eine Pflegeperson kann ihre Kompetenz nur in einem unmittelbaren Austausch innerhalb einer Pflegesituation zum Ausdruck bringen. Damit ist
immer ein Bezugssystem von Menschen gegeben. Es sind sowohl der
Einzelne als pflegebedürftiger Mensch als auch immer die Menschen des
Teams und der gesamten Organisation, die Kompetenz bedingen und ermöglichen. Im Kapitel 4 und Kapitel 8 wurde die Pflegekompetenz aus
der Perspektive der einzelnen Pflegeperson dargestellt. Die transaktionalen und relationalen Aspekte sind als Bedingungsfaktoren und Rahmen-
bedingungen mitaufgenommen, jedoch nicht im Sinne einer kollektiven

oder institutionellen Kompetenz thematisiert worden. Dies erfolgt nun in den weiteren Ausführungen dieses Kapitels.

Nähert man sich dem Versuch, Kompetenzentwicklung in einer Organisation zu beleuchten, so ist dies nur in vielfältigen Perspektiven und in komplexen Strukturen zu bewerkstelligen. So werde ich zunächst in einer Systematik von drei Ebenen die wesentlichen Faktoren zur institutionellen Kompetenz und ihrer Entwicklung formulieren (Abb. 9-1). Dazu gehe ich von einer Einrichtung des Gesundheits- und Pflegewesens aus, diese könnten sein: Krankenhäuser, Pflegeheime, ambulante Dienste, Hospiz- oder Rehabilitationseinrichtungen. Ebenso aktuell sich etablierende Einrichtungen wie Pflegestützpunkte, Pflegeberatungszentren, aber auch berufspolitische Organisationen, wie Berufsverbände oder Fachverbände der Pflegewissenschaft.

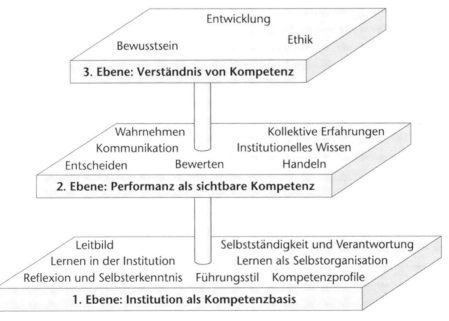

Abbildung 9-1: Die Komponenten der Kompetenz in einer Institution

Erste Ebene: Die Institution selbst als Kompetenzbasis

Jede Einrichtung hat durch ihren spezifischen Auftrag eine implizite oder explizite Zielsetzung, auch in Form von Leitlinien, Normen und Werten. Sie strukturiert sich in der Regel durch eine Hierarchie von Personen und Abteilungen mit je eigenen Aufgaben- oder Arbeitsplatzbeschreibungen. Kompetenzen in der Bedeutung von Recht und Befugnis sind festgelegt. Interne und externe Kooperationen sind vorhanden. Aussagen zur Qualität des «Produkts» (Patienten, Bewohner, Kunden) werden ausgewiesen sein. Wird, wie in manchen Wirtschaftsunternehmen, vom Humankapital gesprochen, so könnte man annehmen, in der Einrichtung wird auch die Entwicklung der Menschen in ihren personalen Stärken von Bedeutung sein. So finden wir nicht nur eine Abteilung der Organisationsentwicklung, sondern auch eine Abteilung der Personalentwicklung.

Diese Faktoren sind unabdingbar das Fundament der Kompetenz als Gesamtheit einer Einrichtung und ebenso das Fundament der Entwicklung beruflicher Kompetenz von Einzelnen. In Anbetracht dieser Bedeutung werden dazu einzelne Faktoren beschrieben:

Leitbild, Führungsstil, Kompetenzprofile, Verantwortung als Recht und Befugnis, Selbstständigkeit und Verantwortung, Lernen als Selbstorganisation, Reflexion und Selbsterkenntnis.

Zweite Ebene: Performanz als sichtbare Kompetenz

Wieweit die Kompetenz einer Einrichtung beurteilt werden kann, liegt an unsichtbaren Dispositionen, jedoch auch an sichtbaren Kriterien. So können dazu vielfältige Ergebnisse und Aktivitäten herangezogen werden. Die Entscheidungen und Handlungen von einzelnen Personen können als Kompetenz expliziert werden, in ganz konkreten Situationen, in den Auswirkungen ihrer Ergebnisse oder durch Forschung. So wird Kompetenz als Performanz sichtbar und messbar. Diese Performanzfaktoren gewinnen unter der Perspektive von Entwicklung ihre Bedeutung. Denn in Lehr- und Lernprozessen müssen auch ausgewiesene, das heißt erkennbare Kriterien zugrunde gelegt werden können. So werde ich auf dieser Ebene die Elemente von Wahrnehmen, Bewerten, Entscheiden und Handeln heranziehen. Sie wurden im Kapitel 7 zur individuellen Kompetenzentwicklung diskutiert. Zur institutionellen Kompetenzentwicklung gewinnen sie ihre Bedeutung in der kollektiven Bedingtheit. Jede Einrichtung hat ihre spezifische Aufmerksamkeit, sie hat Normen zur Bewertung, sie wird von kollektiv getragenen Entscheidungen bestimmt und entsprechend dieser Ausrichtung gestalten sich ihre Handlungsoptionen. Des Weiteren gründet sich die Kompetenz einer Einrichtung auf ihr kollektives Wissen und den Erfahrungen ihrer Mitarbeiterinnen. Als verbindendes Element muss die Kommunikation und Interaktion betrachtet werden. Sie gestaltet sich sowohl vom Einzelnen als auch als Gesamtheit einer Einrichtung und kann somit institutionell erfasst werden. In der Bedeutung zur Kompetenzentwicklung werden auf dieser Performanzebene folgende Faktoren beschrieben: Wahrnehmen, Bewerten, Entscheiden, Handeln, institutionelles Wissen, kollektive Erfahrungen und Kommunikation.

Dritte Ebene: Verständnis von Kompetenz

Auf welchem Niveau eine Einrichtung die Potentiale ihrer Mitarbeiter entwickelt und zum Ausdruck bringt, hängt wesentlich vom Verständnis der Kompetenz selbst ab. Wird vom Management diese verstanden als Fähigkeiten und Fertigkeiten, die zum Funktionieren der Arbeitsabläufe notwendig sind und die trainiert werden können, so stehen die Menschen unter einem funktionalen Verwertungszweck, vergleichbar mit der Kritik zu den Schlüsselqualifikationen. Kompetenzforschung weist die Bedeutung der personalen Aspekte einer Person nach, die zum selbstverantwortlichen, kreativen Handeln in komplexen Situationen notwendig sind. So wird Kompetenz als Disposition einer Person definiert. Das bedeutet, dass die Person in ihrer Gesamtheit von Bereitschaft, Ressourcen, Stärke, kognitiver und emotionaler Bewusstheit die Voraussetzung zur Kompetenz bildet. Werden in diesem Verständnis die Menschen in der Einrichtung gesehen, so wird ihre Entwicklung dahingehend auf Persönlichkeitsbildung ausgerichtet. Im Zentrum dieser steht das Prinzip der Selbstorganisation, wie die neueren Erkenntnisse der Wissenschaften beschreiben. Lernen sowie Arbeiten wird für den Einzelnen sinnvoll, für die Institution kreativ und produktiv, wenn dies selbstgesteuert und selbstorganisiert vollzogen werden kann. Kompetenz wird in diesem Verständnis auch als Fähigkeit zur Reflexion und Selbsterkenntnis bestimmt. Das wird nicht nur vom Einzelnen her gedacht, sondern auch in ihrer institutionellen Struktur. Erfolgt die institutionelle Kompetenzförderung unter diesen Prämissen, so entspricht sie den Empfehlungen aus der Kompetenzforschung (ABWF 2006). Eine so ausgerichtete Personalentwicklung einer Organisation erfordert allerdings wesentliches Umdenken in den traditionellen Vorstellungen von betrieblicher Aus-, Fort- und Weiterbildung. So kann man festhalten: Institutionelle Kompetenzentwicklung wird getragen von dem Verständnis von Kompetenz. Von diesem ausgehend werden folgende Faktoren beschrieben: Kompetenz als Entwicklung, Entwicklung des Bewusstseins und Ethik.

9.1
Die Institution selbst als Basis zur Kompetenzentwicklung

Führungsstil: Wie in einer Einrichtung die Menschen arbeiten und lernen wird geprägt durch das Führungsverständnis des Managements. So wird Kompetenz und ihre Entwicklung maßgeblich von den Aktivitäten der einzelnen Führungsperson bestimmt. Als wichtigste Voraussetzung ist somit die Person selbst in ihrem Selbstverständnis und damit in ihrer Kompetenz. Werden Reflexion und Bewusstsein als wesentliche Elemente anerkannt, so geht es um die Selbstreflexion nicht nur der beruflichen Rolle, sondern die Führungsperson wird sich ihrer eigenen Persönlichkeitsanteile bewusst. Sie kennt ihre Motive, Stärken und Schwächen, sie erkennt ihren eigenen Entwicklungsbedarf. Sie reflektiert ihr Menschenbild und wird ihren Führungsstil entsprechend demokratischer, humanistischer und ethischer Prinzipien ausrichten. Sie gewinnt Klarheit im eigenen Handeln, das heißt, sie weiß was sie wahrnimmt und beachtet, sie ist sich ihrer Bewertungsmaßstäbe bewusst, sie trifft Entscheidungen in reflexiver Weise und richtet ihr Handeln bewusst aus. Man kann diesen Führungsstil als Bewusstsein im eigenen Führungsverhalten bezeichnen. Im konkreten Handeln wird sich dieses Führungsverhalten an bestimmten Kriterien zeigen. So ist dies geprägt durch Offenheit und Transparenz. Informationen werden nicht strategisch weitergegeben, sondern auf der Basis von Vertrauen. Akzeptanz und Empathie wird den Mitarbeitern entgegengebracht. Somit kann sich eine Kultur des Lernens innerhalb der Arbeitsprozesse entwickeln. Hier ist wiederum das Selbstverständnis von Lernen und Entwickeln tragend. Hat die Führungsperson diese Ziele für sich internalisiert, wird sie dieses auch ihren Mitarbeitern ermöglichen. In einer so gestalteten Lernkultur können Fehler und Konflikte als Lernchancen gesehen werden. Zusammenfassend kann man sagen, erst wenn das Management insgesamt und jede einzelne Führungsperson in ihrem Selbstverständnis Kompetenzentwicklung als inneres Anliegen anerkennt, ist das Fundament zur institutionellen Kompetenz gegeben. Diese Kompetenz richtet sich nicht nur auf das Funktionieren der Arbeitsprozesse in diesem Kontext von Pflege, sondern auf die Entwicklung der in der Einrichtung lebenden und arbeitenden Menschen.

Leitbild: Wird die Einrichtung von einem bestimmten Bewusstheitsgrad ihrer Führungspersonen geprägt, so muss sich dies auch in einer formalen Struktur widerspiegeln. In der Regel dienen dazu sogenannte Leitbilder, Zielvereinbarungen oder Richtlinien. Sehr oft wird beklagt, dass diese zwar gut formuliert, jedoch nicht gelebt würden. Nun ist nicht schwer zu erkennen, woran das liegen mag. Es ist letztlich wieder auf das Selbstverständnis der Führungspersonen zurückzuführen. Jedoch nicht ausschließlich, man kann weitere Fragen stellen. Welche Absicht stand bei der Erstellung des Leitbildes im Vordergrund? Gab es Vorgaben seitens des Trägers, die mit den Vorstellungen des Führungsteams nicht im Einklang standen? Gab es Erwartungen von außen, die Konkurrenz und Macht demonstrieren? Sind Mitarbeiter aufgrund ihrer biografischen, kognitiven oder emotionalen Situation nicht in der Lage, formulierte Kriterien eines Leitbildes mitzutragen? Sind einzelne Menschen in der Einrichtung über- oder unterfordert? Wie wurde die Verfassung des Leitbildes geplant und durchgeführt, wurden nachgeordnete Abteilungen miteinbezogen?

Ein Leitbild, mit dem sich alle Mitarbeiter identifizieren können, muss in einem langen Prozess und in vielen Schritten erarbeitet werden. Als Voraussetzung dazu gilt es, den Stand der Mitarbeiter der Einrichtung analytisch zu erfassen. Wer steht wo, mit welcher formalen Qualifikation? Wie wird in der direkten Pflege gehandelt? [Hierzu können die Handlungsdimensionen (Kap. 3) als gute Beurteilungskriterien verwendet werden.] Was sind die Erwartungen, Bedürfnisse und Ziele von allen, auf jeder Hierarchieebene? Welches Verständnis von Kompetenz ist vorhanden, wie werden Lernen und Entwicklung gesehen, besteht Bereitschaft dazu und welcher Grad von Bewusstsein ist zu erkennen? Im Erfassen all dieser Grundlagen beginnt der Prozess der Identifikation mit der Einrichtung. So könnte man sagen, der Weg selbst ist das Ziel, in dem die Entwicklung zur Kompetenz gestaltet wird. Kann die Einrichtung als organische Gesamtheit gesehen werden, so ist jede Person als Teil des Ganzen wichtig. Institutionelle Kompetenz kann sich daher nur in und mit der Gemeinschaft ausprägen. Führungspersonen haben hierzu ihre entscheidenden Funktionen von Ermutigen, Informieren, Ermöglichen, Beraten, Moderieren, Steuern, Begleiten und Unterstützen. Am Ende steht das Leitbild, in dem das Wachsen der Mitarbeiter und der Institution zu erkennen ist.

Kompetenzprofile: Kompetenzprofile weisen Aussagen zur Kompetenz durch Bündelung oder Systematisierung dieser auf. Vorwiegend findet man sie als Grundlage für Bildungsziele oder zur Darstellung von Berufsprofilen. Im Rahmen von Forschung dienen sie zur Evaluierung oder zur Weiterentwicklung von Curricula (Kap. 1.6).

Erkennt eine Institution die relativ neue Bedeutung von Kompetenzprofilen, so kann sie sich diese zur Nutzung heranziehen. Zum Beispiel können Kompetenzen im Leitbild formuliert sein. Damit wird in dieser

Form intern und extern darauf verwiesen, dass dem Führungsteam die Mitarbeiter und Mitarbeiterinnen in ihren personalen Entwicklungspotentialen wichtig sind. Durch die Kompetenzausrichtung in einer Beschreibung von Verantwortung und Selbstständigkeit (EQR) gewinnt die Einrichtung eine Reputation, Bildungsprozesse in einem fortschrittlichen und humanistischen Menschenbild zu intendieren. Des Weiteren können Kompetenzprofile für Aufgaben-, Stellen- und Arbeitsplatzbeschreibungen formuliert werden. Diese wiederum können als Grundlage zur Erfassung des qualitativen Personalbedarfs dienen. Ebenso zur Selbsteinschätzung der Pflegequalität; davon abgeleitet können die Bedarfe zur Fort- und Weiterbildung festgelegt werden.

Kompetenzprofile werden in unterschiedlichen Anforderungen und Abstraktionsniveaus festgesetzt. So kann die Institution auf allen Hierarchieebenen Kompetenzen festschreiben und zwar in der Bedeutung von Recht und Befugnis, sowie in der Bedeutung von Wissen und Können. Mitarbeiter erwerben damit Rechte, aber auch Pflichten zur Erfüllung. Mit zunehmender Differenzierung der Pflegeberufe erscheint das sehr sinnvoll. Aus einer horizontalen Perspektive entstehen immer mehr neue Aufgabengebiete der Pflege, diese müssen unter berufspolitischen Aspekten inhaltlich und formal ausgewiesen werden. Aus einer vertikalen Perspektive entwickeln sich neue Qualifikationsstufen, wie zum Beispiel die Pflegeassistentin und akademisch, auf Bachelor- und Masterebene, ausgebildete Pflegefachpersonen. Dazu müssen dringend Kompetenzprofile zur Orientierung aller in der Einrichtung arbeitenden Berufe, einschließlich der Pflege selbst, erstellt werden. Hier wären die Fachwissenschaften der Pflegewissenschaft gefragt, auch eine zukünftige Pflegekammer könnte diese Aufgaben übernehmen. Vorerst liegt die Aufgabe bei der Einrichtung selbst. Wer ist an der Erstellung von Kompetenzprofilen beteiligt? Sicher ist dies nicht, wie im Prozess zur Identitätsbildung einer Leitbilderstellung, die Aufgabe der Mitarbeiterinnen. Kompetenzprofile liegen in der Verantwortung vom Management, sie können in Abteilungen, wie Qualitätssicherung, Personalentwicklung oder Fort- und Weiterbildung zur Erarbeitung delegiert werden.

Unter dem Thema der institutionellen Kompetenzentwicklung bekommen Kompetenzprofile hohe Bedeutung. Durch sie kann ein entsprechendes Kompetenzverständnis transparent werden. Damit wird das Bildungsbewusstsein transportiert, diese Ausrichtung kann von allen mitgetragen und gelebt werden, auch im Sinne von Berechtigung zur Entwicklung und zur Übernahme von Verpflichtung. Sie können zu Qualitätsanalysen, zur argumentativen Ressourcenbeschaffung und zur Evaluation beitragen. Sollen Kompetenzprofile diesen Anforderungen genügen, so müssen sie auch spezifisch und qualitativ formuliert sein. So kann eine Einrichtung Kompetenzen für alle Abteilungen gleichermaßen gültig auf sehr abstrakter Ebene festlegen. Zum Beispiel: Die Anforderung an Ethik, Reflexion des Handelns, Achtung gegenüber allen Personen der Einrichtung, Mitgestaltung einer Lernkultur, Selbstreflexion und kontinuierliche Einschätzung des eigenen Entwicklungsbedarfs.

Auf einer konkreteren Ebene können Kompetenzprofile abteilungsspezifisch formuliert werden. Je nach Schwerpunkt weisen diese bestimmte Charakteristika aus, wie zum Beispiel: Wissensgrundlagen, Normen und Werte, Haltungen im Umgang mit bestimmten Klientel, Sicherheit in praktischen Aufgaben, Zielvorgaben in Kommunikation oder Kooperation, Anforderungen an Konfliktbewältigung, usw. Zur Orientierung könnten hierzu auch die Vorgaben aus dem Europäischen Qualifikationsrahmen dienen. Sie geben eine Differenzierung vor, zum Beispiel für Aufgaben im Assistenzbereich, in beruflicher Anforderung von Arbeiten in komplexen, nicht vorhersehbaren Situationen oder auch zur Etablierung von Forschung im akademischen Bereich.

So kann man abschließend festhalten, dass Kompetenzprofile als gutes Instrument zur Kompetenzentwicklung aller in der Einrichtung tätigen Menschen dienen können. Vorausgesetzt, sie werden im Verständnis von Entfaltung aller Potentiale von allen in der Institution lebenden und arbeitenden Menschen verstanden.

Selbstständigkeit und Verantwortung: Im Europäischen Qualifikationsrahmen wird Kompetenz als Selbstständigkeit und Übernahme von Verantwortung in gestufter Differenzierung deklariert (Kap. 6).

Betrachten wir diese Anforderungen, so erkennen wir, dass sie zusammengehören, denn Verantwortung kann jemand nur übernehmen, wenn er auch die dazugehörige Selbstständigkeit besitzt. Und zwar in zweifacher Bedeutung: Erstens muss der Selbstständigkeitsbereich als formaler Kompetenzbereich ausgewiesen sein. Das beinhaltet alle Entscheidungen auf verschiedenen Ebenen von u. a. Sachmitteln, Ressourcen, Zeit und Handlungsoptionen. In der direkten Pflege sind es hier die Entscheidungen von selbstständiger Pflegebedarfserhebung, Planung und Ausführung. Auf der Managementebene wäre dies u. a. Personalplanung, Budget, Entscheidungsbefugnisse in Belangen der Patienten, Kunden oder Bewohner und Mitentscheidung in Schnittstellenbereichen. In der zweiten Bedeutung brauchen Mitarbeiterinnen Wissen und Können, um pflegeinhaltliche Entscheidungen treffen zu können. Erst wenn in beiden Bedeutungen angemessene Grundlagen vorhanden sind, können Menschen Entscheidungen treffen und dafür auch die Verantwortung übernehmen. Für die Bereitstellung dieser Grundlagen hat die Institution als Gesamtheit Verantwortung. Die dazu notwendige Voraussetzung seitens der Institution ist, dass die Vorstellung von selbstständig denkenden und arbeitenden Mitarbeitern gewollt wird und zwar nicht nur als Bekundung im Leitbild. Dieses Leitziel muss von allen verinnerlicht sein und in lebendige Tätigkeit umgesetzt werden. Dieses «gelebte Umsetzen» muss strategisch, und das ist Managementaufgabe, auf allen Ebenen und in allen Bereichen der Institution stattfinden. Hohe Anforderungen sind damit verbunden, denn letztlich ist Selbstständigkeit und Verantwortungsübernahme eine höchst individuelle Stärke von Menschen und unterliegt vielen subjektiven Bedingungen.

Die sich daraus ergebenden Fragen, wie Menschen befähigt werden können, selbstständig und verantwortungsvoll zu handeln, können nicht mit Rezeptvorschlägen beantwortet werden. Zu einer kollektiven Entwicklung sind viele Projekte, Konzepte, Strategien und Lernangebote möglich, dazu sind einer Einrichtung keine Grenzen an kreativen Lehr- und Lernarrangements gesetzt. Besonders in der direkten Pflege können anleitende Pflegefachpersonen die Ziele selbstständig aufnehmen, sofern sie selbst dazu Kompetenz entwickelt haben (Olbrich 2009).

Zu Fragen von selbstständigem Handeln in komplexen Lern- und Arbeitskontexten finden sich im Europäischen Qualifikationsrahmen Hinweise. Man geht davon aus, dass das Reflektieren und die Bewertung des eigenen Handelns ein sehr zentrales Element darstellt. Auch sind mit der Übernahme von Verantwortung immer auch die Denk- und Beurteilungsfähigkeiten verbunden. So muss dieses bereits in den Lernprozessen selbst angelegt und durchgängig eingeübt werden. Entsprechend enthalten die verschiedenen Stufen Aussagen zum Lernen in folgenden Formulierungen: Lernberatung annehmen und nachfragen, eigenverantwortliches Lernen, Selbststeuerung des Lernens demonstrieren, das eigene Lernen durchgängig bewerten und den Lernbedarf feststellen (Kap. 6). Wird dieses für Lernende von Anfang an ermöglicht und gefordert, so kann sich Kompetenz auch für die Übertragung in Handlungskontexten entwickeln. So kann eine Pflegefachperson, auch wenn sie schon einige Jahre in der Praxis steht, Beratung zu ihrem Handeln annehmen und dazu nachfragen, selbstständig, eigenverantwortlich handeln und dies auch demonstrieren (dadurch, dass sie es im Team transparent macht), das eigene Handeln durchgängig bewerten (mit Hinzuziehen von Fremdbewertung), den eigenen Fort- und Weiterbildungsbedarf feststellen (in Absprache mit dem Team und Vorgesetzten).

Lernen in der Institution: Lernen wird primär immer als individuelles Geschehen betrachtet. Zum Thema der institutionellen Kompetenzentwicklung wird nun eine Perspektive des Lernens aus Sicht der Organisation, einer Einrichtung des Gesundheitswesens, eingenommen.

Dazu ist es notwendig, Lernen im Verständnis von Kompetenz nochmals zu aktualisieren. Kompetenz wird auf abstraktem Niveau als Disposition oder Potential von Personen definiert. In wesentlichen Merkmalen sind die Prinzipien von Selbstorganisation, Reflexion und Selbsterkenntnis diesem innewohnend. Wird Kompetenzentwicklung auf dieser Grundlage angestrebt, so ist Lernen ebenfalls daraufhin ausgerichtet. Kollektives Lernen geht natürlich erst vom Individuum aus, wird jedoch im System der Einrichtung als ein Gesamtprozess von gemeinsamem Arbeiten und Lernen verstanden. Lernen als kollektiver Prozess einer Einrichtung gewinnt in den letzten Jahren, insbesondere durch die Kompetenzforschung, immer mehr an Bedeutung (ABWF 2006). Da dieses Thema sehr umfassend sein kann, werden nun einige Aspekte zu den oben genannten drei Prinzipien erläutert.

Als Ausgangslage muss die Institution in ihren Strukturen, Ressourcen und am wichtigsten in ihrer Selbstverpflichtung bereit sein, Lernen unter diesem Verständnis der Kompetenzentwicklung zu institutionalisieren.

Lernen als Selbstorganisation: Lernen in Pflegesituationen ist verbunden mit dem pflegerischen Handeln selbst. Somit ergeben sich im alltäglichen Arbeitsprozess immerwährend Lerngelegenheiten. Wie können diese Lerngelegenheiten bewusst aufgegriffen und gestaltet werden? Vielfältige Faktoren können dazu benannt werden: Jede Pflegeperson muss mit innerer Motivation, die erlernt und erfahren wurde, ihre Aufmerksamkeit dahingehend ausrichten. Im gleichen Maße ist das Team zu benennen, denn Pflege ist immer gemeinsames Tun. So können gegenseitige Impulse zum Lernen von neuen Erkenntnissen und Maßnahmen in der unmittelbaren Pflegesituation erfolgen. Das Wesentliche daran ist, dass die Lerninitiative selbstbestimmt und nicht fremdbestimmt ist. Daraus erfolgen alle anderen Elemente des Lernens von Literaturbeschaffung, evidenzbasierter Anwendung, Begründung und Neubestimmung der selbstgestellten Aufgabe. Außer der inneren Motivation kommen Aspekte des Lernens von Außen. Insbesondere können PraxisanleiterInnen Lernprozesse, die zum selbstgesteuerten Lernen und Handeln führen, initiieren und begleiten. Hierzu gibt es ein Modell der «kompetenzorientierten Praxisanleitung» (Olbrich 2009). Auch Lehrerinnen, Fortbildnerinnen, Beraterinnen, Projektbegleiterinnen, Personen aus Abteilungen von Qualitätssicherung und Personalentwicklung können Lernprozesse planen, unterstützen und evaluieren. Wichtig ist, dass dieses im Einvernehmen und mit Vereinbarungen von allen Beteiligten gestaltet wird. In so gestalteten Lernprozessen gelten Grundsätze von Vertrauen in eigene und fremde Leistung, Verantwortung, die von innen kommt und nicht verordnet werden kann, Solidarität ohne Konkurrenz oder Wertfreiheit in Bezug zu personenbezogenen Haltungen. Das kann durchaus auch Korrektur unter berufsethischen Gegebenheiten bedeuten. Lernen selbst muss als offener Prozess gesehen werden, Lernen in Pflegesituationen bedarf neben Selbstbewertung auch der kollektiven Bewertung, um Pflege ethisch und professionell zu vertreten.

Um Lernen in der Form von Selbstorganisation zu ermöglichen, müssen natürlich institutionelle Bedingungen vorhanden sein: Ressourcen von Materialien, Räume und Zeit für Gespräche, Personen, die dazu qualifiziert sind und ein Zeitkontingent haben, strukturelle festgelegte Besprechungen auf allen Ebenen, Vernetzungen mit entsprechenden Abteilungen wie Fortbildung und Personalentwicklung.

Reflexion und Selbsterkenntnis: Reflektieren heißt Nachdenken. Pflegepersonen denken nach, ob ihre Pflegemaßnahmen wirksam sind, wie sie dem Patienten mehr Wohlbefinden ermöglichen können, wie sie Probleme lösen oder ihre Arbeit strukturieren. Selbstreflektierend denken sie nach, ob ihr Selbst- und Berufsverständnis übereinstimmt mit ihren Handlungszwängen in der Praxis. Reflektieren auf dieser Ebene bedeutet hohe Anforderungen und ist die Voraussetzung zum aktiv-ethischen Handeln, wie ich in meiner Studie nachweisen konnte. Kompetenz ist wesentlich, unabdingbar ist die Reflexion. Über Reflexion erlangen wir Erkenntnisse und über Selbstreflexion kommen wir zur Selbsterkenntnis, als höchste Dimension von menschlichem Können. Sicher ist dies die individuelle Leistung einer Person, jedoch sind wir Menschen aufeinander verwiesen und entwickeln diese Potentiale in gesellschaftlichen Transaktionen.

In Bezug auf unser Thema der institutionellen Kompetenzentwicklung bedarf es essentieller Bedingungen der Einrichtung, um über Reflexion zur Erkenntnisgewinnung zu kommen. Dabei geht es nicht um einen Selbstzweck von Reflexion, sondern diese steht im Dienste der Gemeinschaft. Man kann davon ausgehen, dass jede Einrichtung vielfältige explizite und implizite Wissensbestände an Theorien, Erfahrungen, Methoden und Handlungsstrategien besitzt. Ihre Träger sind Einzelpersonen, die jedoch als Kollektiv über eine andere Dimension von Wissen verfügen. Es gilt, dieses zu erschließen, dabei können schon vorhandene Ressourcen genutzt werden, Synergien werden sich einstellen, neue Erkenntnisse entstehen durch selbstorganisierte Lernprozesse. Vielleicht macht es auch mitdenkenden und mitarbeitenden Menschen Freude, aus sich heraus, also nicht fremdbestimmt, etwas zu leisten, was wiederum als Motivation und Engagement in die Einrichtung zurückfließt.

Um strukturelle Grundlagen für Entwicklungen von Reflexion zu etablieren und zu erhalten, sind folgende Möglichkeiten zu denken: Vorerst können Analysen von Kommunikationsstrukturen, Informationswegen, Ziele und Bedarfe erfasst werden. Auf Abteilungsebene können in üblichen Besprechungen und Dienstübergaben Zeitkontingente für Reflexion eingeplant werden. In gesonderten Sitzungen werden Angebote von Supervision oder Reflexionsrunden in freier Form oder themenbezogen durchgeführt. Diese kann man abteilungs-, hierarchie- und berufsübergreifend planen. Dazu können interne, bereits erfahrene Mitarbeiter zur Moderation oder Durchführung gewonnen werden, auch externe Experten sind sinnvoll. An vernetzte Einrichtungen ist zu denken; so kann eine Fortbildungseinrichtung oder die Abteilung für Personalentwicklung Konzepte entwickeln oder Funktionen übernehmen. In thematisch anderen Arbeitsgruppen und Projekten können explizite Einheiten integriert werden. Lernende oder Studierende können als Impulsgebende mit eingebunden werden. Kreative Gestaltungsmöglichkeiten können von den Mitarbeitern selbst entworfen werden und sind sicher nicht abschließend aufgezählt. Wie Lernen selbst, kann auch Reflexion und Wissensgewinnung als offener Prozess gesehen werden. Wichtig erscheint mir, dass dies von allen Personen der Institution mitgetragen wird; dies wird erst möglich, wenn der Sinn erkannt und erfahren wird. So kann sich eine Lern- und Reflexionskultur entwickeln, die auf dem zurzeit gegebenen Bewusstseinsstand beginnt und in ihrer Weiterentwicklung offen ist.

9.2
Performanz als sichtbare Kompetenz

Wahrnehmen: Die Wahrnehmung selbst ist ein höchst individueller Prozess; dieser ist unmittelbar verbunden mit der Umwelt, also Objekten und Menschen. Ging es im Kapitel 7 um die Wahrnehmung aus Sicht des Einzelnen, so geht es in den Ausführungen hier um die kollektive Wahrnehmung. Wir wissen aus den neurobiologischen Erkenntnissen, dass im Wahrnehmungsprozess die Aufmerksamkeit eine zentrale Rolle spielt. Ebenso wissen wir, dass auf einer subtilen Ebene auch unbewusst wahrgenommen wird, was dann zu Erfahrungen und implizitem Wissen führt. Welche Bedeutung kann das für eine Institution haben?

Betreten wir beispielsweise den Eingangsbereich einer Altenpflege-einrichtung, so sehen wir entweder die Nähmaschine aus «Großmutters-zeiten», womit sich die in ihr lebenden Pflegebedürftigen identifizieren können, oder wir sehen ein modernes Kunstwerk, womit sich der Künstler profiliert. Wir sehen in einem Krankenhaus an der Eingangstafel alle medizinischen Angebote, pflegerische Angebote jedoch sind klein geschrieben oder gar nicht vorhanden. Menschen nehmen diese Dinge meist unbewusst wahr; damit transportiert sich eine Vorstellung über diese Einrichtung; natürlich bildet die sich mit vielen anderen Eindrücken weiter aus. Als Konsequenz daraus könnte die Institution danach fragen, welche Wahrnehmungseindrücke bieten wir den besuchenden, hier arbeitenden und lebenden Menschen, wie können wir bewusst Dinge so gestalten, dass sich durch sie die Identität widerspiegelt? Ist die Identität auf Kompetenz ausgerichtet, so werden viele «Aufmerksamkeitsmarker» möglich, die auf die Kompetenz der Einrichtung hinweisen. Innerhalb des Pflegebereiches könnten zum Beispiel statt nichts sagender Bilder oder leeren Wänden, Aussagen aus Pflegetheorien oder von Pflegewissen-schaftlerinnen sichtbar sein. Patienten und Besucher bekämen einen inhaltlich-theoretischen Einblick in Pflege. Ganz nebenbei könnte damit ein Lernprozess für Pflegende ausgelöst werden. Dadurch, dass die Aufmerksamkeit immer wieder auf einen bestimmten Aspekt der Pflege gelenkt wird, kann das Interesse weiter verfolgt werden. Für Einzelne kann das heißen, sie beschäftigen sich damit und gehen damit in ein selbst-gesteuertes Lernen. Kollektiv kann das heißen, das Team nimmt eine Diskussion darüber auf. Wenn diese ausgeweitet wird und zur abteilungs-internen Fortbildung führen soll, so bedarf es bewusster Strukturierung. Eine Initiative kann von jedem, auf allen Ebenen ausgehen; damit wären selbstorganisierte, kollektive Lernprozesse möglich. Kompetenzentwicklung als gemeinsames Lernen und Entwickeln kann vielfältige Ausgangs-lagen haben. So könnten diese Aufmerksamkeitsmarker bei vielen Gelegenheiten und Situationen bewusst gestaltet werden. Diese können vernetzt werden mit Projekten, Schulungen, Arbeitsgruppen, Qualitäts-zirkeln, mit der Abteilung für Personalentwicklung und der Abteilung für Fort- und Weiterbildung, intern oder auch extern. Ein wesentlicher Unterschied zu traditionellen, isoliert geplanten Fortbildungsmaßnahmen wäre, dass hier die Gemeinschaft, auch berufsübergreifend, Initiative und Verantwortung übernimmt. Dazu gehört das Verständnis, dass Lernen nicht ein reines Einpauken von Theorien in abgelegenen Fortbildungs-instituten sein muss, sondern sich gemeinsam im Arbeitsprozess etablieren kann. Lernen knüpft dann bei den Interessen und Notwendigkeiten der Pflegenden aus ihrer Praxis heraus an. Lernen kann auch aus gemachten

Erfahrungen heraus aufgegriffen und in Diskussion, Erfahrungsaustausch oder in kleinen thematischen Projekten einmünden. Damit werden wieder neue Erfahrungen möglich, wenn diese thematisch eigeninitiativ und selbst organisiert werden. So bringen Lernen und Erfahrungsaustausch für den Einzelnen Sinn und für die Institution Effizienz. Werden die Ergebnisse sichtbar gemacht, so trägt das wiederum zur Identifikation mit den eigenen Lernprodukten und der Institution bei. So kann man zusammenfassend festhalten: Kollektive Kompetenzentwicklung kann über Wahrnehmungsaspekte, indem die Aufmerksamkeit dahin gelegt wird, initiiert und weitergeführt werden.

Bewerten: Kompetenz bestimmt sich wesentlich mit dem Element von Selbsterkenntnis, die nur über Selbstreflexion zur Entfaltung kommen kann. In diesem Prozess ist das Bewerten unabdingbar enthalten. Menschen bewerten die Dinge und die Ereignisse in Bezug zu sich selbst, sie ziehen ihre Schlüsse daraus und gelangen zu Erkenntnissen; damit ist eine Entwicklung hin zur Kompetenz verbunden. Wenn dies für ein Individuum so hohe Bedeutung hat, dann erst recht unter der Perspektive der institutionellen Kompetenzentwicklung. Fragen wir, wie kann eine Organisation die Fähigkeiten zur Einschätzung, Bewertung und zur Urteilsbildung ihrer Mitarbeiter fördern, und zwar nicht nur individuell, sondern als gemeinsame Aufgabe? So kommen wir zuerst zu der Feststellung, dass dies nur geht, wenn in erster Linie wohl beim Management die Überzeugung von Sinn und Zweck besteht. So kann eine Kultur des Bewertens entwickelt werden. Was heißt das? In der alltäglichen Praxis wird Nachdenken und Bewerten als selbstverständlich zum professionellen Handeln dazugehörend gesehen. Das könnte ganz einfach so sein, dass eine Kollegin die andere fragt: «Ich schätze das so ein, wie ist deine Einschätzung?» Oder sie gibt die Fragen ins Team: «Wer kann mich in meiner Beurteilung unterstützen?» Das ist wenig üblich und bedarf guter Bedingungen einer akzeptierenden und gegenseitig wohlwollenden Arbeitsatmosphäre. Das muss gelernt sein, denn man kann in Bewertungsprozessen differenzieren. So kann das Ergebnis, das Handeln, das Verhalten von anderen und von sich selbst im Mittelpunkt stehen. Absolutes Muss ist die Wertfreiheit auf der personalen Ebene. Dies kann eingeübt werden, zum Beispiel mit dem Konzept der Idiolektik aus der Kommunikation (Bindernagel u. a. 2008). Ein anderes kommunikatives Instrument wäre die Arbeit mit Hypothesen. Diese Lernprozesse sind eben nicht nur individuelles Bemühen, sondern werden durch strukturelle Bedingungen etabliert und unterstützt. So könnte das Thema Bewertung von pflegerischem Handeln als eine mit allen abgestimmte festgesetzte Vorgabe etabliert werden. Beispielsweise bei der Übergabe, bei der Pflegevisite, in Arbeitsgruppen, bei regelmäßigen Besuchen der Pflegedienstleitung oder von einer für Qualitätssicherung, Evaluation oder Pflegeforschung beauftragten Person. Selbstbewertungen unterliegen einer höheren Anforderung, hier wären kompetenzfördernde Gespräche zu sehen oder Reflexionsgruppen mit selbstbestimmten Vereinbarungen. Nicht zuletzt kann das Thema auch Inhalt von internen oder externen Seminaren sein. Schüler sollten frühzeitig in eine Kultur von Handlungsreflexion und Selbstreflexion eingeführt werden. Das geht weniger über Belehrungen in der Schule, es ist vielmehr ein Lernen durch Erfahrungen. Die Ausbildung von Urteilskraft kann explizit in Lehr- und Lernarrangements (Kap. 7) stattfinden, sie ist jedoch ein Auftrag für alle Angehörigen der Berufsgruppe, insbesondere in der Praxis einer Institution, denn nur so kann kollektive Kompetenz auf breiter Basis weiterentwickelt werden.

Entscheiden: Entscheiden ist wie Wahrnehmen und Bewerten eine Komponente der Kompetenz und muss institutionell verankert sein. Das Wissen in den Pflegeberufen ist gerade in den letzten Jahren mit Entwicklung der Pflegewissenschaft unwahrscheinlich angestiegen. Die Ausbildungsinhalte sind voll mit rein deklarativ zu lernenden Theorien. Wie werden jedoch Entscheidungen gelernt? Sicher können auch theoretische Konstrukte diskutiert werden, ausschlaggebend ist jedoch, dass Entscheiden nur im praktischen Vollzug gelernt und darin immer zu mehr Sicherheit gebracht werden kann. Damit wird es wichtig, dass in der Institution die Entscheidungen selbst in die Aufmerksamkeit aller Mitarbeiter rücken und zwar auf allen Hierarchieebenen. Das kann heißen, aus einer Gesamtsicht, evtl. durch Beobachtungen, Kritikgespräche, Auswertung von Patientenrückmeldungen, Befragung von Bewohnern oder systematische Analysen, werden Problemfelder eruiert. Jede Einrichtung hat je nach Auftrag charakteristische Herausforderungen an Entscheidungen. So können das beispielsweise in der Onkologie Fragen im Zusammenhang mit Information, Wahrheit und Authentizität für die Mitarbeiter sein. In ambulanten Diensten können Entscheidungsprobleme im Zeitmanagement und in der Dokumentation auftreten. Nun erfolgt eine genaue Untersuchung der Entscheidungspraxis. Dies kann bei der Entscheidungsfindung beginnen: Wer ist daran beteiligt, auf welcher Grundlage wird sie gefasst, wer führt mit welcher Verantwortung etwas aus? Wie wird mit den Konsequenzen von Entscheidungen umgegangen? Werden sie reflektiert, bewertet, sind sie bewusst, werden die betroffenen Personen miteinbezogen? Wie werden sie transparent gemacht und wie sind die Kommunikationsstrukturen dazu? Dabei ist zu bedenken, dass verschiedene Perspektiven zum Tragen kommen: Patienten/Kunden, Pflegepersonen, Assistenten, Vorgesetzte, Angehörige von anderen Berufsgruppen und auch die Teamebene einer Abteilung oder das therapeutische Team. Zu differenzieren wäre noch eine innere Dimension: Welche Tragweite haben Entscheidungen, sind sie innerhalb einer Aufgabe von Einzelpersonen, geht es um ständig wiederkehrende Routineentscheidungen oder um weitreichende ethische Entscheidungen? Wie sind die Normen der Einrichtung, auf denen die Entscheidungen basieren?

Sind Entscheidungsfelder der Einrichtung genauer erkannt, so können Strategien zur Unterstützung bei den notwendigen Punkten erarbeitet werden. Vielleicht brauchen einzelne Personen mehr Rückhalt durch das Team oder die Vorgesetzten, reicht das Wissen aus, muss die formale Verantwortungskompetenz geklärt werden. Können die Kommunikation und die Transparenz durch Besprechungen oder eine Fortbildung gefördert werden? Im Wesentlichen geht es um mehr Bewusstheit in diesen Prozessen, die Wege dahin können vielfältig sein. Wir wissen aus den neurobiologischen Grundlagen, dass Entscheidungen immer in einem impliziten (emotional-unbewussten) und einem expliziten (rational-bewussten) Modus getroffen werden. Der Kontext der Weiterentwicklung ist eine Arbeits- und Lernatmosphäre von Vertrauen, Akzeptanz und gegenseitiger Ermutigung und Unterstützung. Und das dazu hilfreiche Verständnis, dass Sicherer-Werden die Persönlichkeit stärkt, mehr Zufriedenheit und Freude im Beruf ermöglicht, die auch im Hinblick auf die Institution als Gesamtheit wirkt. Entscheidungssichere und damit kompetente Mitarbeiter und Mitarbeiterinnen ergeben eine kompetente Institution.

Handeln: Beschäftigt man sich mit dem Thema des beruflichen Handelns, so findet man in der Literatur, auch in den Handlungstheorien, fast ausschließlich Aspekte zum individuellen Handeln dazu. Professionelles Handeln, insbesondere in sozialen Berufen, beruht jedoch auf kollektiver Basis. So ist Pflege nur im Team durchführbar und der Pflegeprozess beruht auf gemeinsamen Vereinbarungen, sowohl aus Sicht der zu Pflegenden, als auch aus Sicht der Pflegenden selbst. Nun ist interessant, dass in Theorien von Aus-, Fort-, Weiterbildung und Hochschulbildung zu kollektiven Handlungsstrategien kaum etwas gelehrt wird, außer von Hinweisen, dass dies im Team geschehen soll. Betrachten wir grundsätzliche Handlungsstrategien in einer Institution des Gesundheitswesens, so stellen wir fest, dass diese auf der Basis von Wissen, das schließt Methoden und Können mit ein, beruht. Welches Wissen und welche Konzepte zu praktischen Ausführungen gelangen, ist jedoch durch Übereinkünfte festgelegt. Diese Übereinkünfte sind in den wenigsten Fällen bewusst geschehen. So kann beispielsweise eine Institution sich entscheiden, ihre Pflege nach einer Pflegetheorie auszurichten. Dann folgen ganz spezifische Handlungsvorgaben, die die gesamte Pflege durchziehen. Auch durch das Einführen von Standards und Konzepten kommen entsprechende Handlungsstrategien zum Tragen. Wer die Praxis kennt, wird wissen, dass im Allgemeinen Handlungen mit gutem Wissen und Gewissen, wie das eben in der Schule vor vielen Jahren gelernt wurde oder wie man das schon immer so macht, durchgeführt werden. Auch sehr oft mit der Maßgabe, es ist so gewollt und angeordnet. Kompetentes Handeln bedeutet, Entscheidungen und Handlungen bewusst und reflektiert durchzuführen, dies gilt für jede Person auf der individuellen Ebene. Auf der kollektiven Ebene wird diese Bedeutung noch größer, denn hier wirken Werte und Normen, Pflege- und Berufsverständnis der Institution mit. Gerade diese müssen zielgerichtet, verantwortungsvoll, bewusst und strategisch umgesetzt werden. Dies ist Aufgabe des Managements, eingebunden in gemeinsame Aktivitäten, die mit Zielvorgaben, Transparenz und Aushandlungsprozessen geplant, durchgeführt und evaluiert werden müssen. Nur so können alle Mitarbeiter an einer institutionellen Kompetenzentwicklung teilhaben, diese auch mittragen und nach außen sichtbar werden lassen. Handlungen liegen auf einer Performanzebene, das heißt, sie können sichtbar und beurteilt werden.

Handlungen in einer ethischen Dimension, als aktiv-ethisch im Kapitel 3 beschrieben, zeigen sich in Mut und Stärke einzelner Pflegepersonen, oft auch ohne Rückhalt vom Team. Gerade hier ist die Institution als Ganzes gefordert. Wie können Mut und Stärke als Komponenten von Kompetenz kollektiv entwickelt werden? Sicher nicht mit theoretischen Konzeptvorschlägen. Jedoch mit dem Hinweis auf ein Menschenbild, in dem alle Potentiale in allen lernenden und arbeitenden Personen in der Einrichtung ausgestattet sind. Im Entfalten dieser werden Erkenntnisse wachsen, damit auch Sinn und Verstehen. Zentraler Punkt ist die Selbstorganisation Einzelner und der Gesamtheit. Was ist dazu notwendig? Wissen und Selbsterkenntnis, das mit Wollen und Unterstützung von allen für alle weiterentwickelt werden kann.

Institutionelles Wissen: Jede Einrichtung verfügt in ihrer Gesamtheit über ein spezifisches Wissen, gemäß ihres Auftrags. Dieser Wissensstand kann von außen erkannt und beurteilt werden. Allerdings ist das nicht so einfach, wie bei Prüfungsverfahren Einzelner, jedoch gibt es viele Möglichkeiten von Evaluationsverfahren, die qualitative und quantitative Aussagen über das Wissen und Können von Mitarbeitern geben. Jede Einrichtung des Gesundheitswesens ist gesetzlich verpflichtet, ihre Dienstleistungen nach dem neuesten Stand der wissenschaftlichen Erkenntnisse auszurichten. Im Krankenpflegegesetz (KrPflG 2003 § 3) ist dies formuliert: «...entsprechend dem allgemein anerkannten Stand pflegewissenschaftlicher ...Erkenntnisse...». Wenn diese Verantwortung ernst genommen wird, so müssen die pflegewissenschaftlichen Grundlagen erfassbar und transparent sein. Kollektives Wissen kann in vielerlei Hinsicht bestimmt werden. Beispielsweise über quantitative Erfassung von dreijährig oder akademisch ausgebildeten Pflegefachpersonen, prozentuale Anteile von fort- oder weitergebildetem Personal. Wie hoch ist der Stand der Qualifizierung im oberen oder mittleren Management? Auf einer inhaltlichen Ebene können die Theorien und Konzepte, die im Wissenspotential der Mitarbeiter sind, erfasst werden. Hier sei darauf hingewiesen, dass das Wissen allein zum kompetenten Handeln noch nicht ausreicht, es muss zur situativen Anwendung internalisiert sein. Das bedeutet, dass konditionales Lernen erst in der Praxis vollzogen wird. Das heißt, wenn viele Mitarbeiterinnen in einer Fortbildung ein pflegerelevantes Konzept erworben haben, so findet das eigentliche Lernen erst in der Praxis statt. Und hierzu müssen die institutionellen Bedingungen, als kollektive Aufgabe von allen, gegeben sein.

Ist der pflegewissenschaftliche Stand eruiert, so erfolgen zielvereinbarte und strategische Planungen, um den aktuellen Anforderungen zu entsprechen. Dazu tragen alle Mitarbeiterinnen und Mitarbeiter bei, mit je unterschiedlicher Verantwortung. Eine einzelne Person wird im Sinne des selbstorganisierten Lernens und Arbeitens ihre professionellen Entwicklungsbedürfnisse anmelden, eine Abteilung kann als Team den Bedarf an materieller oder immaterieller Unterstützung einfordern. Auf der Managementebene liegt die Verantwortung bei der Begründung, Ressourcenbeschaffung, Überprüfung und Anpassung aus der Gesamtsicht der Einrichtung. Besonders beauftragte Personen können Verantwortung übertragen bekommen, beispielsweise Pflegepersonen mit Masterabschluss oder Promotion. Diese haben nach dem EQR (Kap. 6) die Kompetenz zu: Leitung und Gestaltung von Lern- und Arbeitskontexten, die neue strategische Ansätze erfordern; Verantwortung für Beiträge zum Fachwissen, Innovationsfähigkeit und Entwicklung der Berufspraxis. Die immer wieder notwendige Anpassung an den neuesten Stand der wissenschaftlichen Erkenntnisse ist Auftrag einer Institution als Gesamtheit.

Kollektive Erfahrungen: So wie alle Entwicklungen des Menschen ab dem ersten Lebenstag auf Erfahrungen beruhen, so kann sich niemand außerhalb dieser stellen. Werden die immerwährenden Erfahrungen im beruflichen Kontext bewusst wahrgenommen und in Lernprozesse eingebunden, so bedeutet das ein unwahrscheinliches Potential an professioneller Kompetenzentwicklung. Warum das so wenige Institutionen nutzen?

Wird im Rahmen von Personalentwicklung diese Bedeutung erkannt, so können vielfältige Initiativen veranlasst werden. Langjährige Mitarbeiter werden in ihrem Wissen und Können gewürdigt, vielleicht durch ein materielles Bonussystem, sie werden um ihre Meinung gebeten und in besonderen Aufgaben miteinbezogen. Dies geschieht mit entsprechender Unterstützung, damit erweitert sich sicher die Zufriedenheit sowie neue Motivation. Das kann nicht nur auf Managementebene sein, sondern beginnt bei jeder Kollegin, die eine ältere Kollegin um Rat fragt. Diese Einstellung von Kollegialität beruht auf wertschätzendem Verhalten, drückt eine Kultur aus und ist nicht vom Alter abhängig. Jeder Mitarbeiter hat Stärken, die anerkannt werden und Schwächen, die unterstützt werden.

Berufliche Erfahrungen sind jedoch nicht nur ein Zeitfaktor, denn mit der Zeit verfestigen sich auch Erfahrungen, die subjektiv negativ bewertet werden, wie uns Neurowissenschaftler erklären. Deshalb müssen Erfahrungen, sollen sie positive Lernqualität ermöglichen, gut reflektiert werden. Dies kann nicht so nebenbei geschehen, sondern bedarf guter Bedingungen. So können aus dem Pflegealltag herausgelöst Gespräche oder Gruppen zum Erfahrungsaustausch etabliert werden. Vielleicht als strategische, von Vorgesetzten befürwortete Programme der Kompetenzentwicklung. Denkbar sind auch in Problem- oder Konfliktsituationen extra vereinbarte Termine, in denen bewusst die Erfahrungen von Mitarbeitern zu ähnlichen Situationen miteinbezogen werden. Auch Ethikkommissionen brauchen erfahrene Berufsangehörige. P. Benner (1994) schlägt Gruppen vor, in denen Pflegende einfach «erzählen». Dieser Austausch beinhaltet nicht die Pflege selbst, sondern das ganz individuelle Erleben und die Erfahrungen. In der Pflege zeigen sich außergewöhnliche Beispiele (Kap. 4), in denen Kolleginnen höchste Leistungen durch Mut, Mitgefühl oder Intuition erbracht haben. Diese beruhen auch auf implizitem Wissen und Erfahrungen: Sie können, wenn sie bewusst und strukturell aufgegriffen werden, zur kollektiven institutionellen Entwicklung beitragen. Betrachtet man dies richtig, so sind das Potentiale, die Mitarbeiter in sich haben und nicht über Kosten von außen «eingekauft» werden müssen. So sollte sich dazu jede Institution kreative Kompetenzentwicklungsprogramme einfallen lassen.

Kommunikation: Evolutionsforscher wissen, dass die Entwicklung zum Menschen mit dem Auftreten von Bewusstsein als Selbstbewusstsein stattgefunden hat. Ein Mensch kann sich, im Unterschied zum Tier, seiner selbst bewusst sein, er kann denken. Diese Prozesse entwickeln sich, verbunden mit der Entwicklung von Sprache. Wenn wir denken, so denken wir ausschließlich in Sprache und Sprache entwickelt sich ausschließlich kollektiv. Sprache ist Verhalten und Handeln und zwar als Phänomen von rekursiver (rückbezüglicher) sozialer Interaktion (Maturana, Varela 1987, S. 221). Sprache liegt im Bereich des Bewusstseins. Dies bedeutet jedoch nicht, dass alles was wir sagen, bewusst gesagt ist (Poimann 2008, S. 12).

Diese kurzen Aspekte mögen ausreichen, um die Bedeutung von Sprache als Medium, in dem sich Denken, Bewusstsein, Verhalten und Handeln ausgestaltet, aufzuzeigen. In diesen Bereichen manifestiert sich Kompetenz, wie sie durch die neue Kompetenzforschung bestimmt wird. Richten wir nun den Fokus auf die institutionelle, also kollektive Entwicklung von Kompetenz, so nimmt Sprache einen hohen Stellenwert ein. Denn professionelle Sprache gestaltet sich immer in Gemeinschaft und kann in Theorien und Konzepten von Kommunikation beschrieben werden. Betrachten wir die Praxis, so stellen wir fest, dass das Thema der gemeinsamen Interaktion und Sprache in dieser selbst kaum Beachtung findet. In Aus- und Fortbildung werden Kommunikationstheorien vermittelt, diese können jedoch nicht internalisiert werden, wenn im alltäglichen Handeln niemand danach fragt. So ist dieses Wissen rein deklarativ, kann bei Prüfungen abgefragt werden, bleibt aber für die Praxis unrelevant. Es lohnt sich, die Kommunikation innerhalb einer Abteilung genauer anzusehen. So zeigt sich evtl. ein Pflegejargon, der erschreckende Äußerungen enthält. Hierzu sei auf die Literatur von Abt-Zegelin (2005) verwiesen. Meine Empfehlung ist, den Pflegejargon in der eigenen Abteilung oder institutsübergreifend selbst zu erkunden. Die Erkundung der kommunikativen Praxis kann auch mit anderen Fragestellungen erfolgen. Beispielsweise, wie wird Wissen transportiert, wie sind Patienteninteraktionen, wie wird die Fachsprache verwendet, wie werden bestimmte Themen der Abteilung intern und extern kommuniziert, wie wird Sprache in Konflikten verwendet, werden ethische Themen überhaupt angesprochen, wie wird berufsübergreifend kommuniziert? Ich denke, dass alleine die Recherchen schon viel Sensibilität und Bewusstsein hervorbringen können. Folgen daraus Angebote zu Kommunikationsseminaren, so wäre die Rückkoppelung in die eigene Praxis sehr wichtig. Denn die kommunikative Kompetenz soll ja der gemeinsamen Entwicklung der Institution dienen, damit muss sie auch in dieser verortet sein. So ist es vielleicht kostengünstiger, eine externe Expertin vor Ort, also direkt in die Abteilung zu holen. Die kollektive Kommunikation kann, außer, dass sie explizit zum Thema wird, in vielen anderen Situationen mit mehr Bewusstheit hervorgehoben werden. In allen Besprechungen, Arbeitsgruppen, in Projekten oder thematisch anderen Schulungen kann der Kommunikation Aufmerksamkeit gewidmet werden. Dies muss nicht sehr zeitaufwendig sein, es geht mehr um Sensibilität und Bewusstsein. Denn nur über Denkprozesse verändert sich auch die Sprachpraxis. So wie Denken, Bewusstsein, Verhalten und Handeln immer in der Sprache stattfinden, so kann über jeden dieser Bereiche auch die Sprache weiterentwickelt werden. Wiederum über die Sprache, sprich die institutionelle Kommunikation, können Rückschlüsse über Denken, Bewusstsein, Verhalten und Handeln in der Einrichtung gezogen werden. Es lohnt sich also, die Kommunikation und Interaktion der Einrichtung als kollektive Kompetenz zu beachten und zu stärken.

9.3
Kompetenz im Verständnis von Entwicklung

Zur institutionellen Kompetenzentwicklung wurden im ersten Teil dieses Kapitels grundsätzliche Bedingungen seitens der Institution selbst dargelegt. Im zweiten Teil ging es um Aspekte, durch die Kompetenz auf der Performanzebene in der Einrichtung erkannt und beurteilt werden kann. Im nächsten und letzten Schritt wird das Verständnis von Kompetenz selbst ausgeführt. Im individuellen und kollektiven Selbstverständnis liegt die gesamte Ausprägung einer Institution. So wie das Denken zum Handeln führt, so wird das kognitive Verständnis von Kompetenz letztlich die Entwicklung der in der Einrichtung handelnden Mitarbeiter bestimmen.

Kompetenz wird als Disposition verstanden, damit sind alle Potentiale, die im menschlichen Grundvermögen vorhanden sind, gemeint. Diese zu entfalten wäre der Auftrag von Kompetenzentwicklung. Wird in diesem Verständnis gedacht, so ist Entwicklung das wichtigste Element. Ob eine Einrichtung den gesamten Fokus auf die Entwicklung von in ihr lebenden, arbeitenden und lernenden Personen legt, hängt von vielen Faktoren ab. Wesentlich erscheint mir das Bewusstsein zur Entwicklung selbst, denn davon ausgehend wird Wahrnehmen, Bewerten, Entscheiden und Handeln in allen berufsalltäglichen Situationen bestimmt. Wie kann Entwicklung in den Fokus genommen werden? Grundlegend ist eine kognitive und pragmatische Auseinandersetzung, die zur Erkenntnis führt, notwendig, das Medium dazu ist die Reflexion. So haben wir in der Selbsterkenntnis und der Selbstreflexion die wesentlichen Komponenten von Kompetenz. Mit anderen Worten heißt das, die Entwicklung von immer mehr Bewusstsein ist die Entwicklung von Kompetenz und dazu muss erst einmal das Bewusstsein vorhanden sein. So folgt ein kurzer Diskurs zum Thema Bewusstsein.

Entwicklung des Bewusstseins: Erkenntnisse zum Thema Bewusstsein gewinnen verschiedene wissenschaftliche Richtungen auf unterschiedlichen Zugangswegen. Letztlich sind alle Aussagen wiederum Produkt des individuellen und kollektiven Geistes, also des Bewusstseins selbst. Mit anderen Worten, mit dem Grad der Selbsterkenntnis wächst der Grad des Bewusstseins. Dieses kann nur über Sprache ausgedrückt werden und damit sind alle Formulierungen theoretische Konstrukte. Was Bewusstsein tatsächlich ist, ist nur über die Erfahrung zugänglich.

Physiologisch wird Bewusstsein nach den ICNP Klassifikationen (Pschyrembel, Wörterbuch Pflege 2003) als eine Bezeichnung für die Gesamtheit von Bewusstseinsinhalten, wie u. a. Wahrnehmung, Gedanken, Reaktionsfähigkeit angeführt. Diese Bewusstseinsinhalte sind im Sinne von Wissen um die umgebende Welt, sowie um das Selbst (Ich) als Träger des Bewusstseins. Auf philosophischer Ebene wird es als Sammelbezeichnung für die verschiedenen Formen von Erlebnis, Aufmerksamkeit oder Auffassung, Fähigkeit (Disposition) zur Selbstreflexion und Selbstreferenz formuliert (ebd.). Neurowissenschaftler weisen zunehmend mehr Erkenntnisse über unsere Gehirnaktivitäten nach, so sind alle Formen des Bewusstseins an den assoziativen Kortex gebunden. Dieser, so ist bekannt, interagiert fast ausschließlich mit sich selbst (Grawe 2004, S. 119, Roth 2001, S. 214). Aus physikalischer Sicht wird Bewusstsein in einem Quantenfeld (eine bestimmte Anordnung subatomarer Bereiche) angesiedelt, das sich aus der Gesamtheit der neurophysiologischen Vorgänge ergibt und diesen übergeordnet ist. Ken Wilber, einer der weltweit bekanntesten Bewusstseinsforscher, kommt zur Erkenntnis, dass dem menschlichen Bewusstsein keine Grenzen gesetzt sind, das heißt, es kann sich universell ausdehnen und in eine Erfahrung von All-Einheit münden. Bewusstsein, das die Person überschreitet, also transpersonale Dimensionen erreicht, wird auch von Willigis Jäger (1999, S. 38) erkannt. Er formuliert Stufen des Bewusstseins:

1. vorrationale

2. rationale

3. transpersonale

4. kosmische Bewusstseinsstufe.

In dem Buch «Gesundheit bewegt» (Göpel 2004, S. 167) beschreibt Wilfried Belschner die Bewusstseinspotentiale des Menschen als Kontinuum vom Alltagsbewusstsein zu höheren Bewusstseinszuständen wie umfassende Verbundenheit, intuitive Erfahrung, Liebe, Strom der Zeit verschwindet. Weite, Stille, Klarheit und Unverletzlichkeit werden als reine Bewusstseinsqualitäten in einer Topografie der Bewusstseinszustände angeführt.

In der Pflege ist die Entwicklung von Bewusstsein nicht neu. L. Juchli hat in ihren Büchern in allen Auflagen immer wieder das Menschenbild als Grundlage von Pflege ausgewiesen. Ein Menschenbild, das auch die geistigen Dimensionen und somit auch die Bewusstseinsfähigkeit umfasst. Pflegetheorien von M. Rogers und R. Parse setzen sich explizit mit dem Bewusstsein und der geistigen Entwicklung von Menschen auseinander. H. Peplau bezeichnet Pflege als eine zur Reife führende Kraft. In all diesen Theorien wird Pflege neben physiologischen und psychologischen, auch im geistigen und spirituellen Verständnis gesehen. Gilt dieser ganzheitliche Ansatz für Pflegepersonen im praktischen Handeln in der direkten Pflege, so geht das nur, wenn auch auf der institutionellen Ebene dieses Verständnis als Grundvoraussetzung gegeben ist. Entwicklungen von einzelnen Pflegepersonen gehen immer einher mit Entwicklungen der Institution als Gesamtheit. Aus dem Bewusstsein einer spirituellen Dimension kann ein bestimmtes Handlungsverständnis auch für das Management abgeleitet werden. So kann die Personalentwicklung auf dem Hintergrund von Achtung und Ehrfurcht gegenüber den anderen Menschen, von Wissen um die universelle Verbundenheit von allen Menschen und von dem Wissen, dass allen Menschen alle Potentiale zur Verfügung stehen, getragen werden. Das Prinzip von Leben ist Offenheit, Verbundenheit und Potentialität, so lauten Aussagen von Physikern (Dürr 2003, Olbrich 2006).

Ethik: Erkenntnisse zum Thema des Bewusstseins führen unumgänglich auch zur Auseinandersetzung mit Ethik. Im ursprünglichen Verständnis von Bewusstsein (conscientia) bedeutete das lateinische Wort auch Gewissen. Das ist nicht verwunderlich, denn das Gewahrwerden ihrer selbst führt die Person zu der Frage: Wer bin ich? In dieser Reflexion der Selbsterkenntnis treten Werte der menschlichen Existenz zutage und diese sind mit Einsichten von Richtig und Falsch, Gut und Böse verbunden. Ein anderer Zugang zur Ethik findet sich in der neurobiologischen Grundlage, dass dem Menschen das Potential zum Erkennen gegeben ist. «Die Erkenntnis der Erkenntnis verpflichtet.» (Maturana/Varela 1987, S. 263).

Wir wissen, dass wir wissen und das impliziert eine Ethik, die unentrinnbar ist. Bezugspunkt ist die Bewusstheit der biologischen und sozialen Struktur des Menschen. «Es ist eine Ethik, die aus der menschlichen Reflexion entspringt und die die Reflexion, die das Menschliche ausmacht, als ein konstitutives soziales Phänomen in den Mittelpunkt stellt.» (ebd. S. 264).

Betrachtet man nun auf diesem Hintergrund Entwicklung von Kompetenz, so kommt man nicht umhin, sich mit der Entwicklung von Bewusstsein zu beschäftigen. Was heißt das für eine Institution? Sicher kann man diese Prozesse nicht wie die Entwicklung von Fähigkeiten und Fertigkeiten auf einer sehr praktischen Handlungsebene einfach lernen. Grundvoraussetzung ist eine kognitive, auch emotionale Bereitschaft, sich diesen Dingen annähern zu wollen. Diese Einsicht des Sinnhaften muss erst von Personen auf der Führungsebene vorhanden sein. Mit Beginn einer Auseinandersetzung folgt Erkennen. So kann sich ein Selbstverständnis der Personen der Einrichtung zur Ausrichtung von Kompetenz in dieser hohen Anforderung einstellen. Dieses Selbstverständnis erreicht alle Mitarbeiter und Mitarbeiterinnen, sicher in unterschiedlicher Ausprägung. Diese wiederum sind Träger von Wertvorstellung und transportieren diese über Gedanken und Handeln. Themen der Erkenntnisgewinnung, der Reflexion und Selbstreflexion, der Auseinandersetzung mit Werten und Normen der Einrichtung, der Ethikkodex der Pflege können immer wieder in unterschiedlichen Situationen explizit aufgegriffen oder auch strategisch geplant werden. Getragen wird so ein Verständnis von den dem Bewusstsein innewohnenden Prinzipien wie: Sicherheit der Entwicklung von Potentialen der Menschen, Sinnfindung durch Selbsterkenntnis, Wissen um die existenzielle Offenheit des Lebens, Vertrauen in die Erkenntnis, dass in der Verbundenheit aller mit allen die ethischen Werte erkannt werden können. Allgemein anerkannte Konzepte wie Empowerment und Salutogenese können in theoretischen Diskursen unterstützend sein.

Ein Verständnis von Kompetenz, das auf diesem breiten Spektrum beruht, ermöglicht die Dispositionen, die einer Einrichtung möglich sind, zu entfalten. Das wesentliche Element ist die Ausrichtung auf Entwicklung von Bewusstsein, mit dem Wissen, dass in der Verbundenheit aller alle Potentiale des ethischen Handelns vorhanden sind.

Zusammenfassung: Die Entwicklung der Kompetenz in einer Institution umfasst viele Komponenten, die einzeln durchdacht und erkannt werden können. Im Sinne einer kollektiven Entwicklung verweisen sie aufeinander und bedingen sich gegenseitig. Denn das Ganze ist mehr als die Summe ihrer Teile (Abb. 9-1).

10 Zusammenfassung und Ausblick

Das Thema der Kompetenz gewinnt zunehmend an Bedeutung. In früheren Forschungen waren die Fragen zur Kompetenz der Menschen vorwiegend rein wissenschaftlicher Natur. Das 21. Jahrhundert bringt enorme gesellschaftliche und politische Herausforderungen mit sich, vor allem in der globalisierten Arbeitswelt. Die Fragen, die sich heute stellen, umfassen Kompetenz der Menschen in unübersehbaren, komplexen, sich ständig verändernden Lebens- und Arbeitszusammenhängen. Auf diesem Hintergrund wandelt sich das Verständnis von Kompetenz. Der Blick ist weniger auf einzelne Fähigkeiten und praktische Fertigkeiten gerichtet, sondern auf grundlegende Anforderungen an Kompetenz. Diese wird als Disposition der Menschen als Individuen in ihrer kollektiven Einbettung verstanden. Damit wird Kompetenz zum Thema von Institutionen und wirtschaftlichen Unternehmen. Das zeigt sich sehr deutlich in den umfangreichen Kompetenzforschungen, die vom Bundesministerium für Bildung und Forschung initiiert und gefördert werden. Die Mitförderung aus dem Europäischen Sozialfonds zeigt auch die internationale Bedeutung der Kompetenz für gesellschaftliche, vor allem wirtschaftliche Anforderungen.

Auch Pflege muss ihren gesellschaftlichen Auftrag an wirtschaftlicher und qualitativer Leistung für die Gesundheit erfüllen. Dieser Auftrag wird von der Pflegewissenschaft bisher unter berufsfachlicher und berufsethischer Kompetenz der Einzelnen gesehen. Die Gesundheits- und Krankenschwester erfüllt in ihrem Pflege- und Berufsverständnis ihre Aufgaben. Mit verändertem Verständnis der Kompetenz kommen institutionelle Faktoren, die bisher in der Betrachtung vernachlässigt wurden, hinzu. Diesen Wandel vollziehen meine Ausführungen der Pflegekompetenz von 1999 und 2009. So trägt das letzte Kapitel, die institutionelle Kompetenzentwicklung, diesem Rechnung. Die Inhalte beruhen nicht, wie die Pflegekompetenz in Kapitel 3 und 4, auf eigener Forschung, sondern sie leiten sich aus den Forschungsergebnissen der «Arbeitsgemeinschaft Betriebliche Weiterbildungsforschung» ab (ABWF 2006).

Im Zentrum der Untersuchung zur Pflegekompetenz standen Situationsbeschreibungen aus dem Pflegealltag, diese wurden anhand der Grounded Theory analysiert. Damit konnte sehr gut pflegerisches Handeln, wie es von Pflegepersonen selbst dargestellt wurde, aufgezeigt werden. In vier Dimensionen, die in einer hierarchischen Stufung aufeinander aufbauen, ist pflegerisches Handeln zu erkennen: Regelgeleitetes Handeln beruht auf der Anwendung von Fachwissen, es bildet die Basis und die Routine des Pflegealltags. Auf der Stufe des situativ-beurteilenden Handelns tritt eine verstärkte Wahrnehmung hinzu, die auf den Patienten in seiner Gesamtsituation gerichtet ist. Innerhalb des reflektierenden Handelns bezieht sich die Pflegeperson selbst mit in das subjektive Geschehen ein. Danach erst wird aktiv-ethisches Handeln möglich, wenn Bedeutungen reflektiert und Werte erkannt werden.

Innerhalb dieser Handlungsdimensionen konnten in weiteren Analyseschritten Fähigkeiten und Kompetenz abgeleitet werden. Diese sind ihrem Wesen nach immer innerhalb eines Handlungs- oder Beziehungsgeschehens zu erkennen.

Kompetenz an sich lässt sich nicht im freien Raum definieren. So wird z. B. die Kompetenz in aktiv-ethischer Dimension in Bezug zur Pflegenden als Person bestimmt. Hier kompetent zu sein heißt, als Person so stark zu sein, dass die erkannten Werte innerhalb der Pflege auch aktiv handelnd oder kommunikativ ausgedrückt werden können und dadurch der Patient sichtbare Hilfe erfährt. Dieser höchsten Ausprägung der Kompetenz geht nicht nur das Anwenden von Fachwissen voraus, sondern vor allem auch Komponenten von Empathie, Reflexion und Beurteilungsvermögen.

Pflegepersonen verfügen über emotionales Können, das in Worten ausgedrückt bereits eine Reduzierung bedeutet. Hier sprechen die beeindruckenden Schilderungen für sich selbst. Intuition und außergewöhnlicher Mut bedeuten für einen Patienten oft eine besondere Art der Hilfe, die außerhalb von normativem Handeln steht. In der «persönlichen Gegenwart» einer Pflegeperson kann eine Qualität vorhanden sein, die anspruchsvolle Beziehung ausdrückt und höchste Form der Kompetenz bedeutet. Dass pflegerisches Können auch eine Anwaltfunktion beinhaltet, wurde sichtbar. Stellvertretendes Handeln für den Patienten gehört immanent zur Pflege, in selbstständiger Verantwortung jedoch wurde dieses erweitert zur Hilfe für Patienten in schwierigen Situationen, die in der Routine des Alltags nicht wahrgenommen werden. Dies geschah mit höchster moralischer Kompetenz, wie das durch einige Beispiele belegt ist. Anwalt für den Patienten zu sein heißt, nicht nur aufgrund dessen in Konflikte zu kommen, sondern auch in der Verantwortung der eigenen und der institutionellen Anforderungen zu handeln.

Diese zusammenfassenden Ergebnisse aus meiner Untersuchung zeigen Kompetenz ausschließlich aus der Sicht der einzelnen Pflegeperson. Pflegekompetenz wird als transaktionales und relationales Konstrukt immer im Zusammenwirken mit dem Patienten, einschließlich seines Umfeldes beschrieben. Das «Umfeld», das Krankenhaus oder die Pflegeeinrichtung waren nicht Fokus der Untersuchung, sie zeigten jedoch implizit Möglichkeiten und Grenzen der einzelnen Pflegeperson auf. So konnten Konflikte aufgrund des Selbstverständnisses und der vorgegebenen formalen Kompetenz der Einrichtung erkannt werden. Daraus lässt sich auf die Notwendigkeit, die Institution in ihrer Kompetenz selbst zu untersuchen, schließen. Kompetenzentwicklung ist nicht nur Aufgabe der einzelnen Mitarbeiterinnen, sondern Auftrag aller Ebenen einer Einrichtung als Gesamtheit.

Kompetenz ist nicht nur Auftrag von Individuen und regionalen Institutionen, sondern sie muss in globalen Vernetzungen gesehen werden. Unter diesem Gesichtspunkt wurde von mir der Europäische Qualifikationsrahmen mitaufgenommen. Mit politischen Zielvorgaben wurden in acht Qualifikationsstufen Anforderungen an schulisches und berufliches Lernen und Kompetenz als Verantwortung und Selbstständigkeit formuliert. Diese Vorgaben – 2007 vom EU-Parlament verabschiedet – sind neu und höchst anspruchsvoll. Sie wurden von mir in ihrer Bedeutung für die Pflege spezifiziert. So unterliegt Lernen den Prinzipien von selbstgesteuert und selbstverantwortlich, dies beinhaltet auch völliges Umdenken in der Pflegedidaktik. Kompetenz ist Selbstorganisation und kann nur so zum lebenslangen Lernen führen, was zentrales Anliegen des EQR ist.

Handlungskompetenz wird oft nur auf verstandesmäßiges Handeln reduziert. In einer Vertiefung der individuellen Kompetenzentwicklung werden die Zusammenhänge von Denken und Handeln als Einheit aufgegriffen. Die sich gegenseitig bedingenden Aspekte von Wahrnehmen, Bewerten, Entscheiden und Handeln bestimmen das Wesen der Kompetenz. Faszinierende Erkenntnisse aus der Neurowissenschaft liefern dazu

Begründungen. Unser Handeln wird vom Gehirn in selbstreferenzieller Weise gelenkt. Das heißt, alle unsere Erfahrungen liegen in ihrer Bedeutung im unbewussten Erfahrungsgedächtnis (limbisches System) bewertet und bestimmen dadurch unsere Entscheidungen. So sind unsere vermeintlich rationalen Handlungen eingebettet in die emotionale Natur des Menschen. Sprache ist das Medium unseres Handelns, sie dient nicht in erster Linie dem Austausch von Wissen, sondern «der Legitimation des überwiegend unbewusst gesteuerten Verhaltens vor uns selbst und vor anderen» (Roth 2001, S. 452).

Kompetenz ist Bewusstsein, die höchste Form der Disposition, die uns Menschen gegeben ist. Somit ist die Entwicklung und Erweiterung unseres Wahrnehmens und Denkens die erste Priorität der individuellen und kollektiven Kompetenzentwicklung.

Wissen ist die Grundlage dazu, jedoch ist Erkenntnis mehr, sie beinhaltet die Bewertung und die Bedeutung des Wissens. Um diese kognitiven Prozesse zu bewerkstelligen, ist die Reflexion unabdingbar, sie ermöglicht uns, über Selbstreflexion zur Selbsterkenntnis zu kommen. Diese Leistungen vermögen wir, laut Neurowissenschaft, in Selbstorganisation. In diesem Kontext wird von den Forschern auf der Grundlage von Kognitionswissenschaft, Systemtheorie und Konstruktivismus Kompetenz verortet.

Pflegekompetenz wird von mir in diesem Verständnis entfaltet. So sehen Sie in fast allen Kapiteln dieses Buches die Themen der Entwicklung von Reflexion als Ausbildung der Urteilskraft, Unterstützung der Selbstorganisation zum Lernen, die individuelle Kompetenzentwicklung zu mehr Selbsterkenntnis und Autonomie, der institutionelle Auftrag zur Wissensgenerierung auf der Grundlage von Achtung und Wertschätzung, die Ermutigung, Bewusstsein zu erweitern und Erkenntnisse zu gewinnen. Denn daraus und nicht durch Vorgabe von Normen entstehen Einsichten zum verantwortungsvollen und ethischen Handeln. Die Erkenntnis der Erkenntnis verpflichtet.

Literaturverzeichnis

Abt-Zegelin, A., Schnell, M. (2005) (Hrsg.): Sprache und Pflege. Bern: Huber.

Aebli, H. (1993): Denken: Das Ordnen des Tuns. Band 1, Stuttgart: Klett.

Ansermet, F., Magistretti, P. (2005): Die Individualität des Gehirns. Frankfurt a. M.: Suhrkamp.

Aggleton, P., Chalmers, H. (1989): Zukunftsmodelle für die Pflege. Deutsche Kranken-pflegezeitschrift 10: Beilage.

Angelo, T. (1992): Evaluation in der Lehrveranstaltung. Bewertung und Verbesse-rung der Lehr- und Lernqualität dort, wo es am wichtigsten ist: In R. Holtkamp, K. Schnitzer (Hrsg.): Evaluation des Lehrens und Lernens. Ansätze, Methoden, Instrumente (Hochschulplan. 92). Hannover: HIS.

Arndt, M. (1996): Ethik denken. Maßstäbe zum Handeln in der Pflege. Stuttgart: Thieme.

Arbeitsgemeinschaft Betriebliche Weiterbildungsforschung ABWF (2006) (Hrsg.): Kompetenzentwicklung 2006. Münster: Waxmann.

Aulerich, G. (2006): Programmbereich «Lernen in Weiterbildungseinrichtungen»: In Arbeitsgemeinschaft Betriebliche Weiterbildungsforschung ABWF (Hrsg.): Kompe-tenzentwicklung 2006. Münster: Waxmann.

Balint, M. (1970): Der Arzt, sein Patient und die Krankheit. Stuttgart: Klett-Cotta.

Bandura, A. (1990): Conclusion. Reflections on non-ability determinants of compe-tence.: In R. Sternberg, J. Kolligian (Hrsg.): Competence considered. New York: Yale University Press.

Bateson, G. (1990): Geist und Natur. Eine notwendige Einheit. Frankfurt: Suhrkamp.

Bauer, J. (2005): Warum ich fühle, was du fühlst. Hamburg: Hoffmann und Campe.

Belschner, W. (2004): Die Dimension des Bewusstseins in der Gesundheitsförderung: In Göppel, E. (Hrsg.): Gesundheit bewegt. Frankfurt a. M.: Mabuse.

Benner, P. (1994): Stufen zur Pflegekompetenz. Bern: Verlag Hans Huber.

Benner. P. (1997): From novice to expert (Tonbandaufzeichnung). Vortrag 1st Natio-nal Conference. Nursing Theories. Nürnberg, 10.–12. April 1997.

Benner, P., Tanner, C., Chesla, C. (1995): Expertise in nursing practice. New York: Springer.

Bindernagel, D., Krüger, E., Rentel, T., Winckler, P. (2008) (Hrsg.): Ich spreche, also bin ich. Handbuch der Idiolektik. Gesellschaft für Idiolektik und Gesprächsfüh-rung, Würzburg.

Bienstein, C. (1996): Pflege. Kunst und Wissenschaft (unveröffentlichtes Manuskript). Vortrag Internationale Fachmesse. Nürnberg, 11. Juni 1996.

Bienstein, C., Fröhlich, A. (1994) (Hrsg.): Bewusstlos. Herausforderung für Angehö-rige, Pflegende und Ärzte. Düsseldorf: Bundesverband für Körper- und Mehrfach-behinderte.

Bonse-Rohmann, M., Hüntelmann, I., Nauert, M. (2008) (Hrsg.): Kompetenzorientiert prüfen. München: Elsevier.

Borsi, G., Schröck, R. (1995): Pflegemanagement im Wandel. Perspektiven und Kontroversen. Berlin: Springer.

Borsi, G. M. (1994): Das Krankenhaus als lernende Organisation. Zum Management von individuellen, teambezogenen und organisatorischen Lernprozessen und Kontroversen. Heidelberg: Asange.

Brater, M., Büchele, U. (1991): Persönlichkeitsorientierte Ausbildung am Arbeitsplatz. München: Langen-Müller.

Cohn, R. (2004): Von der Psychoanalyse zur themenzentrierten Interaktion. Von der Behandlung einzelner zu einer Pädagogik für alle. Stuttgart: Klett-Cotta.

Cohn, R. Terfurth, C. (2007) (Hrsg.): Lebendiges Lehren und Lernen. TZI macht Schule. Stuttgart: Klett-Cotta.

Damasio, A. (2007): Ich fühle, also bin ich. Berlin: List, Ullstein.

Damasio, A. (2007): Der Spinosa-Effekt. Berlin: List, Ullstein.

Damasio, A. (2005): Descartes' Irrtum. Berlin: List, Ullstein.

Deutscher Berufsverband für Pflegeberufe DBfK (1973) (Hrsg.): International Council of Nursing ICN: Ethische Grundregeln für die Krankenpflege. Eschborn.

Deutscher Bildungsrat für Pflegeberufe DBR (2007) (Hrsg.): Pflegebildung offensiv. München: Elsevier.

Deutscher Bildungsrat für Pflegeberufe DBR (2002) (Hrsg.): Berufskompetenzen professionell Pflegender. Berlin.

Dürr, H. P. (1989): Wissenschaft und Wirklichkeit. Über die Beziehung zwischen dem Weltbild der Physik und der eigentlichen Wirklichkeit. In H. P. Dürr, W. Zimmerli (Hrsg.): Geist und Natur. Bern.

Dürr. H. P. (2003): Das Netz des Physikers. München: dtv.

Dürr, H. P. (1989) (Hrsg.): Physik und Transzendenz. Bern: Scherz.

Eccles, J. (1989): Der Ursprung des Geistes, des Bewußtseins und des Selbst-Bewußtseins im Rahmen der zerebralen Revolution. In H. P. Dürr, W. Zimmerli (Hrsg.): Geist und Natur. Bern.

Erpenbeck, J. (2006): Programmbereich «Grundlagenforschung»: In Arbeitsgemeinschaft Betriebliche Weiterbildungsforschung ABWF (Hrsg.): Kompetenzentwicklung 2006. Münster: Waxmann.

Europäische Union, das Europäische Parlament, der Rat (2008): Gesetzgebungsakte … zur Einrichtung des Europäischen Qualifikationsrahmens für lebenslanges Lernen. Brüssel, den 29. Januar 2008.

Europäischer Qualifikationsrahmen (2007): Senatsverwaltung für Integration, Arbeit und Soziales (Hrsg.) Tagungsdokumentation, 22./23. Mai, Berlin.

Filipp, S. H. (1993) (Hrsg.): Selbstkonzeptforschung. Probleme, Befunde, Perspektiven. Stuttgart: Klett-Cotta.

Flammer, A. (1990): Erfahrungen der eigenen Wirksamkeit. Einführung in die Psychologie der Kontrollmeinung. Bern: Verlag Hans Huber.

Frankl, V. (1995): Das Leiden am sinnlosen Leben. Psychotherapie für heute. Freiburg: Herder.

Freire, P. (1991): Pädagogik der Unterdrückten. Bildung als Praxis der Freiheit. Reinbek: Rowohlt.

Fromm, E. (1994): Die Furcht vor der Freiheit. München: dtv.

Glaser, B. G., Strauss, A. L. (1993): Die Entdeckung gegenstandsbezogener Theorie. Eine Grundstrategie qualitativer Sozialforschung. In C. Hopf, E. Weingarten (Hrsg.): Qualitative Sozialforschung. Stuttgart: Klett-Cotta.

Glaser, B. G., Strauss, A. L. (1995): Betreuung von Sterbenden. Eine Orientierung für Ärzte, Pflegepersonen, Seelsorger und Angehörige. Göttingen: Vandenhoeck & Ruprecht.

Glaserfeld, E. (1997): Radikaler Konstruktivismus. Frankfurt a. M.: Suhrkamp.

Goleman, E. (1996): Emotionale Intelligenz. München: Hanser.

Grawe, K. (2004): Neuropsychotherapie. Göttingen: Hogrefe.

Habermas, J. (1987): Theorie des kommunikativen Handelns. Baden-Baden.

Hedin, B. (1987): Die Geburt und der Tod eines Modellversuchs. Erziehung zu einem kritischen Bewusstsein in der Krankenpflege. Krankenpflege 1 und 2.

Heering, C., Heering, K., Bode, K., Müller, B. (1997): Pflegevisite und Partizipation. Wiesbaden: Ullstein Medical.

Heiner, M. (1996) (Hrsg.): Qualitätsentwicklung durch Evaluation. Freiburg: Lambertus.

Henderson, V. (1979): Grundregeln der Krankenpflege. Genf: Weltbund der Krankenschwestern (ICN).

Holtkamp, R., Schnitzer, K. (1992) (Hrsg.): Evaluation des Lehrens und Lernens. Ansätze, Methoden, Instrumente (Hochschulplan. 92). Hannover: HIS.

Jäger, W. (1999): Suche nach dem Sinn des Lebens. Petersberg: Via Nova.

Johns, C. (2004): Selbstreflexion in der Pflegepraxis. Bern: Huber.

Juchli, L. (1976): Allgemeine und spezielle Krankenpflege (2. Aufl.). Stuttgart: Thieme.

Juchli, L. (1985): Heilen durch Wiederentdecken der Ganzheit. Stuttgart: Kreuz.

Juchli, L. (1990): Ganzheitliche Pflege. Vision oder Wirklichkeit? Basel: Recom.

Juchli, L. (1994): Pflege (7. Auflage). Stuttgart: Thieme.

Käppeli, S. (1993) (Hrsg.): Pflegekonzepte. Bern: Huber.

Kesselring, A. (1994): Praxiserfahrungen als Quelle des Lernens. Pflege 7 (2): 96–104.

Knipfer, G., Müller, L. (1994): Idealismus und Wirklichkeit im Pflegeberuf. Aussteigerinnen erzählen. Würzburg: Ergon.

EQR: Kommission der Europäischen Gemeinschaften. (2006): Empfehlung des Europäischen Parlaments und des Rates zur Einrichtung eines Europäischen Qualifikationsrahmens für lebenslanges Lernen. Brüssel, den 5.9.2006 und 8.7.2005.

Krappmann, L. (1988): Soziologische Dimensionen der Identität. Stuttgart: Klett-Cotta.

Krohwinkel, M. (1992) (Hrsg.): Der pflegerische Beitrag zur Gesundheit in Forschung und Praxis. Schriftenreihe des Bundesministeriums für Gesundheit. Baden-Baden: Nomos.

Kultusministerkonferenz (KMK) (2004) (Hrsg.): Standards für die Lehrerbildung. Beschluss vom 16.12.2004.

Laur-Ernst, U. (1990): Schlüsselqualifikationen bei der Neuordnung von gewerblichen und kaufmännischen Berufen. Konsequenzen für das Lernen. In L. Reetz, T. Reitmann (Hrsg.): Schlüsselqualifikationen. Fachwissen in der Krise? Hamburg: Feldhaus.

Leuzinger, A., Luterbacher, T. (1994): Mitarbeiterführung im Krankenhaus. Bern: Verlag Hans Huber.

Liebau, E. (1987): Gesellschaftliches Subjekt und Erziehung. Weinheim: Juventa.

Maturana, R., Varela, F. (1987): Der Baum der Erkenntnis. Bern: Scherz.

Mead, G. (1993): Geist, Identität und Gesellschaft. Frankfurt: Suhrkamp.

Nussbaumer, G., Reibnitz von C. (2008): Innovatives Lehren und Lernen. Bern: Huber.

Oevermann, U. (1993): Die objektive Hermeneutik als unverzichtbare methodologische Grundlage für die Analyse von Subjektivität. In T. Jung, S. Müller-Doohm (Hrsg.): Wirklichkeit im Deutungsprozess. Frankfurt: Suhrkamp.

Olbrich, C. (1985): Supervision als Möglichkeit für die Krankenpflegekraft, ihr berufliches Handeln zu reflektieren und ihre berufliche Kompetenz zu erweitern. Krankenpflege 5: 181–183.

Olbrich, C. (1986): Gesamtkonzept zur Fort- und Weiterbildung (unveröffentlicht). Institut für Fort- und Weiterbildung, Klinikum Nürnberg.

Olbrich, C. (1995 a): Patientenberatung. Ein neues Aufgabenfeld der Pflege. Pflege aktuell 8 (6): 428–430.

Olbrich, C. (1995 b): Beratung. Eine neue Herausforderung in den Pflegeberufen. Pflegezeitschrift 5: 295–296.

Olbrich, C. (2006): Spiritualität in der Bedeutung für die Pflege. Pflege & Gesellschaft 11. Jg. H. 1.

Olbrich, C. (2009): Modelle der Pflegedidaktik. München: Elsevier.

Olbrich, E. (1990): Altern. Ein lebenslanger Prozess der sozialen Interaktion (Sonderdruck). Darmstadt: Steinkopff Verlag.

Olbrich, E. (1987): Kompetenz im Alter. Memorandum Nr. 47, Institut für Psychologie Universität Erlangen.

Parse, R. R. (1997): The Human Becoming Theory and its Practice and Research (Tonbandaufzeichnung). Vortrag 1st International Conference Nursing Theories. Nürnberg, 10.–12. April 1997.

Peplau, H. (1995): Interpersonale Beziehungen in der Pflege. Ein konzeptueller Bezugsrahmen für eine psychodynamische Pflege. Basel: Recom.

Pieper, R. (1991) (Hrsg.): Gabler Lexikon Management. Wiesbaden: Gabler.

Poimann, H. (2008): Idiolektik: richtig fragen. Würzburg: Huttenscher Verlag.

Pschyrembel Wörterbuch Pflege (2003): Berlin: de Gruyter.

Raven, U. (1989). Professionelle Sozialisation und Moralentwicklung. Zum Berufsethos von Medizinern. Wiesbaden: Universitäts-Verlag.

Reetz, L., Reitmann, T. (1990) (Hrsg.): Schlüsselqualifikationen. Fachwissen in der Krise? Hamburg: Feldhaus.

Reich, K. (2005): Systemisch-konstruktivistische Pädagogik. Weinheim: Beltz.

Richter, C. (1995): Schlüsselqualifikationen. Alling: Sandmann.

Robert Bosch Stiftung (1993) (Hrsg.): Pflege braucht Eliten. Tagungsbericht Symposium zur Präsentation der Denkschrift zur Hochschulausbildung für Lehr- und Leitungskräfte in der Pflege am 29. April 1992 im Wissenschaftszentrum Bonn. Gerlingen: Bleicher.

Robert Bosch Stiftung (1996) (Hrsg.): Pflegewissenschaft. Grundlegung für Lehre, Forschung und Praxis. Denkschrift. Gerlingen: Bleicher.

Rapp-Giesecke, K. (2003): Supervision für Gruppen und Teams. Berlin: Springer.

Rogers, C. R. (1973): Entwicklung und Persönlichkeit. Psychotherapie aus der Sicht eines Therapeuten. Stuttgart.

Reitinger, J. (2007): Unterricht-Internet-Kompetenz. Aachen: Shaker.

Rogers, C. R. (1974): Lernen in Freiheit. Zur Bildungsreform in Schule und Universität. München.

Rogers, C. R. (1995): Die nicht-direktive Beratung. Frankfurt: Fischer.

Rogers, M. (1995): Theoretische Grundlagen der Pflege. Eine Einführung. Freiburg: Lambertus.

Roth, G. (2001): Fühlen, Denken, Handeln. Frankfurt a. M.: Suhrkamp.

Siebert, H. (2008): Konstruktivistisch lehren und lernen. Augsburg: Ziel-Verlag.

Siebert, H. (2003): Pädagogischer Konstruktivismus. München: Luchterhand.

Schmidt, S. (2005): Lernen, Wissen, Kompetenz, Kultur. Heidelberg: Carl-Auer.

Schmidbauer, W. (1992): Die hilflosen Helfer. Reinbek: Rowohlt.

Steig, M. (2000): Handlungskompetenz. Schotten.

Sternberg, R., Kolligian, J. (1990): Competence considered. New York: Yale University Press.

Spitzer, M. (2004): Selbstbestimmen. München: Elsevier.

Spitzer, M. (2007): Lernen. Berlin: Springer.

Strauss, A., Corbin, J. (1996): Grounded Theory. Grundlagen Qualitativer Sozialforschung. Weinheim: Psychologie Verlags Union.

Strauss, A. (1994): Grundlagen qualitativer Sozialforschung. München: Fink.

Sturm, B. (1997): Qualitätsüberprüfung der Weiterbildung zur Pflegedienstleitung und Leitung in Diakonie-/Sozialstationen in Bayern. Nürnberg: Diakonisches Werk Bayern, Referat Ambulante Dienste.

Tillmann, K. J. (1994): Sozialisationstheorien. Reinbek: Rowohlt.

Ulrich, P., Fluri, E. (1992): Management. Eine konzentrierte Einführung. Bern: Haupt.

Walsh, M., Ford, P. (1996): Pflegerituale. Wiesbaden: Ullstein Mosby.

Wheatley, M. (1997): Quantensprung der Führungskunst. Die neuen Denkmodelle der Naturwissenschaften revolutionieren die Management-Praxis. Reinbek: Rowohlt.

White, R. W. (1959): Motivation reconsidered. The concept of competence. Psychol. Review 66: 297–333.

Wilber, K. (2009): Halbzeit der Evolution. Frankfurt a. M.: Fischer Verlag.

Wilber, K. (1989): Wege zum Selbst. München: Kösel.

Wollersheim, H. W. (1993): Kompetenzerziehung. Habilitationsschrift. Bonn.

Wottowa, H., Thierau, H. (1998): Lehrbuch Evaluation. Bern: Huber.

Sachwortverzeichnis

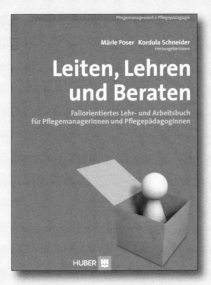

Märle Poser / Kordula Schneider (Hrsg.)

Leiten, Lehren, Beraten

Fallorientiertes Lehr- und Arbeitsbuch für Pflegemanager und Pflegepädagogen

Illustriert von Hans Winkler.
2005. XI + 696 S., 128 zweifarb. Abb.,
117 Tab., Gb € 58.95 / CHF 99.00
ISBN 978-3-456-84207-3

Innovatives fall- und problemorientiertes Lehrbuch an den Schnittstellen von Leiten, Lehren und Beraten für Pflegepädagogen und Pflegemanager.

«Eine reichhaltige Mischung aus komplexen Themen zweier Fachbereiche, eine lernfördernde didaktische Herangehensweise und erfahrene Fachautoren mit unterschiedlichen Blickwinkeln machen dieses Buch zu einem informativen und ideenreichen Begleiter für Studierende und Berufspraktiker.»

Sabine Kalkhoff, Krankenpflege

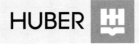

Erhältlich im Buchhandel oder über
www.verlag-hanshuber.com

HUBER